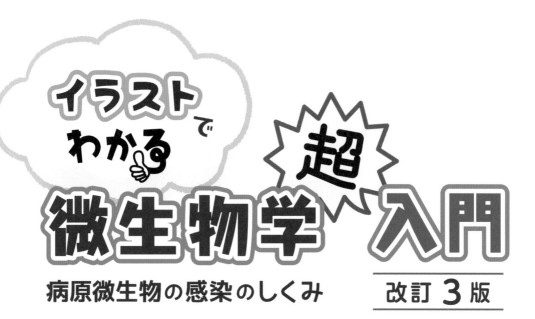

イラストでわかる 微生物学 超入門

病原微生物の感染のしくみ

改訂 **3** 版

産業医科大学教授　**齋藤光正** 著

南 山 堂

●●● 改訂3版の序 ●●●

　2019年末に出現した新型コロナウイルス感染症は，3年経った今でも終息していませんが，その間にウイルスとヒトの関係は大きく変化してきています．ウイルスは，遺伝子を変異させ致死率を低くし感染力を高めることで，ヒトの命をなるべく奪わずに，次々と新たな宿主に乗り移りながら子孫を増やす「共存作戦」に転換したかのようにもみえます．一方で人類は，ウイルスに対する治療薬や予防手段を手に入れ，上手につきあうことで日常を取り戻しつつあります．このような変化を目の当たりにすると，「感染症は，ヒトと病原微生物が地球上での生き残りをかけた真剣勝負であり，理想的な解決方法は共存を許し合うことである」という真理がみえてきます．

　微生物たちのことを正しく知り，感染するしくみをよく理解することが，彼らと戦い，うまくおつきあいするうえでとても重要です．本書は，微生物のことを「もっと知りたい！」と思ってこれから初めて微生物学を学ぼうとする方に「わかった」「面白い」と感じていただけるような入門書を作りたいと考え，2018年に初版を上梓しました．さらに2021年の第2版では，「興味がわかない」「種類が多すぎる」とった「微生物ぎらい」の医療系学生の方も活用できるよう，内容の拡充を図りました．その後も，サル痘の世界的拡大，日本の結核罹患率の低下など，感染症の状況は刻々と変化を続けています．そこで，第3版として改訂を行い，掲載しているデータや情報を更新しました．本書を通じて，さらに詳しい教科書などでもっと微生物学を勉強する意欲がわいてくるようでしたら，筆者としてこれほどの喜びはありません．

　本書には，次のような工夫を凝らしています．

1) 「イラストを多く使い，目で見えない微生物たちを『見える化』し，感染のしくみをイメージで理解する」を基本方針に，見開きの左ページは短くわかりやすい文章，右ページはたくさんのイラストで解説しています．そのため，左右のページを交互にご覧頂くと，スラスラと読み進めることができます．

2) 各章の項目のうち，すこし内容が難しく，初めての方や苦手な方が読み飛ばしてもよいものには，「発展学習」の表示をしました．

3) 全体の知識の整理や復習に役立つような表や図を，巻末資料として掲載しました．

4) 微生物たちに親しみをもって学んでいただけるよう，第1～6章はできるだけ「微生物目線」で解説しました．また，医療関連感染，滅菌・消毒・感染予防策，感染症法，抗微生物薬，検査法といった人間目線の内容については，7章と巻末資料にまとめました．

　これまで読者の皆様からは多くの感想・ご意見をお寄せいただき，改訂のたびに大変参考にさせていただいております．この改訂3版も，ぜひ，忌憚なきご批判，ご叱正を賜り，さらなる改善を図ることができれば幸甚です．最後に，今回の改訂で貴重な御助言と多大なるご尽力を賜りました南山堂の江石遥夏様，庄司豊隆様はじめ，編集部の皆様，ならびにイラストレーターの方々に深謝申し上げます．

2023年1月

齋 藤 光 正

●●● 初版の序 ●●●

　O157感染症，SFTS，はしか，デング熱，エボラ出血熱，……感染症の話題がニュースで取り上げられない日はないくらい，私たちはさまざまな病原微生物たちの脅威にさらされています．

　「微生物や感染症のことを，わかりやすく，もっと知りたい！」
本書がそのような皆様方のご要望にお応えできるよう願いを込めて執筆しました．

　執筆にあたっては，次のような工夫をこらしました．

1)肉眼では見ることのできない微生物たちを「見える化」するために，見開きの右半分すべてを使ってイラストで解説しました．左ページの解説と右ページのイラストを交互にご覧頂くと，スラスラと読み進めていただけるものと思います．

2)微生物たちのことを親しみをもって学んでいただけるよう，第1章から第6章はできるだけ「微生物目線」で解説しました．また，「超」入門書であることにこだわり，それぞれの微生物に対する診断法や治療法は思い切って割愛し，唯一「ヒト目線」の第7章で少しふれるにとどめました．

3)無数にある微生物のなかでも，「有名」な微生物たち，近ごろ話題の「お騒がせ」な微生物たちを選りすぐって紹介しました．

　将来医療職を目指している医歯薬学生，看護学生，医療技術系学生の皆さんからも，「微生物学にどうしても興味がわかない」「種類が多すぎて何から勉強したらよいのかわからない」という声がよく聞かれます．そのような「微生物ぎらい」の皆さんが本書を通して，「微生物学っておもしろい」「好きになったかも」と感じるようになり，さらに教科書などでもっと勉強する意欲がわいてくるようでしたら，筆者としてこれほどの喜びはありません．幸運にもわが国には，「戸田新細菌学」(南山堂)をはじめ，母国語で書かれた優れた微生物学専門書が多数出版されています．本書でアウトラインをつかんだあとなら，難しいと感じていた文章も以前よりイメージとして頭に浮かびやすくなっているものと思います．ぜひ専門書を開いて，臨床に必要な専門知識(各微生物の病原因子，感染症診断法，治療，予防など)を習得されますよう切望致します．

　何分浅学の筆者が執筆したものであるため，不適切な箇所が多数あるのではと寒心に堪えません．読者，専門家の皆様方の忌憚なきご批判，ご叱正を賜り，今後改善させて頂くことができれば大変有り難く存じます．

　最後に，本書の企画をご提案下さり出版に至るまでの貴重な御助言と多大なるご尽力を賜りました南山堂編集部の庄司豊隆氏，ならびに稚拙な原図を美しく仕上げて下さったイラストレーターの方々に深謝申し上げます．

2017年12月

齋藤 光正

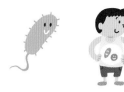

CONTENTS

▶は発展学習を表しています．

➤ 第3章　ウイルスの性質と生きるための戦略　　　　93

第 **4** 章　真菌の性質と生きるための戦略　　137

第1章 隣人，相利共生，しかしときには敵対関係

　生き物のなかには，原虫，真菌，細菌，ウイルスのように目にみえないくらい小さいものがいる．**微生物とはこのような生き物たち**のことである．1673年，オランダのレーウェンフックは，レンズを磨いて高倍率の顕微鏡を作成するのが趣味で，身近なものを観察してさまざまな「小動物」を発見した．**微生物はこうして人間に見つけられた**．

　細菌が地球上最初の生命として現れたのは40億年前である．当時，大気は水蒸気と二酸化炭素に満ちていた．海洋中の細菌のなかに，光エネルギーを利用して有機物を合成する際に酸素を放出する光合成細菌が出現した．光合成細菌によって，地球上は現在のように酸素濃度が上昇し，生物にとって有害な紫外線をさえぎるオゾン層が形成された．やがて，この酸素を利用してエネルギーをつくり出す細菌が出現した．さらに真核生物が出現し，酸素を利用できる細菌を体のなかに取り込んで共生するようになった．これが，私達の祖先である．このように，細菌は生命あふれる**地球環境をつくり出した功労者**なのである．今や細菌をはじめとする微生物は地球上のいたるところに生息していて，多くの生物が暮らす地球環境を維持している．また，**数百兆個の細菌たちと人間は一緒に仲よく暮らしていて**，身体各部位で常在細菌叢を形成し，相利共生関係にある．さらに人間は，みそ，醤油，酒，ヨーグルト，納豆などの発酵食品を微生物たちの働きを利用してつくっている．このように，微生物たちのほとんどは善良な生き物であり，かけがえのない共同生活者なのである．

　しかし，私達人間と同じく**微生物だってこの地球上で生き延びたい**ために，ときにはヒトの身体内で争いが起こる．これが「感染症」である．人体には，微生物が侵入してくるのに備えて待ち構えている優秀な防衛軍（免疫システム）が備わっていて，**微生物と人体防衛軍との戦い**が両者の生き残りをかけてくり広げられるのである．

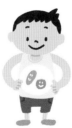

▶は発展学習を表しています．

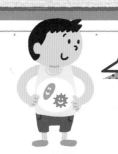

1-1
微生物とはこのような生き物たち
微生物の種類と生物界における位置づけ

「病原微生物」には4種類がある

- 微生物とは**目にみえないくらい小さな生物**のことをいう.

- ヒトに病気を起こす微生物を「病原微生物」という. 病原微生物には, **原虫, 真菌(カビや酵母), 細菌, ウイルス**の4種類がある. このうちウイルスは第3章で述べる通り厳密には「生物」とはいえないが, ヒトに感染して増殖し病気を起こすので, 通常病原微生物の仲間として扱う.

- 各微生物の大きさは, 原虫が10～100μm, 酵母が5～10μm, 細菌が約1μm(直径), ウイルスが0.01～0.1μm(10～100nm)である.

- 原虫, 真菌, 細菌は光学顕微鏡で観察できる. ウイルスは電子顕微鏡を使わなければみえない.

- 原虫, 真菌の酵母, 細菌は単細胞生物であり, 真菌のカビは多細胞生物である.

- それぞれの微生物の特徴はあとに述べる.

　　　細菌……第2章 2-1 (p.28)　　　ウイルス……第3章 3-1 (p.94)

　　　真菌……第4章 4-1 (p.138)　　　原虫…………第5章 5-1 (p.150)

細菌は生物界のなかの三大集団の一つ

- すべての生物は, **真核生物**と**原核生物**の2つに分けられる.

　真核生物は, 遺伝情報が記録された染色体が核膜で包まれているのに対し, 原核生物は核膜がなく, 染色体は裸の状態で細胞質内に広がっている. また, 原核生物は, 真核生物にみられるようなミトコンドリア, 小胞体, ゴルジ体などの細胞内小器官がない.

　ヒトを含む動物, 植物は真核生物である. 微生物のなかでは, **原虫と真菌が真核生物**であり, **細菌は原核生物**である. ウイルスは生物としては不完全で, 正確にいえば生物ではない.

- 新しい分類学では, 原核生物である細菌をさらに真正細菌と古細菌に分ける説が支持されている. すなわち, 全生物をリボソームRNAの塩基配列を基に, **真正細菌(Bacteria), 古細菌(Archaea), 真核生物(Eucarya)**の3つに分類する(それぞれのグループのことをドメインという).

　この説に基づくと生物進化は次のように推測される. まず原始生物から原核生物の2大系統(真正細菌と古細菌)が発生した. その後, 原始真核生物が出現し, 真正細菌を体のなかに取り込んで共生するようになり, 植物や動物へと進化していった(**1-3**参照).

　病原細菌はすべて真正細菌であり, 古細菌は病原性をもたないと考えられている.

　細菌のなかには, 高温, 高塩濃度, 強酸, 強アルカリなど, ふつうの生物は生きていけないような極限環境に生息するものが知られているが, これらには古細菌が多い.

微生物の種類と大きさ

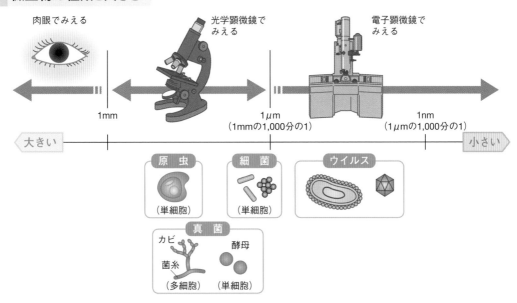

微生物の大きさをたとえると

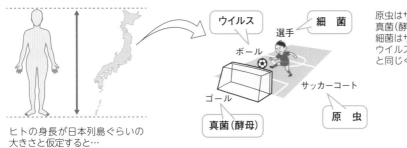

ヒトの身長が日本列島ぐらいの
大きさと仮定すると…

原虫はサッカーコート，
真菌（酵母）はサッカーゴール，
細菌はサッカー選手，
ウイルスはサッカーボール
と同じくらいの比率となる．

生物界における細菌

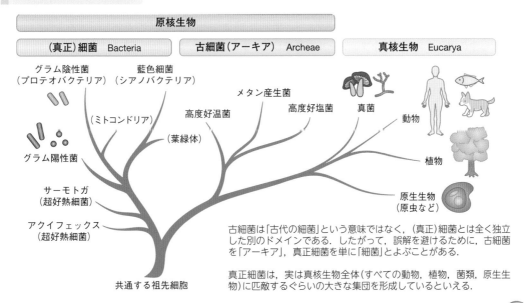

古細菌は「古代の細菌」という意味ではなく，（真正）細菌とは全く独立
した別のドメインである．したがって，誤解を避けるために，古細菌
を「アーキア」，真正細菌を単に「細菌」とよぶことがある．

真正細菌は，実は真核生物全体（すべての動物，植物，菌類，原生生
物）に匹敵するぐらいの大きな集団を形成しているといえる．

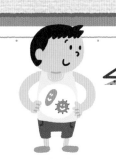

1-2 微生物はこうして人間に見つけられた
微生物学のあゆみ

微生物が見つかる前の諸説

- 大昔, 「病気は神罰や神のたたり」と考えられていた.

- 紀元前4～5世紀, 疫病は洪水や地震などの天変地異のあとに発生することから, 「空気が汚されて, これを吸い込むことによって疫病が起こる」と考えられた. これを**ミアズマ説**という.

- 1546年, イタリアの**フラカストロ**は「病気は伝染性生物によって起こる」と考え, 伝染の起こり方には, 1)接触による伝染, 2)媒介物による伝染, 3)離れた人への伝染(空気伝染)の3つがあると考えた. これを**コンタジオン説(伝染説)**というが, まだ実際に微生物をみたわけではなかった.

微生物発見とその後

- 1673年, オランダの呉服商でアマチュア生物学者であった**レーウェンフック**は, 自らレンズを磨き, 高倍率の顕微鏡を作成した. この顕微鏡は, 直径1mmほどの球形のレンズ1個を金属板の中央にはめ込んだ高倍率の虫眼鏡のようなものであり, 観察する試料は針の先端に載せ, ねじ式に微調整してピントを合わせるようになっていた. これを用いて古い雨水, 池の水, 歯垢などを観察して, 次々に「小動物」を発見し, その観察記録を手紙でロンドン王立協会に送った. これが, **歴史上初の微生物発見**である. しかしながらこの時点で, これら微生物を病気の原因として考えることはなく, それにはその後200年という年月を要した.

- 1861年, フランスの化学者**パスツール**は, 首長フラスコに肉汁を入れて煮沸すると長い間腐敗しないことを示した. この現象について彼は, 空気中の微生物の侵入を防ぐと微生物は発生しないのであり, 微生物は自然発生するわけではない, と説明した. これは**自然発生説の否定**としてよく知られている.

- 1871年, グラスゴー大学の**リスター**は, **手術後の傷あとの化膿は微生物による汚染である**と考え, 手術中の場所や手術用具をフェノールで消毒した. すると化膿が激減した. その後, 手術野にフェノールを噴霧する噴霧法を考案した.

- このように, 病気と微生物との関係が明らかになりつつあったが, 1876年, ドイツの**コッホ**は, 炭疽症の動物から微生物(炭疽菌)を取り出してその性質を明らかにし, さらにその微生物を接種することにより動物に同じ炭疽症を起こすことに成功した. これは, **動物の病気が特定の微生物によって起こることを示した最初の例**であった.

- その後, 多くの研究者によりさまざまな細菌が病気の原因として見つけられた. 一方, 1898年に牛の口蹄疫からウイルスが発見されたのを皮切りに, 動物やヒトに病気を起こすウイルスも見つかっていった(**3-1**参照).

第1章　隣人，相利共生，しかしときには敵対関係

大昔　　　「病気は神罰や神のたたり」

紀元前
4〜5世紀　「疫病は汚された空気を吸い込むことによって起こる」

1546年　　「病気は伝染性生物によって起こる」

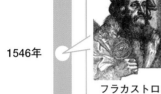

フラカストロ

1673年

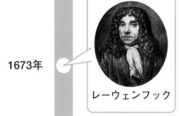

レーウェンフック

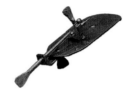

自ら作成した顕微鏡

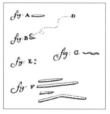

「小動物」を観察　　微生物の発見

1861年

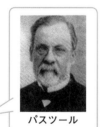

パスツール

首長フラスコ

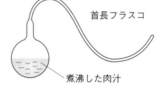

煮沸した肉汁

長い間腐敗しない
↓
空気中の微生物の侵入を防ぐと
微生物は発生しない

自然発生説の否定

1871年

リスター

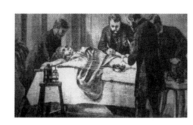

「手術後の傷あとの化膿は
微生物による汚染である」

手術野にフェノール（消毒
薬）を噴霧する方法を考案

1876年

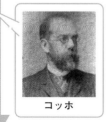

コッホ

病気を起こす微生物を特定する方法（コッホの4原則）
①〜④のすべてがそろわなければならない.

① 一定の伝染病には一定
の微生物が証明される
こと

② その微生物を取り出せ
ること

③ その取り出した微生物
で実験的に感染させら
れること

④ 実験的に感染させた動
物から同じ微生物が分
離されること

さまざまな細菌が病気の
原因として発見された

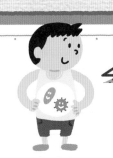

1-3 微生物は今の地球環境をつくり出した功労者
微生物の地球上における歴史

地球誕生から微生物出現まで

- 46億年前，地球が誕生した．しばらくの間，地球表面は数百℃もあり，水蒸気と二酸化炭素による原始大気が覆っていた．酸素は存在しなかった．

- 地表の温度が下がると水蒸気が雨となって降り注ぎ，43億年前に海ができた．当時，地表は紫外線や荷電粒子線を大量に浴びており，海水中が生命の誕生を許す唯一の場であった．また，海水中には生命の材料となる有機物が豊富に存在していた．ついに40億年前，海底火山の熱水吹き出し口付近で**生命が誕生**した．

- その後，20億年前に真核生物が誕生するまでの間，原核生物（細菌）の時代が続いた．

微生物は地球環境を大きく変えた

- 32億年前，**光合成細菌（シアノバクテリア）**が出現した．シアノバクテリアは光を使用して有機物を合成する際に必要となる水素を，水を分解してつくりだし，**酸素を廃棄物として放出**した．

- 放出した酸素により，海水中の酸素濃度は上昇した．しかし，酸素は当時のほとんどの生物にとって有毒物質であった．その後，海中だけでなく**大気にも酸素が放出**されるようになった．大気中に増えた酸素は，やがて成層圏まで達して**オゾン層を形成**し，これにより太陽からの紫外線が遮断されるようになった．

- 生物は，進化により真正細菌，古細菌，そして最後に現れた原始真核生物の3つに分かれていった．

- このうち，原始真核生物は海底の有機物を自分の体内に取り込んで消化していた．細胞は大きくなり，核の構造をつくり，大量の遺伝子をもつようになった．

- 当時の真正細菌のなかには酸素を利用してエネルギーをつくり出すものがいた．
原始真核生物のあるものはそのような細菌を体のなかに取り込み，共生することにより**酸素を利用できるように進化**した．こうして，それまで有毒物質であった酸素を利用して，エネルギーを獲得する能力を身に付けた（取り込んだ細菌は「ミトコンドリア」となった）．
さらには，光合成細菌を体内に取り込み，共生するようになったものもいた．こうして**光合成能力をもった真核生物のなかから植物が誕生**した（取り込んだ光合成細菌は「葉緑体」となった）．一方，**光合成能力をもたなかった真核生物は，栄養を取り込むために運動能力を発達させ，動物へと進化**した．

現在も地球上に繁栄している細菌たち

- 現在私達の住む地球上では，過酷な環境も含め**ほぼあらゆる場所に細菌が生息**し，生態系を形成している．

- たとえば，土1g当たりには約1万個～1億個の菌が住んでおり，動植物の死骸や排泄物の分解など植物の生育に重要な役割を果たしている．淡水（川や湖），海水中にも種々の細菌が生息している．

第1章　隣人，相利共生，しかしときには敵対関係

地球環境と生物

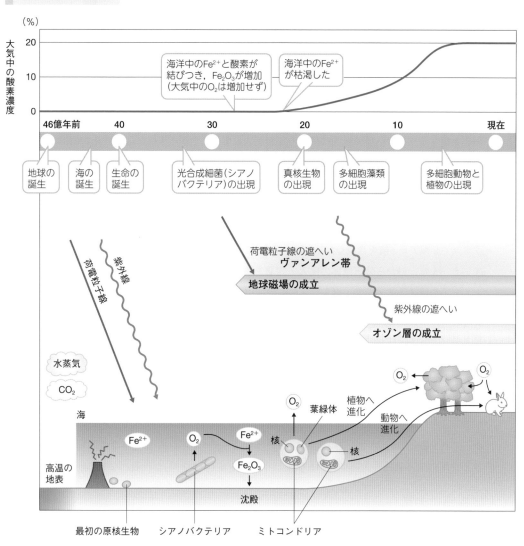

最初の原核生物　　シアノバクテリア　　ミトコンドリア

土の中の微生物

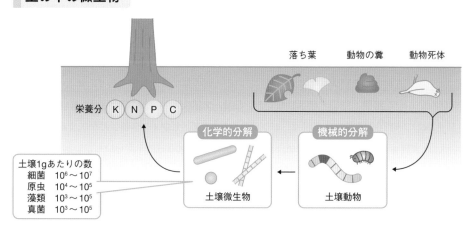

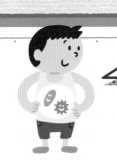

1-4 数百兆個の細菌たちと人間は一緒に仲よく暮らしている

ヒトの常在細菌叢とその役割

人体には自分の細胞数よりも多い数の細菌がすんでいる

- ヒトは母親の子宮内では無菌である．しかしながら，産道を通ってこの世に生まれてきた瞬間から，外界と接する皮膚や粘膜の表面に細菌の定着がはじまり，やがて人体には，**自身の細胞よりも多い数の細菌が生息するようになる**．これを「常在細菌叢」とよぶ．これらの細菌たちは，生きていくうえでさまざまな代謝物を大量につくり出している．それらの物質は吸収されて人体内に取りこまれるので，ヒトに大きな影響を与えることになる．

- たとえば常在細菌たちは，ヒトが食べた食物からエネルギーや栄養素を取り入れて，ヒトに必要なビタミンや必須アミノ酸を合成したり，肌を保湿したり，免疫系の発達に不可欠な役割を果たしたりしている．また，外からの病原体の侵入・定着を防ぐ役割も果たしている．さらに最近の研究によると，ヒトの精神状態・情動・学習などの脳機能にまでかかわっていると報告されている．

- このように人体は，ヒトの細胞とそれよりも多い常在細菌（すなわち「自分ではない細胞」）たちとで成り立っている「共同生命体」なのである．

- **常在細菌が，生体に不利に働くこともある**．たとえば，抵抗力の弱った人では，自分のもつ細菌で感染症を起こす（**内因感染**）．また，本来の存在場所では病原性を発揮しないが，別の場所に移動すると感染症を起こすことがある（**異所性感染**）．抗菌薬治療を長期間行うと常在細菌も影響を受けてバランスが崩れ，それまで少数派だった薬剤抵抗性の細菌や真菌が異常に増殖してきて病気を起こすようになる．これを**菌交代症**という．クロストリディオイデス・ディフィシル（旧名：クロストリジウム・ディフィシル）による偽膜性大腸炎（2-16参照）やカンジダ症（4-4参照）が代表的な例である．

人体各部位の常在細菌たち

- **皮膚**：1 cm^{2}当たり，約1万個の菌が住みついている．**表皮ブドウ球菌やコリネバクテリウム属菌など**が多い．これらの菌の分解物によって，足や腋臭（わきが）のくさい臭いを生じる．

- **鼻**：表皮ブドウ球菌やコリネバクテリウム属菌のほか，黄色ブドウ球菌が定着している人もいる．

- **口の中**：約500種類の菌がすんでいる．とくに，**歯の表面の歯垢のなかには大量の菌がいる**（つまようじの先端に付いてくる歯垢だけで約1億個の菌が含まれる）．歯と歯茎の間にできる**歯肉溝のなかは酸素が少なく，嫌気性菌が住んでいる**．そのなかには，歯肉炎を起こすポルフィロモナス・ジンジバリスもいる．

- **消化管**：ヒトの常在細菌の9割は消化管に生息している．胃のなかは強酸性であり，ほとんどの菌は生きていけない．十二指腸，空腸も菌は少ないが，**回腸，大腸には40兆個の菌が生息している**（重さにすると1〜2 kg）．約100種類の菌がおり，**バクテロイデス属菌，ビフィズス菌**などが主である．腸内の菌といえば「大腸菌（*E. coli*）」が有名だが，実際には全体の1,000分の1ぐらいしかいない．

- **女性の腟**：デーデルライン桿菌とよばれる乳酸桿菌群が常在している．腟上皮細胞に含まれるグリコーゲンを発酵して乳酸を生成し，**腟内のpHを酸性に保つ**．これにより病原菌の腟への侵入・定着を阻止している．

第1章　隣人，相利共生，しかしときには敵対関係

人間と仲よく暮らす常在細菌

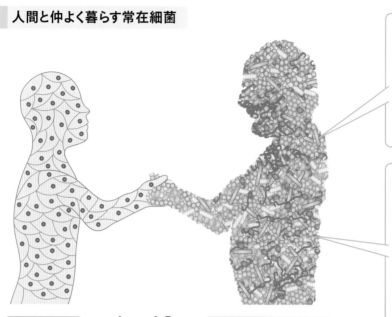

ヒトに有利
● 拮抗作用 すんでいる細菌の平衡状態を保ち，外からの病原菌の侵入を防ぐ
● 免疫系刺激作用 免疫応答を高める
● 栄養素の付与 菌の産生するビタミンなどを宿主が利用する

ヒトに不利
● 内因感染 免疫が低下すると，感染症の原因菌となる
● 異所性感染 本来の常在場所ではない別の場所に移動すると感染症を引き起こす
● 菌交代症 抗菌薬長期投与によって薬剤抵抗性の少数菌が異常に増殖して感染症を引き起こす

人体の細胞数　　**1：10**　　人体にすんでいる細菌数
（3：4という説もある）

人体各部位のおもな常在細菌

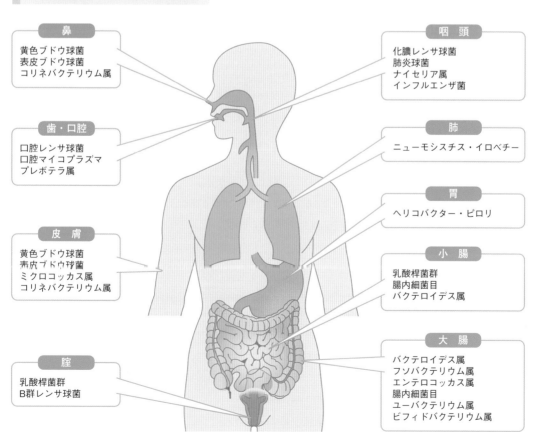

鼻
黄色ブドウ球菌
表皮ブドウ球菌
コリネバクテリウム属

咽頭
化膿レンサ球菌
肺炎球菌
ナイセリア属
インフルエンザ菌

歯・口腔
口腔レンサ球菌
口腔マイコプラズマ
プレボテラ属

肺
ニューモシスチス・イロベチー

皮膚
黄色ブドウ球菌
表皮ブドウ球菌
ミクロコッカス属
コリネバクテリウム属

胃
ヘリコバクター・ピロリ

小腸
乳酸桿菌群
腸内細菌目
バクテロイデス属

腟
乳酸桿菌群
B群レンサ球菌

大腸
バクテロイデス属
フソバクテリウム属
エンテロコッカス属
腸内細菌目
ユーバクテリウム属
ビフィドバクテリウム属

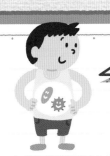

1-5 微生物だってこの地球上で生き延びたい！
微生物がヒトに「感染」するとき

感染とは？

● 病原体が宿主の体内に侵入して，増殖し，宿主に何らかの反応を引き起こした場合に**感染が成立した**という．その結果，宿主は障害を受け，やがて症状が出るようになる．これを**発症**という．病原体が付着・侵入して発症するまでの間を**潜伏期**という．感染によって起こる病気を**感染症**という．

人体への侵入ルートは？── 感染経路と侵入門戸

● 「感染」は，まず病原体が宿主の体内に侵入することからはじまる．それぞれの病原体は，どこから（**感染源**），どのような経路で（**感染経路**），どの場所から侵入するか（**侵入門戸**）が決まっている．
● 感染源の種類には，おもに次のようなものがある．

　1）食物・飲料水・空気

　　　食物や飲料水に含まれる病原体は，口から入って胃・腸管に達する．消化管粘膜に定着して増殖するもの（例：大腸菌，ノロウイルス），消化管粘膜から血中に侵入するもの（例：サルモネラ）がある．この経路を**経口感染**という．空気に含まれる病原体（例：レジオネラ，カビの胞子）は，気道に吸い込まれておもに肺炎を起こす．この経路を**経気道感染**という．

　2）節足動物（ノミ，ダニ，蚊など）

　　　病原体を媒介する節足動物を**ベクター**といい，ベクターは皮膚を刺して，皮膚から病原体が侵入する（**経皮感染**）．病原体保有動物（**リザーバー**という）が別にいて，リザーバーを刺したベクターがヒトを刺して伝播するもの（例：日本脳炎ウイルスは，ブタがリザーバー，コガタアカイエカがベクター），ベクター体内で病原体が増えてリザーバーも兼ねているもの（例：つつが虫病オリエンチアは，リザーバーもベクターもツツガムシ）がある．

　3）動物（野生動物，家畜，ペット）

　　　動物との直接接触，咬傷，排泄物の接触による**経皮感染**（例：野兎病菌，狂犬病ウイルス，レプトスピラ），排泄物の吸入による**経気道感染**（例：オウム病クラミドフィラ）などがある．ヒトと動物の両方にみられる感染症を**人獣共通感染症**という．

　4）ヒト（患者，保菌者）

　　　① 飛沫（**飛沫感染**）や飛沫核（**空気感染**）→ 吸い込んで気道から侵入（**経気道感染**）
　　　② 皮膚や粘膜の直接接触（**接触感染**）→ 皮膚，粘膜（眼，鼻腔，口腔，泌尿生殖器，肛門）から病原体が侵入（**経皮感染，経粘膜感染**）．とくに性行為によるものを**性感染症**という．
　　　　なお，ヒトに直接または間接的に触れた手に病原体が付着し，その手で自分の眼，口，鼻を触って病原体が侵入する場合も，接触感染に含める．
　　　③ 母体 → 胎盤を通って子宮内の胎児へ侵入（経胎盤感染）．または，産道，母乳を介して新生児に侵入（それぞれ**経産道感染，母子感染**）
　　　①，②を**水平感染**，③を**垂直感染（母子感染）**という．

第1章 隣人，相利共生，しかしときには敵対関係

感染とは？

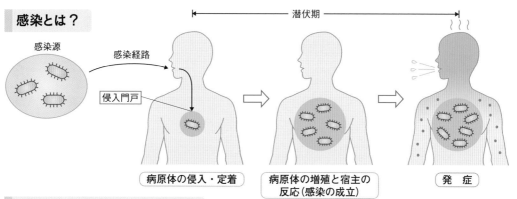

潜伏期

感染源

感染経路

侵入門戸

病原体の侵入・定着

病原体の増殖と宿主の
反応（感染の成立）

発　症

感染源・感染経路・侵入門戸 ※侵入門戸は □

1) 食物，水，空気から

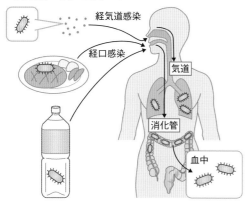

経気道感染

経口感染

気道

消化管

血中

3) 動物から

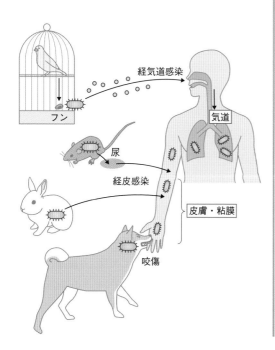

フン

経気道感染

気道

尿

経皮感染

皮膚・粘膜

咬傷

2) 節足動物から

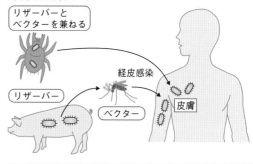

リザーバーと
ベクターを兼ねる

リザーバー

経皮感染

ベクター

皮膚

4) ヒトから

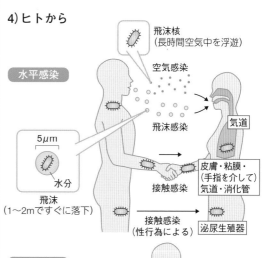

飛沫核
（長時間空気中を浮遊）

水平感染

空気感染

飛沫感染

気道

5μm

水分

飛沫
（1〜2mですぐに落下）

皮膚・粘膜・
（手指を介して）
気道・消化管

接触感染

接触感染
（性行為による）

泌尿生殖器

垂直感染
（母子感染）

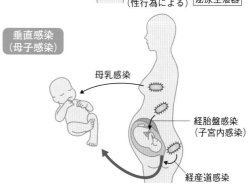

母乳感染

経胎盤感染
（子宮内感染）

経産道感染

1-5

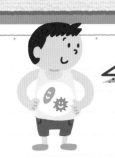

1-6 微生物と人体防衛軍との戦い(1)
人体に配備されている3つの防衛線と担当細胞たち

ここではヒトに生まれながらにして備わっている微生物への対抗策「免疫」について述べる．人類の知恵によってつくり出した対抗策「ワクチン」「抗微生物薬」については第2章と第7章を参照のこと．

常に微生物たちに狙われているヒトのからだ

- 微生物たちは，この地球上で生きていくために住みよい場所を探し求め，そこで増殖する．
- 微生物たちにとってはヒトの身体も例外ではなく，増殖場所として標的となる．
- 微生物には，ヒトの体表面(皮膚や粘膜)に常在細菌叢を形成し，病原性を発揮することなく共存共栄をめざす集団もある(1-4参照)．一方で，急速に数を増やしたり，身体の組織や臓器に障害を与えたり，と傍若無人なふるまいをする微生物たちもいる．ヒトには，そのような微生物たちの侵入を防ぎ，もしも侵入してきたときには戦って排除するしくみが備わっている．これが**免疫**とよばれるシステムである．

免疫を担当する細胞たち

- 免疫の主役の細胞は**白血球**である．白血球は2種類に分けることができる．
  ① **食細胞**：侵入した微生物を見つけると食べて分解する(好中球，マクロファージ，樹状細胞など)．
  ② **リンパ球**：T細胞とB細胞がある．樹状細胞からの情報を受けて，**強力な免疫を発動する**．T細胞には，ヘルパーT細胞(Th細胞)，制御性T細胞(Treg細胞)，キラーT細胞(細胞傷害性T細胞：CTL)がある．
- 白血球は骨髄という場所で生まれ，そこで成熟して一人前になる．
  しかし，生まれたばかりのT細胞だけは「胸腺」という場所に移動して教育を受け，成熟したあと，厳しい審査に合格した者だけが全身に送り出される(p.22，**コラム3**参照)．

微生物たちの侵入に対抗する3つの防衛線——免疫システムの全体図

- 第1の防衛線：ここでの**主役は皮膚，粘膜と常在細菌たち**である．外界と接する体の表面にバリアを築いて，微生物がヒトの体内に侵入してくるのをくい止める(1-7で詳しく述べる)．
- 第2の防衛線：ここでの**主役は食細胞**である．第1の防衛戦を突破して人体内に侵入してきた微生物に対し，食細胞が手当たり次第に見つけ出しては食べて排除する．この防衛線は生まれた時から備わっていて**自然免疫**とよばれ，病原体侵入後いつでも迅速に対応できるようになっている(1-7で詳しく述べる)．
- 第3の防衛線：第2の防衛線で対応しきれないとき，食細胞の一員の**樹状細胞**は，侵入者情報を第3の防衛線の司令官であるヘルパーT細胞に伝える．その結果，**T細胞とB細胞からなる強力な免疫**が発動される．これを**適応免疫(獲得免疫)**という．ウロウロしている微生物に対しては，B細胞が「抗体」というタンパク質をつくり，微生物にくっつけて排除する(**液性免疫〔体液性免疫〕**)．ヒトの細胞の中に潜んでいる微生物に対しては，**キラーT細胞が感染細胞を見つけ出し，細胞ごと破壊して排除する(細胞性免疫)**(1-8，1-9で詳しく述べる)．

免疫を担当するおもな白血球とその分化

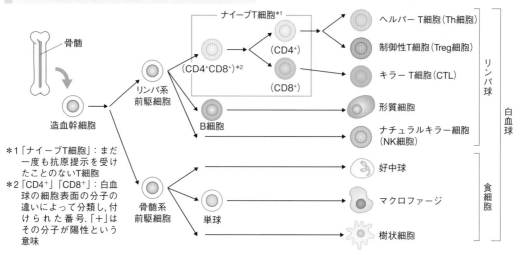

*1「ナイーブT細胞」：まだ
　一度も抗原提示を受け
　たことのないT細胞
*2「CD4⁺」「CD8⁺」：白血
　球の細胞表面の分子の
　違いによって分類し，付
　けられた番号.「＋」は
　その分子が陽性という
　意味

免疫システム全体の概略図

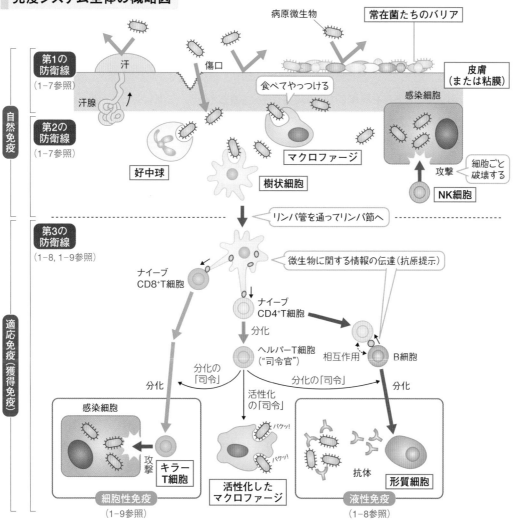

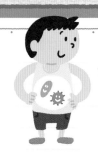

▶1-7 発展学習
微生物と人体防衛軍との戦い(2)
第1の防衛線と第2の防衛線「自然免疫」

物理的，生理的バリアと常在細菌叢でしっかりガード―第1の防衛線

- **皮膚**：表皮の角化細胞同士がしっかりと接着していて微生物など異物の侵入を防いでいる.
- **粘膜**：呼吸器，消化器，泌尿生殖器など体の内側の表面で外の環境に通じているのが粘膜である. **粘膜上皮細胞同士がしっかりと接着**していて微生物の侵入を防いでいる.
- 口腔での**唾液分泌**，気道での**咳・くしゃみ**，粘膜上皮の**線毛運動**，眼での**涙分泌**，消化管での**胃液・腸液分泌・蠕動運動・下痢**，泌尿器での**排尿**などは，付着しようとする微生物を排除し，増殖を阻止している.
- 皮膚や粘膜から分泌される分泌物（汗，涙，鼻汁，気管分泌物など）には**リゾチーム**（細菌の細胞壁を破壊する），**ディフェンシン**（細菌の細胞膜を破壊する），**IgA抗体**などが含まれていて，いずれも殺菌効果がある.
- 皮膚や粘膜の表面にはさまざまな細菌が住み着いていて，これを**常在細菌叢**という（1-4参照）. すでにできあがってバランスをとっている常在細菌叢の中に，新たな病原微生物が侵入しようとしても，そう簡単には定着できない. つまり，常在細菌叢は外からやってくる**病原体の侵入を防いでいる**のである.

バリアを突破してくる侵入者に備えパトロール―第2の防衛線

- 私たち自身のからだを構成している細胞や成分を**自己**という. これに対して，微生物などのように外から侵入してきた「自己ではない」もののことを**非自己**という.
- 食細胞は**相手の形の特徴を識別する受容体**（パターン認識受容体〔PRR〕という）をもっていて，**相手が自己か非自己かを見極める能力**がある. 代表的な受容体（レセプター）が**Toll様受容体（TLR）**である.
- 皮膚や粘膜のバリアを突破して侵入してきた微生物は，全身組織や臓器をパトロールしているマクロファージ，樹状細胞などの**食細胞**によって発見される. 食細胞が，パターン認識受容体を使って「非自己」と判断したものは，自分の細胞内に飲み込んで消化してしまう. これを**貪食**という.

侵入者発見！隊員は集結せよ！―マクロファージ，好中球の現場集合

- 微生物を貪食したマクロファージは，**サイトカイン**という物質を放出することにより，「侵入者が来た」という情報を周囲に拡散し，近くの血管内のマクロファージや好中球たちに侵入現場へ集まるよう呼びかける.
- サイトカインのうち，**IL-1，IL-6，TNF-α**は，周囲の毛細血管を拡張させ，**血管内皮細胞同士の隙間を開いて**，マクロファージや好中球が血管外に出ていきやすくする. **IL-8**は，マクロファージや好中球を現場に呼び寄せる. 集まってきたマクロファージや好中球は，微生物を次々と貪食して排除し，事態収拾を図る.

やられた！ひと思いにやってくれ！―ナチュラルキラー細胞への依頼

- ヒトの全身の正常細胞は，「自己」であることを証明する目印（**MHCクラスⅠ分子**）を細胞表面に提示している. ところが，感染しておかしくなった細胞はこの目印を出せなくなる. **ナチュラルキラー細胞（NK細胞）**は，細胞内に潜んでいる微生物を排除するため，目印のない細胞を見つけ出し，細胞ごと破壊する働きがある.

第1章 隣人，相利共生，しかしときには敵対関係

第1の防衛線

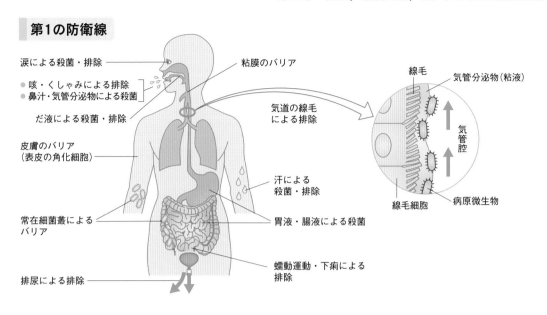

涙による殺菌・排除

粘膜のバリア

● 咳・くしゃみによる排除
● 鼻汁・気管分泌物による殺菌

だ液による殺菌・排除

気道の線毛による排除

皮膚のバリア
(表皮の角化細胞)

汗による殺菌・排除

常在細菌叢によるバリア

胃液・腸液による殺菌

蠕動運動・下痢による排除

排尿による排除

線毛
気管分泌物(粘液)
気管腔
線毛細胞
病原微生物

第2の防衛線

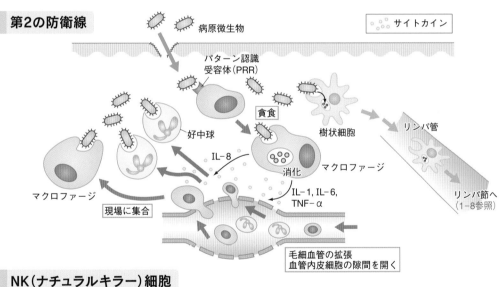

病原微生物

サイトカイン

パターン認識受容体(PRR)

貪食

樹状細胞

リンパ管

好中球

IL-8

消化

マクロファージ

マクロファージ

IL-1, IL-6,
TNF-α

リンパ節へ
(1-8参照)

現場に集合

毛細血管の拡張
血管内皮細胞の隙間を開く

NK(ナチュラルキラー)細胞

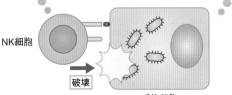

おっ,「自己」だな.破壊はやめておこう

NK細胞受容体
(活性化受容体)

NK細胞

MHCクラスI分子受容体
(抑制受容体)

感染していない細胞
(正常細胞)

MHCクラスI分子

抑制受容体はMHCクラスI分子(「自己」の目印)
を認識すると破壊しないようにする

感染しておかしくなったやつだな.破壊しよう

う〜.感染してしまった….ひと思いにやってくれ!

NK細胞

破壊

感染細胞
(MHCクラスI分子の発現が抑制されている)

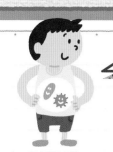

微生物と人体防衛軍との戦い(3)
第3の防衛線「適応免疫(発動→液性免疫)」

侵入者はこんな連中です！ 援軍を頼みます！ ─第3の防衛線の発動

- 第2の防衛線で微生物を食べて活性化した**樹状細胞**は，微生物のかけら(**抗原**)を自分の表面にある**MHCクラスⅡ**という分子に載せて提示し(**抗原提示**)近くのリンパ節に移動する．

- リンパ球である**T細胞**は，ふだん血流にのって循環しているが，リンパ節では血管からリンパ節内に抜け出してくる．T細胞の表面には抗原を認識するための**T細胞受容体**というアンテナが付いている．それぞれのT細胞が**認識できるのは1種類の抗原**だけである．さまざまな抗原に対応できるよう膨大な種類のT細胞がいる．

- まだ一度も抗原提示を受けたことのないT細胞(**ナイーブT細胞**という)が，自分の受容体で認識できる抗原を提示している樹状細胞とリンパ節内で運命的に出会うと，そのT細胞は活性化されて増殖しはじめる．ここからが，リンパ球が主役となる**適応免疫の始まり**である．

CD4$^+$T細胞部隊は4種類の司令官に昇格─Th1，Th2，Th17，Treg細胞

- 白血球は，種類によって細胞表面の分子にわずかな違いがあり，すべて番号が付けられている(**CD分類**という)．樹状細胞から抗原刺激を受けて活性化したT細胞のうちCD4分子をもつ**CD4$^+$T細胞**は，浴びたサイトカインの種類によって**ヘルパーT細胞(Th1，Th2，Th17)**または**制御性T細胞(Treg)**に分化する．

- **Th1細胞**はサイトカイン(IFN-γ)を産生し，**マクロファージを活性化して貪食能を増強させる**．また，**1-9**で述べるようにCD8$^+$T細胞を活性化して**キラーT細胞(細胞傷害性T細胞：CTL)**に分化させ，増殖させる．

- **Th2細胞**はサイトカイン(IL-4，IL-5，IL-9，IL-13)を産生し，Th1細胞の産生するサイトカインと一緒に**B細胞が形質細胞に分化・増殖するのを助ける**．

- **Th17細胞**と**Treg細胞**は適応免疫の強さを調節するアクセルとブレーキとして働く(**1-9**参照)．

B細胞部隊は抗体職人に─形質細胞

- B細胞の表面にも抗原を認識するための**B細胞受容体(BCR)**が付いている．それぞれのB細胞が**認識できるのは1種類の抗原**だけである．さまざまな抗原に対応できるように膨大な種類のB細胞がいる．

- 抗原を認識したB細胞は，その抗原を細胞内に取り込んで細胞表面に提示する．すでに同じ抗原によって活性化したCD4$^+$T細胞がこれに結合し，Th1細胞とTh2細胞の両細胞からサイトカインを浴びることにより，B細胞は**形質細胞**に分化して大量に抗体を産生するようになる．浴びるサイトカインのバランスによってどの種類の抗体(IgM，IgG，IgA，IgE)(p.20，**コラム1**参照)を産生する形質細胞になるかが決まる．

- 抗体が微生物と結合する(**抗原抗体反応**)と，微生物同士がくっつきあって(凝集して)身動きが取れなくなる．こうなると，**補体の働きで微生物に穴を開けて破壊**したり，マクロファージや好中球が食べやすくなって貪食が亢進したり(**オプソニン作用**)する．このような，抗体による免疫反応を**液性免疫**という．

- 抗体は細胞内に入れないので，**液性免疫は細胞外の微生物(おもに細菌，真菌)に対してのみ有効**である．

第1章　隣人，相利共生，しかしときには敵対関係

第3の防衛線（適応免疫）

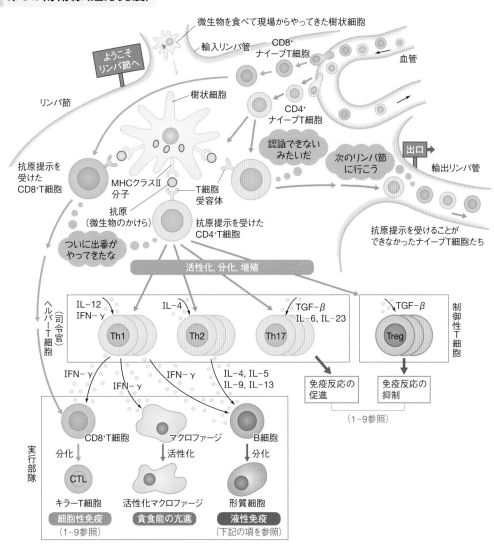

B細胞による体液性免疫

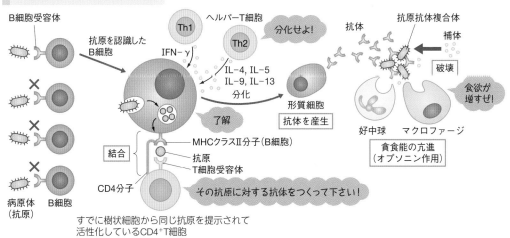

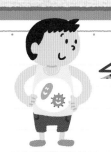

微生物と人体防衛軍との戦い(4)
第3の防衛線「適応免疫(細胞性免疫→終息)」

CD8⁺T細胞部隊はプロの殺し屋に―キラーT細胞(細胞傷害性T細胞：CTL)

- リンパ節内で樹状細胞から抗原刺激をうけて活性化したナイーブT細胞のうち，CD8分子をもつ**CD8⁺T細胞**は，Th1細胞からのサイトカインを浴びると分化し，**キラーT細胞になって感染細胞を破壊する能力を得る**.

- キラーT細胞はリンパ管を通って血中に入り，感染部位に向かう. 病原体が潜んでいる**感染細胞**は，樹状細胞から提示された抗原と同じ抗原をMHC Class I分子に載せて表面に提示している. キラーT細胞はT細胞受容体を使ってこれを見つけ出すと，**感染細胞をまるごと破壊してしまう**.

- 破壊の方法には，**細胞に穴をあける方法**と，DNAを損傷して**細胞死(アポトーシス)させる方法**の2つある.

- このような，微生物に感染した細胞を破壊する免疫反応を**細胞性免疫**という.

- 細胞性免疫は，**細胞内にいる微生物(ウイルス，細胞内寄生細菌など)に対して有効**である.

  ※ウイルス感染であっても，細胞外に出てきているウイルスに対しては，液性免疫でつくった抗体をウイルスに結合させて細胞への感染力を失わせる方法が有効である. このような働きをする抗体を中和抗体という.

適応免疫の調節のしかた，終わらせかた―Th17細胞，Treg細胞

- 樹状細胞の抗原刺激を受けてCD4⁺T細胞から分化する細胞のうち，**Th17細胞と制御性T細胞(Treg)が適応免疫反応の強さの調整にかかわっている**.

- **Th17細胞**は，サイトカイン(IL-17，IL-22)を産生し，付近の上皮細胞や間質細胞に働きかけて**好中球やマクロファージを動員し活性化する**など，さまざまな炎症応答を引き起こす. つまり**免疫のアクセル役**である.

- 適応免疫の反応が強すぎると，体の正常細胞にも傷害を与えて悪影響をおよぼす. **Treg細胞**は，サイトカイン(TGF-β，IL-10)を産生し，Th1，Th2，Th17の働きを抑制する. また，直接キラーT細胞や形質細胞に働きかけて，**細胞性免疫や液性免疫を終了させる**. つまり**免疫のブレーキ役**である.

- Th17もTregもナイーブCD4⁺T細胞から分化する時にはTGF-βというサイトカインを浴びることが必要である. **TGF-βだけだとTreg細胞へ分化する**. 一方，**マクロファージなどが出すIL-6も一緒に浴びるとTh17細胞への分化が誘導され**，分化したTh17細胞は好中球をさらに現場に動員してマクロファージの援護を行う.

- 活性化して活躍したT細胞は，ある程度たつと細胞死(アポトーシス)が起こるようプログラムされている. やがて適応免疫の反応は終わりに向かう.

あの日のことは忘れない………―記憶細胞と二次応答

- 前述の通り，抗原刺激とサイトカイン刺激によって，CD4⁺T細胞はヘルパーT細胞へ，CD8⁺T細胞はキラーT細胞へ，B細胞は形質細胞へと分化する. しかし，刺激を受けたすべての細胞が最後まで分化するわけではなく，一部の細胞は分化が途中で止まったまま，**記憶T細胞，記憶B細胞**として保存される.

- ある微生物が初めて感染した場合，適応免疫が発動するのに1週間以上を要する(一次応答). しかし，次に同じ微生物が侵入したときは，**記憶細胞がすぐに増殖・分化して適応免疫が働きはじめる(二次応答)**ので，発症しないか軽症ですむことが多い(p.20，**コラム1**参照).

第1章　隣人，相利共生，しかしときには敵対関係

キラー T細胞（CTL）による細胞性免疫

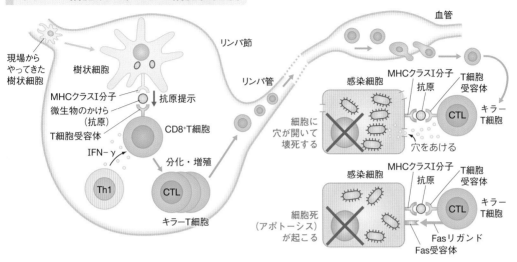

Th17細胞とTreg細胞による免疫の調節

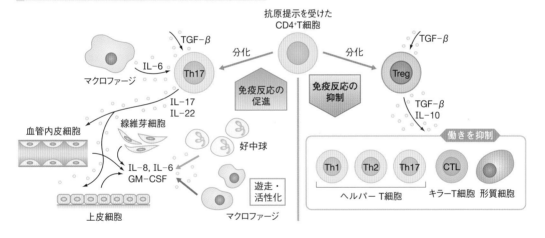

記憶T細胞と記憶B細胞

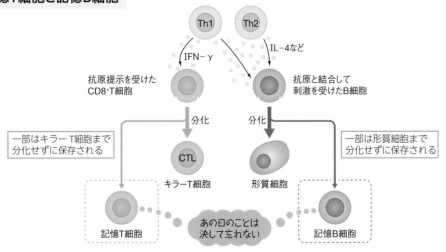

COLUMN 1
抗体（免疫グロブリン）の5つの種類

　人体に侵入してきた病原体に対してつくられる抗体（1-8参照）には，IgM, IgG, IgA, IgD, IgEの5つの種類（サブクラス）がある（**図1**，**図2**）．

- **IgM**：感染後一番最初につくられる抗体で，急性期を過ぎると検出できなくなる．したがって，IgMを検出すればその感染症の初感染であることが診断できる（**図3**）．

- **IgG**：抗体の主体をなすもので，IgMよりも遅れて産生されはじめ，長期にわたって産生される．したがって，血中IgG値が次第に増加すれば「初感染」，はじめから高値であれば「過去の感染（既往感染）」と判断できる（**図3**）．

- **IgA**：血清中IgAと分泌型IgAとがある．分泌型IgAは母乳や粘液に多く含まれており，粘膜面の感染防御を担っている．

- **IgD**：B細胞の分化に関与する．

- **IgE**：I型アレルギー（蕁麻疹，気管支喘息，アレルギー性鼻炎など〔p.24，**コラム4**参照〕）に関与する．

　ある病原体に感染すると，1-9で述べたように，抗体産生を担うB細胞の一部は記憶細胞として残る．再び同じ病原体が侵入した場合は，記憶B細胞が直ちに増殖・分化して形質細胞が病原体に対するIgG抗体を大量に産生しはじめる（二次応答）．そのため再び発症することはない（**終生免疫**）．麻疹（はしか），風疹，水痘（みずぼうそう）などの感染症に二度かかることがないのはこのためである．

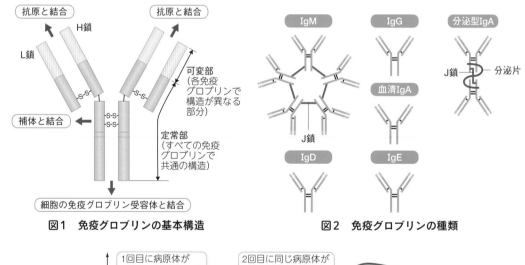

図1　免疫グロブリンの基本構造

図2　免疫グロブリンの種類

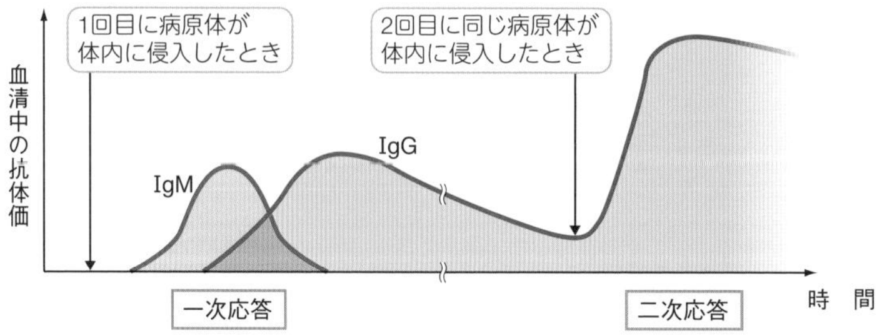

図3　病原体侵入後の抗体価の変化

COLUMN 2
㊋親からもらうプレゼント
―移行抗体と初乳

　生まれたばかりの赤ちゃんは，母親からの**移行抗体**と初乳中の**分泌型IgA抗体**によって感染から守られている．

● **移行抗体**とは，胎盤を通じて胎児が母体から受け取るIgGのことである．5種類の免疫グロブリン（p.20，**コラム1**参照）のうち，**胎盤を通ることができるのはIgGのみである**．この移行抗体により，新生児の血液中には成人のレベルとほとんど変わらない濃度のIgGが存在する．しかしながら，これらの抗体はだんだん分解されてなくなっていくので，生後数ヵ月から1年程度で母親からの移行抗体はすべて失われる．一方，新生児が自分自身の力で抗体を産生する能力は緩やかに増加し，6歳ぐらいで成人のレベルに達する．したがって，途中の**生後3〜4ヵ月のころに，血液中のIgG抗体濃度が一番低くなる時期がある**．この時期には，乳児が感染症にかかりやすくなる．一方，IgMについては胎児期から産生能力をもち，IgGと同様6歳ぐらいで成人のレベルに達する．IgAについては，6歳ぐらいで成人の約半分，12歳くらいで成人のレベルに達する．

● 生まれた直後にお母さんが分泌する母乳は黄色で透明に近く，その後に分泌される母乳とは異なっている．これは**初乳**とよばれる．初乳の成分にはタンパク質が多く，脂肪や糖は少ない．タンパク質の大部分は，**分泌型IgA**という免疫グロブリンである．この分泌型IgAは，新生児の腸管粘膜での免疫を担い，さまざまな腸管感染症から新生児を守っているのである．

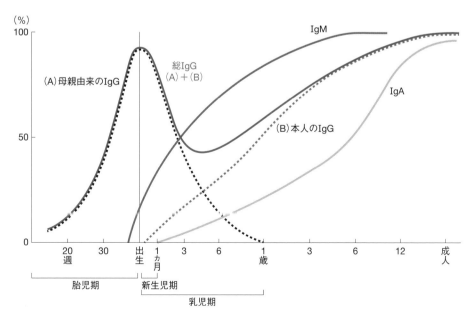

図　血清中の免疫グロブリン値の年齢による変化
成人を100％とした場合．

COLUMN 3
「デキる人体防衛軍」の２つのヒミツ
─遺伝子再構成と免疫寛容

■ どんな外敵にも対応できるのはなぜ？ ─遺伝子再構成

　１つ１つのＴ細胞は表面に１種類の抗原にだけ結合できる**Ｔ細胞受容体（TCR）**をもっている．同じく，１つ１つのＢ細胞も１種類の抗原にだけ結合できる**Ｂ細胞受容体（BCR）**をもっている．しかし，Ｔ細胞集団全体，Ｂ細胞集団全体では，どんな抗原でも認識できるぐらいの膨大な種類のTCR，**BCRが存在している**．このようにものすごい種類の受容体が用意されていることはとても不思議だが，そのヒミツは次の通りである．

　Ｔ細胞やＢ細胞の受容体はタンパク質でできている．そのタンパク質の設計図は遺伝子（DNA）に載っており，これをRNAに写し取って（転写），その暗号を読み取りながらタンパク質を合成していく（翻訳）．受容体の抗原と結合する部位の構造を詳しく見ると，たとえばＢ細胞の場合，L鎖のV_L領域と，H鎖のV_H領域からできている（この領域を**可変部ドメイン**という）．さらに，V_L領域にはV，Jという名前の２つの部分が含まれ，V_H領域にはV，D，Jという３つの部分が含まれる．このV，D，Jのタンパク質の設計図は，Vがおよそ100種類，Dがおよそ30種類，Jがおよそ5種類用意されている．Ｂ細胞が若いうちは，１つの細胞がこれら全種類の設計図を持っていて，それらは遺伝子上に一直線に並んでいる．ところがＢ細胞が成熟するにつれ，それぞれのなかから**1種類だけがランダムに選ばれ**て残りは取り除かれてしまう．これを**遺伝子再構成**という．その選ばれる組み合わせは，V_L領域で$100 \times 5 = 500$通り，V_H領域で$100 \times 30 \times 5 = 15,000$通りなので，BCRの抗原認識部位の種類の数は２つをかけ合わせて，$500 \times 15,000 = 7,500,000$通りにも及ぶことになる．

　Ｔ細胞もＢ細胞と同じようなしくみで遺伝子再構成が行われ，その結果，多種多様なTCRをもつＴ細胞が用意されることになる．

■ 自分のからだを攻撃しないのはなぜ？ ─免疫寛容

　骨髄でつくられた若いＴ細胞たちは胸腺に運ばれていく（**1-6**参照）．胸腺で教育を受けて一人前に成熟していく過程において，将来ミッションを確実に遂行できるかどうかを見極める厳しい審査が行われる．審査は２段階選抜になっている．まず第１次選抜は胸腺の皮質という場所で行われ，**自己の目印であるMHC分子をきちんと認識できるか**を試験される．それをクリアしたＴ細胞たちは，第２次選抜の会場（胸腺の髄質という場所）に移動させられる．そこでは**自己の抗原と反応しないかどうか**（つまり，間違って自分を攻撃したりしないかどうか）を試験される．このようにして，**「MHC分子は認識できるが自己抗原とは反応しない（免疫寛容）Ｔ細胞集団」**だけが世に送り出され，審査で不合格となったＴ細胞たちはその場でアポトーシスが起こって死んでしまうのである．

遺伝子再構成（B細胞受容体を例にとって）

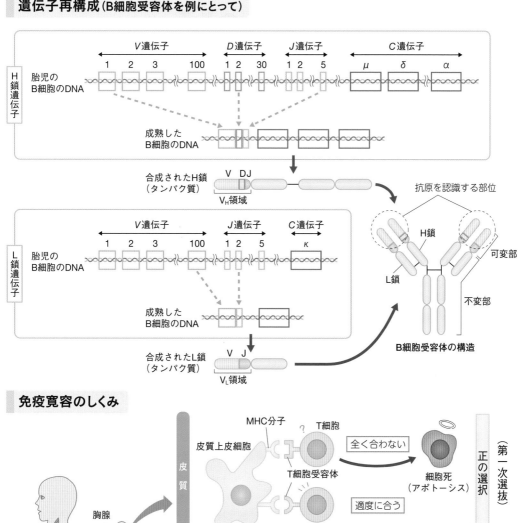

免疫寛容のしくみ

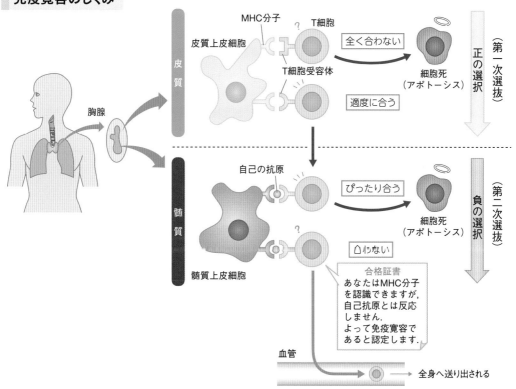

COLUMN 4
人体防衛軍の暴走
―アレルギーと自己免疫疾患

■ 外敵に対する過剰反応 ―アレルギー

アレルギーとは，侵入してきた外敵に対して必要以上に強く防御反応を引き起こした状態をいう．その原因となる物質を**アレルゲン**という．アレルギーは，その起こり方から次の5つに分類される．

- **Ⅰ型アレルギー（即時型アレルギー）**：IgE抗体がかかわっている．アレルゲンに対してつくられたIgE抗体は**マスト（肥満）細胞**の表面に結合している（**感作された状態**という）．この状態で再びアレルゲンが侵入してくると，IgEとアレルゲンが結合し，マスト細胞が活性化され，**ヒスタミン**をはじめ，ロイコトリエン，プロスタグランジンなどの**活性物質**が放出される．これらの物質は，毛細血管の拡張や透過性亢進，粘液分泌，気管支収縮などを起こし，じんましん，鼻汁・痰の増加，呼吸困難などをきたす．全身に症状が及ぶ激しい反応を**アナフィラキシー**といい，さらに血圧低下をともなうと**アナフィラキシーショック**という．

- **Ⅱ型アレルギー（細胞傷害型アレルギー）**：自己細胞に対して抗体ができてしまい，自己細胞に抗体（おもにIgG，IgM）が結合し，その結果マクロファージによる貪食，NK細胞や補体の活性化などにより**組織・細胞が傷害される**反応．（例．自己免疫性溶血性貧血〔自己の赤血球に対する抗体ができる〕，潰瘍性大腸炎〔大腸粘膜に対する自己抗体ができる〕）．※後述の**自己免疫疾患**もこの型によって起こる．

- **Ⅲ型アレルギー（免疫複合体型反応）**：血液中で抗原と抗体（おもにIgG，IgM）が混ざり合って結合し（**免疫複合体**），これが周囲の自己細胞に付着する．そこで補体や好中球が活性化されて**血管やその近くの組織が傷害される**反応．（例．溶血性貧血の一部，血清療法〔7-7参照〕後の血清病，急性糸球体腎炎〔2-20参照〕）．

- **Ⅳ型アレルギー（遅延型アレルギー）**：金属や薬品などの抗原が体内に侵入して生体のタンパク質と結合すると抗原提示されるようになる．これに反応したヘルパーT細胞が**キラーT細胞**（細胞傷害性T細胞：CTL）を活性化させる．その結果，**抗原が結合した細胞・組織がキラーT細胞によって傷害される**反応．（例．金属や化粧品などによる接触皮膚炎，ツベルクリン反応，パッチテスト）．

- **Ⅴ型アレルギー（抗受容体型アレルギー）**：自己細胞の受容体に結合する抗体ができてしまい，抗体によって**受容体が刺激され続ける**ために細胞の働きを狂わせてしまう反応．（例．バセドウ病〔甲状腺細胞の表面にある受容体に抗体が結合し，刺激され続けて甲状腺ホルモンが過剰に分泌される〕）．

■ 外敵と勘違いして自分を攻撃してしまう ―自己免疫疾患

自己免疫疾患とは，自分自身の体の成分を外敵と間違って抗体（**自己抗体**）をつくってしまう異常である．自分自身の組織を攻撃するために炎症が持続し，やがて機能障害が引き起こされる．

自己免疫疾患が引き起こされる原因として，次の4つがあげられる．

① 感染などがきっかけで**自己のタンパク質が変化**し，これを異物と認識しはじめる．② 侵入してきた**外敵の抗原が自分自身の抗原とよく似ており**，できた抗体が外敵だけでなく自己も攻撃してしまう．③ 胸腺での審査（コラム3参照）が甘すぎて，**自己を認識するT細胞を排除できない**．④ 免疫のブレーキ役の**Treg細胞が正常に働かない**．もしくはアクセル役の**Th17が増えすぎて暴走しはじめる**（1-9参照）．

Ⅰ型アレルギー（即時型アレルギー）

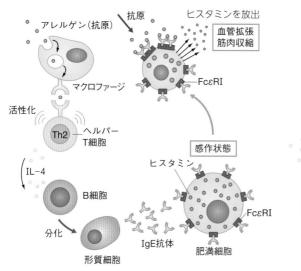

アレルゲン（抗原）

抗原

ヒスタミンを放出

血管拡張
筋肉収縮

マクロファージ

FcεRI

活性化

Th2 ── ヘルパー
T細胞

感作状態

IL-4

ヒスタミン

B細胞

FcεRI

分化

IgE抗体

肥満細胞

形質細胞

Ⅱ型アレルギー（細胞傷害型アレルギー）

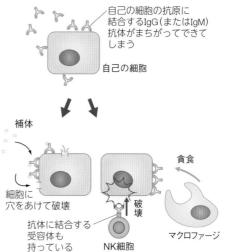

自己の細胞の抗原に
結合するIgG（またはIgM）
抗体がまちがってできて
しまう

自己の細胞

補体

貪食

細胞に
穴をあけて破壊

破壊

抗体に結合する
受容体も
持っている

NK細胞

マクロファージ

Ⅲ型アレルギー（免疫複合体型反応）

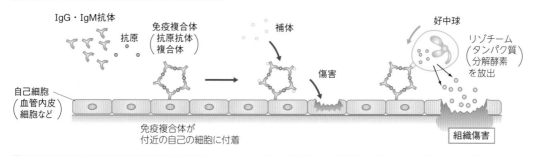

IgG・IgM抗体

抗原

免疫複合体
（抗原抗体
複合体）

補体

好中球

リゾチーム
（タンパク質
分解酵素）
を放出

傷害

自己細胞
（血管内皮
細胞など）

免疫複合体が
付近の自己の細胞に付着

組織傷害

Ⅳ型アレルギー（遅延型アレルギー）

抗原（金属や薬品など）

自己の
タンパク質
と結合

抗原の付着した自己の細胞

細胞傷害

攻撃

マクロファージ

活性化

Th1 ── ヘルパー
T細胞

CTL ── キラー
T細胞

IFN-γ

CD8⁺
T細胞

分化

Ⅴ型アレルギー（抗受容体型アレルギー）

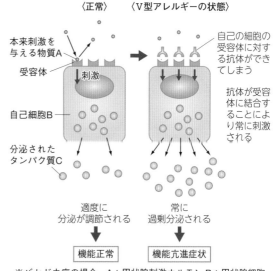

〈正常〉　　〈Ⅴ型アレルギーの状態〉

本来刺激を
与える物質A

自己の細胞の
受容体に対す
る抗体ができ
てしまう

受容体

刺激

自己細胞B

抗体が受容
体に結合する
ことにより常に刺激
される

分泌された
タンパク質C

適度に
分泌が調節される

常に
過剰分泌される

機能正常

機能亢進症状

※バセドウ病の場合　A：甲状腺刺激ホルモン B：甲状腺細胞
　　　　　　　　　　C：甲状腺ホルモン

第2章 細菌の性質と生きるための戦略

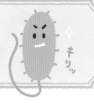

キリッ

　細菌にはいろいろな形がある．しかし基本的なつくりはどれも同じで，細胞壁，細胞膜，細胞質，染色体（核様体）からできており，外側を被う硬い細胞壁がそれぞれの菌の形を保っている．人間は，個性に富む細菌たちを顕微鏡で観察し区別するために，人間によって**染色液で染め分けられる**．代表的な染め分け方法に，グラム染色，抗酸性染色，芽胞染色がある．細菌の**子孫の増やしかた**は，親の個体が単純に2つに分かれる「二分裂」による．細菌の増殖に適した環境はそれぞれの菌種によって少しずつ異なる．酸素，塩分，温度，pHなどに対する好みがはっきりしており，**住む場所へのこだわりは強い**．また，**欲しいものがあれば走って行って手に入れる**「走化性」という性質があり，鞭毛を使って必要な物質の濃度が高い方に向かって泳いで行って物質を菌体内に取り込む．**生きていくためのエネルギーは自らつくり出す**．病原細菌には光エネルギーを利用できるもの（光合成細菌）はなく，すべて有機化合物を分解（酸化）してエネルギーを取り出す．これを異化という．

　体内に侵入後，細菌にとって常に快適な環境であるとは限らない．いつでも襲いかかってくる宿主の**防衛軍**（生体防御システム）**からの護身術**は必要不可欠である．そのほか，高温，高浸透圧，pH，活性酸素，DNA損傷，飢餓などさまざまなストレスが細菌に襲いかかる．これに対して「ストレス応答」という，**住みづらいなかでの細菌流ストレス克服術**で乗り切る．ときには「バイオフィルム」をつくり，**大勢で身を寄せ合って生き延びる**．また，環境条件の変化を即座に検知して適切な応答へとつなげるのに「二成分制御系」が備わっており，**まわりをみながら身の振り方を考える**．細菌にとっても**仲間とのコミュニケーションは大切**であり，感染局所で同じ菌種が一定数以上に増えたことを認知すると一気に病原因子の合成がはじまる．これには「クオラムセンシング」というしくみを用いている．病原因子は多種多様であるが，なかでも「細菌毒素」は**細菌が使用する秘密兵器**である．

　人間が感染症との戦いの歴史のなかで**手に入れた強力な武器**といえば，抗菌薬とワクチンである．しかし，これを手に入れたことで戦いが終わったわけではなかった．まもなく**人間の抗菌薬攻撃に対する細菌の応戦**がはじまり，次々に出現する薬剤耐性菌が人間を苦しめている．また，高齢者，がん患者，エイズ患者の増加にともない，感染に対する抵抗力の低下した人も増えており，ふつうは病気を起こさない菌が**守備が手薄になったところを攻め込む**「日和見感染症」，**病院内でずっと隙をうかがっている**「医療関連感染」が問題になっている．

　この章の後半では，話題の細菌，食中毒を起こす菌，性感染症を起こす菌，海外で流行っている感染症や患者数が激減した感染症の原因菌，少し変わり者の菌（結核菌，マイコプラズマ，リケッチア，クラミジア）にスポットを当てて紹介する．

▶は発展学習を表しています．

2-1
細菌にはいろいろな形がある
細菌の形態と構造

細菌は3つの形に分けられる

- 細菌の形は，球菌，桿菌，らせん菌に分けることができる．
- 球状の菌を**球菌**という．完全な球形のものばかりではなく，そら豆形，ラグビーボール形などのものもある．球菌は，1個だけで存在することは少なく，お互いの配列のしかたによって「ブドウ状球菌」「連鎖状球菌」「双球菌」「四連球菌」などのようによぶ．
- 棒状の菌を**桿菌**という．
  長さが非常に短いものは「球桿菌」，連鎖しているものを「連鎖（状）桿菌」とよぶこともある．
- らせん状の菌を**らせん菌**という．らせんの巻き数にはいろいろあり，少ないものはコンマ形，カモメ形にみえ，多いものは波形に，さらに密になるとコルク栓抜き形にみえる．

細菌のつくりはこうなっている

- 細菌の基本的なつくりは，細胞壁，細胞膜，細胞質，染色体（核様体）からなる．
- 細菌の外側は**ペプチドグリカン**（2-2参照）という成分を含む硬い**細胞壁**におおわれ，これが菌の形を保っている．
- 細菌壁の内側は薄くて軟らかい**細胞膜**がある．脂質とタンパク質によってできている二重膜で，物質の出し入れ，エネルギー産生などの機能がある．
- 細菌の遺伝子が組み込まれた染色体の二本鎖DNA分子は，ちょうど輪ゴムのように環状構造になっている．**細菌には核膜がなく**，染色体DNAは細胞質内にかなり広がって存在している．そのため**核様体**とよばれることもある．
- 多くの細菌では，染色体以外に小さな環状のDNA分子をもっている．これを**プラスミド**という．プラスミドは菌の生存には必要ないが，菌の性質を決定する遺伝子が存在しており，子孫に受け継がれていく．
- 細胞質内にはタンパク質合成を行う**リボソーム**の粒子が均質に存在している．
- 菌によっては，莢膜，鞭毛，線毛，芽胞をもつものがある．
- **莢膜**は，細胞壁の外側を包んでいる膜で，食細胞によって貪食されるのを阻止する．
- **鞭毛**は，菌体のまわりに1本から数十本出ており，その数と位置は菌の種類によってきまっている．鞭毛の根元にはモーターがあり，細胞膜に固定されている．これを回転させることにより推進力を得る．
- 線毛には，定着線毛と接合線毛とがある．
  定着線毛とは，宿主の組織表面にしっかりとくっつくためのもので，感染するのに必要である．
  接合線毛とは，細菌同士の架け橋のようなもので，遺伝子の受け渡しを行う機能がある．
- 環境が悪化すると，抵抗力のある**芽胞**という構造物を菌体内につくり，このなかでじっと耐えて生き延びようとするものがある．芽胞の外側は厚い殻でできていて，**100℃の煮沸，乾燥，消毒薬に対しても抵抗する**．芽胞は代謝もしないし，増殖もしない．再び菌にとって環境がよくなると，芽胞から発芽して増殖しはじめる．

2-1

細菌の3つの形

球　菌			桿　菌		らせん菌	
球形	そら豆形	ラグビーボール形	桿菌	球桿菌	コンマ形	カモメ形
ブドウ状球菌	連鎖状球菌		棍棒状		波形	
双球菌		四連球菌	連鎖(状)桿菌		コルク栓抜き形	

細菌のつくり　(細菌の断面図)

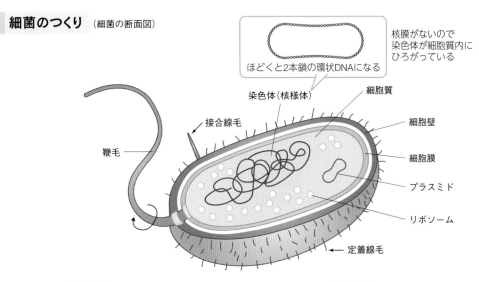

ほどくと2本鎖の環状DNAになる

核膜がないので
染色体が細胞質内に
ひろがっている

染色体(核様体)
細胞質
細胞壁
細胞膜
プラスミド
リボソーム
接合線毛
鞭毛
定着線毛

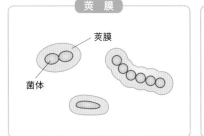

英　膜

英膜
菌体

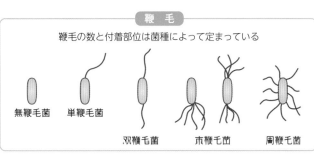

鞭　毛

鞭毛の数と付着部位は菌種によって定まっている

無鞭毛菌　単鞭毛菌　双鞭毛菌　束鞭毛菌　周鞭毛菌

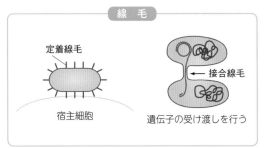

線　毛

定着線毛
接合線毛
宿主細胞
遺伝子の受け渡しを行う

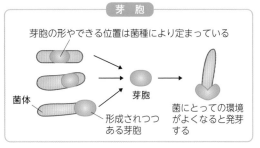

芽　胞

芽胞の形やできる位置は菌種により定まっている

菌体
形成されつつある芽胞
芽胞
菌にとっての環境がよくなると発芽する

染色液で染め分けられる
グラム染色，抗酸性染色，芽胞染色

「グラム染色」で細菌を青と赤に染め分ける

- 細菌はほとんど色が付いていないため，普通の顕微鏡ではみえにくい．
- デンマークの学者**ハンス・グラム**（Hans C. J. Gram）によって**菌を染め分ける方法（グラム染色法）**が発明された．
- グラム染色によって細菌は大きく2種類に分類される．

  青色に染まる細菌……**グラム陽性菌**

  赤色に染まる細菌……**グラム陰性菌**

- 両者では**細胞壁構造が大きく異なっている**．そのために，青色の染色液がアルコール脱色によって残るかどうかの違いが生じる（残るほうがグラム陽性菌）．
- 両者は生物学的にも大きく異なっている（**1-1**の生物進化系統樹 参照）ため，**グラム染色は細菌を分類する上で重要な手法**になっている．

「抗酸性染色」で抗酸菌を赤く染める

- 結核菌の仲間は，菌のまわりが**厚い脂質**でおおわれている（**2-26**参照）．
- そのため，ほかの菌と違ってなかなか染色液で染まりにくいが，**熱を加えながら染色すると染める**ことができる．そして，いったん染まると強力な脱水液（酸を含むアルコール水溶液）でも脱色されにくい．この性質を**抗酸性**といい，抗酸性を示す菌を**抗酸菌**とよぶ．
- この性質を利用して，**抗酸性染色**をすると大きく2種類に分類される．

  赤色に染まる菌……**抗酸菌**

  青色に染まる菌……**抗酸菌以外の菌**（ヒトの細胞も青色に染まる）

- 結核患者の痰を抗酸性染色すると，青く染まった患者の細胞のなかに赤い糸状の結核菌が染まってみえる．

「芽胞染色」で菌のなかにある芽胞を緑色に染める

- **2-1**で述べたように，細菌のなかには**環境が悪化すると耐久型の芽胞をつくる菌**が存在する．
- 病原細菌のうち芽胞をつくる菌は，バシラス属（炭疽菌など），クロストリジウム属（破傷風菌，ボツリヌス菌など），クロストリディオイデス・ディフィシルである．
- 芽胞は染色液で染まりにくいが，**熱を加えながら染色すると染める**ことができる．そして，いったん染まると脱色されにくい．この性質を利用して，芽胞染色すると，

  緑色に染まる部分……**芽胞**

  赤色に染まる部分……**芽胞以外の菌体**

というように芽胞をくっきり染め分けることができる．

第2章　細菌の性質と生きるための戦略

グラム染色

陽性の菌　　陰性の菌

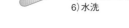

1）Hucker液（青色）で染色
2）ルゴール液を添加

3）アルコールで脱色

4）水洗
5）サフラニン液（赤色）で染色
6）水洗

芽胞染色

芽胞（＋）の菌　芽胞（－）の菌

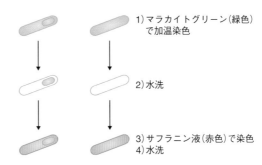

1）マラカイトグリーン（緑色）
　で加温染色

2）水洗

3）サフラニン液（赤色）で染色
4）水洗

抗酸性染色（Ziehl-Neelsen法）

陽性の菌　　陰性の菌

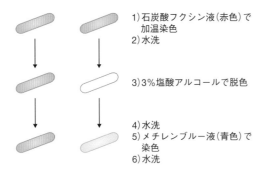

1）石炭酸フクシン液（赤色）で
　加温染色
2）水洗

3）3％塩酸アルコールで脱色

4）水洗
5）メチレンブルー液（青色）で
　染色
6）水洗

※いずれの染色方法も初めに菌をスライ
ドグラスに塗抹し，乾燥させたの
ち，火炎のなかを通して固定する

グラム陽性菌と陰性菌の細胞壁構造の違い

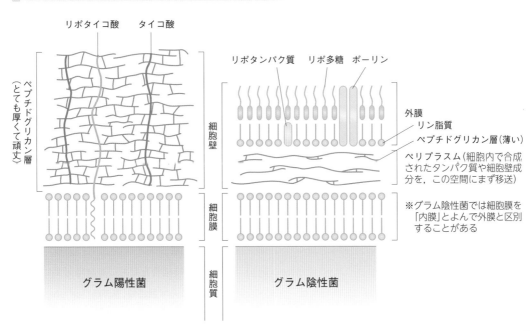

※グラム陰性菌では細胞膜を
「内膜」とよんで外膜と区別
することがある

2-3
子孫の増やしかた
細菌の分裂と増殖

細菌の分裂

- ヒトなどの動物は子孫を増やすとき，オス親とメス親のそれぞれから減数分裂によって生じた生殖細胞（卵子と精子）同士が合体（受精）し，この両方の親の遺伝情報を受けついだ細胞から新しい個体が誕生する．これに対して，細菌は子孫を増やすとき，**親の個体が単純に2つに分かれる「二分裂」**により，新しい個体が誕生する．その過程は次の通りである．

- まず，菌体が2つに分かれる前に，遺伝情報がのっている染色体DNAのコピーをつくる（複製）．これを分裂する2つの菌の間で等しく分け合う．

- 次に，FtsZというタンパク質が，菌体の真ん中付近にリング状に集合し，このリング（Zリング）を絞り込むようにして菌体にくびれを生じさせ，真ん中で隔壁をつくる．そして菌体は2つに分裂する．

- このような二分裂をくり返すことによって，細菌は子孫を増やす．**1つの親菌から生まれた子孫は，全く同じ遺伝情報をもつ個体ばかりである**．これらを**クローン**という．

細菌の増殖

- 細菌は自然界やヒトの体内などで適当な栄養と環境の条件がそろうと二分裂しはじめ，子孫を増やしていく．これを**増殖**という．

- 細菌に対して，人工的にこのような条件を与えても細菌を増殖させることができる．これを**培養**という．

- 細菌の培養に用いる栄養分を含んだ液体を**液体培地**といい，これに寒天を加えて固めたものを**固形培地**という．

- 細菌が二分裂するのにかかる時間は，最適の培養条件下では30分ほどである．したがって，1個の親菌は，1時間後には4個，2時間後には16個，3時間後には64個，4時間後には256個，…と増えていき，20時間弱で約1億個に達する．寒天培地上にのった1個の細菌は目にはみえないが，これが分裂をくり返し，約1億個ぐらいまで増えると，肉眼でも菌の集団がみえるようになる．これを**コロニー**という．

- 細菌の染色体DNAの複製には約40分かかる．しかし，細菌は30分ほどで二分裂する（最も条件が良ければ10分かからないこともある）．したがって，DNAの複製が完了しないうちに分裂を迎えることになってしまわないように，**DNA複製が全部完了しないうちに，次のDNA複製がすでに開始される**．このことはヒトなどの動物細胞にはみられない細菌細胞の特徴である．

- 細菌を適当な液体培地に接種して培養すると，細菌は対数的に増殖し（**対数増殖期** logarithmic〔log〕phase〔**指数増殖期** exponential phase ともいう〕），ある程度まで増殖すると増殖が止まる（**静止期** stationary phase）．放置しておくとだんだんと菌が死滅する**衰退期** phase of decline に入る．
対数的に増殖している菌を新しい液体培地に接種した場合は，接種後ただちに対数増殖期に入る．ところが静止期の菌を接種した場合には，ただちに増殖ははじまらず**誘導期（遅滞期）** lag phase とよばれる時期ののちに増殖しはじめ，対数増殖期に入る．

細菌の分裂

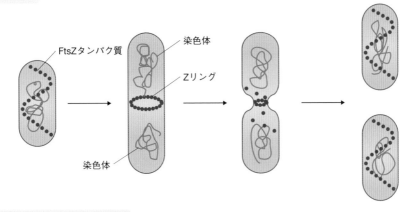

固形培地上のコロニー形成

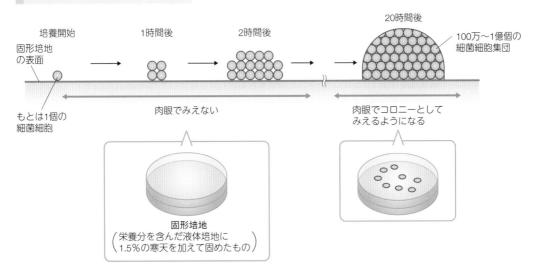

液体培地中の細菌の増殖

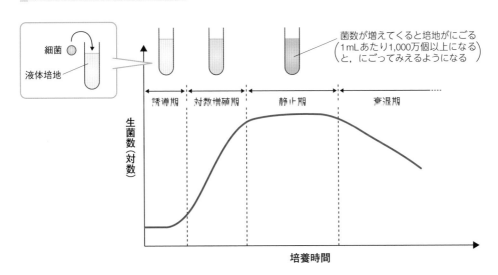

2-4
住む場所へのこだわりは強い
細菌の増殖に適した環境

酸素の好き嫌い

- **好気性菌**：増殖にO_2を要求する菌（例：結核菌，百日咳菌，野兎病菌，バシラス属など）．
- **通性菌**：O_2があってもなくても増殖するが，あればこれを利用して増殖が良好となる菌（例：黄色ブドウ球菌，腸内細菌科細菌など，多くの病原細菌がこれに属する）．
- **嫌気性菌**：O_2がない状態で増殖する菌．O_2があると増殖できず，**死滅する**（例：クロストリジウム属，バクテロイデス属など）．

塩分の好き嫌い

- **塩感受性菌**：高塩濃度（NaCl 4％以上）中では増殖しにくい菌．多くの菌がこれに属し，昔から伝わる食品を**塩漬けにして長期保存する知恵**は，この性質を利用したものである．
- **耐塩性菌**：高塩濃度（NaCl 7.5％以上）中でも増殖できる菌（例：黄色ブドウ球菌）．
- **好塩菌**：増殖にNaCl（3.5〜20％）が必要である菌．海水に生息している菌の多くがこれに属する（例：腸炎ビブリオ）．

温度の好み

- 細菌の増殖に最も適した温度を至適温度という．
- **低温細菌**：10〜20℃が至適温度の菌．水中菌などに多い．
- **中温細菌**：動物の体温付近の37℃前後が至適温度である菌．病原細菌などが属する．
- **高温細菌**：50〜60℃が至適温度の菌．土壌や温泉に住む菌などに多い．古細菌のなかには，海底の熱水噴出孔などに生息する**超高温菌（至適温度が80℃前後）**も存在し，100℃以上でも生育できる菌も見つかっている．

酸性・アルカリ性（pH）の好み

- 多くの菌はpH5〜8であれば増殖可能．**病原細菌の至適pHは，動物生体内に近い7.2〜7.6である**．
- ビブリオ属（コレラ菌など）のように**アルカリを好む菌**，乳酸桿菌のように**酸性を好む菌**も存在する．

二酸化炭素の好み

- 細菌の増殖にはわずかなCO_2は必要だが，とくに加えなくても自分がつくったCO_2だけでまかなえる．
- **10％前後のCO_2があるほうが増殖が早くなる**菌がある（例：淋菌，レンサ球菌，ジフテリア菌）．

動物細胞のなかが好き（細胞内寄生菌）

- 結核菌，レジオネラ，リステリア，サルモネラ，リケッチア，クラミジアは，**動物細胞のなかで増殖**する．

● 酸素の好き嫌い

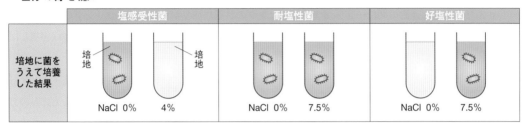

	好気性菌		通性菌		嫌気性菌	
培地に菌をうえて培養した結果	培地	培地				
	$O_2(+)$	$O_2(-)$	$O_2(+)$	$O_2(-)$	$O_2(+)$	$O_2(-)$

● 塩分の好き嫌い

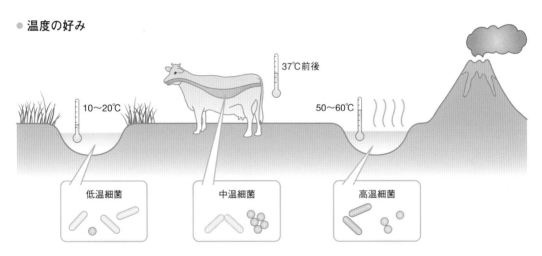

	塩感受性菌		耐塩性菌		好塩性菌	
培地に菌をうえて培養した結果	培地	培地				
	NaCl 0%	4%	NaCl 0%	7.5%	NaCl 0%	7.5%

● 温度の好み

37℃前後

10～20℃

50～60℃

低温細菌　　　　中温細菌　　　　高温細菌

● 酸性・アルカリ性の好み

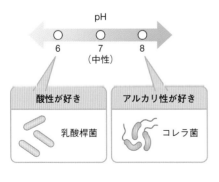

pH

6　7　8
　(中性)

酸性が好き	アルカリ性が好き
乳酸桿菌	コレラ菌

● 二酸化炭素の好み

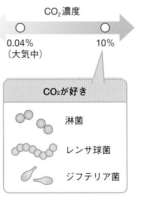

CO₂濃度

0.04%　　10%
(大気中)

CO₂が好き

淋菌

レンサ球菌

ジフテリア菌

● 細胞内寄生性

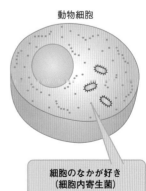

動物細胞

細胞のなかが好き
（細胞内寄生菌）

結核菌，レジオネラ，
リステリア，サルモネラ，
リケッチア，クラミジア

▶2-5 発展学習
欲しいものがあれば走って行って手に入れる
細菌の走化性，物質の取り込み

細菌の走化性

- 細菌は移動するのに鞭毛を使うが，鞭毛回転の向きを切り替えることで，**直進運動とタンブリング**（1ヵ所でうろうろする）の2つのパターンをとることができる．

- ふだんは直進運動の間に一定頻度でタンブリングの状態に切りかわる．タンブリングのあと直進を再開するときの方向は完全にランダムである．このように細菌は，**直進とタンブリングのくり返し**によって，気ままに移動しつづけている．

- 栄養素や酸素などは細菌が好んで集まってくる**誘引物質**である．一方，ある種の重金属イオンなどは細菌が嫌って遠ざかっていく**忌避物質**である．細菌はこれらの物質が自分の周囲にあると好みの方向にむかって積極的に移動していくことができる．これを**走化性**という．

- 細菌の細胞表面には，誘引物質，忌避物質を感知するための**化学受容器** methyl-accepting chemotaxis protein（MCP）がある．誘引物質の濃度が高い方（または忌避物質の濃度が低い方）に向かって泳いでいるときには，タンブリングシグナルが減り，直進する時間が長くなる．一方，誘引物質の濃度が低い方（または忌避物質の濃度が高い方）に向かって泳いでいるときには，タンブリングシグナルの頻度が増える．このようにして，不利な方向へ移動するのを抑制し，有利な方へ向かうために，**巧妙に方向変換のチャンスを増やしている**．これが細菌の**走化性のしくみ**である．

物質の取り込み

- 細菌は，増殖する際には細胞外より必要な栄養素を細胞壁と細胞膜を透過させて取り入れる必要がある．そのような栄養素のほとんどは水溶性である．

- 小さな分子であれば，**単純拡散**によりペプチドグリカン層を通過することができる．しかし，環境中にある多くの栄養素はごく低濃度しか存在しないので，多くの物質を取り込むのに単純拡散は効率が悪い．そのうえ，細胞膜は，水溶性物質の透過性がきわめて低い．また，極性をもつ分子，電荷をもつ分子（イオン），大型分子はほとんど通過できない．

- そこで，細胞内へ物質を積極的に取り込むのに**膜輸送タンパク質**を介する手段（**担体輸送**）を用いる．膜輸送タンパク質には，**チャネルと輸送体**の2種類ある．担体輸送には次の2つの手段がある．
  1) **促進拡散（受動輸送）**：細菌の内外の濃度が高い方から低い方へ，**濃度勾配にしたがって**輸送される．
  2) **能動輸送**：細菌の内側の濃度が高いにもかかわらず，**濃度勾配に逆らって**輸送する．これには**エネルギーが必要ではある**が，栄養が限られている場合にでも効率的に細菌細胞内の物質の濃度を高め，増殖が可能となる．能動輸送には2種類あり，エネルギー源としてATPを利用する**一次性能動輸送**と，イオン濃度勾配のエネルギーを利用して別の物質をとりこむ**二次性能動輸送**とがある．能動輸送を行う輸送体には，3種類ある．1つの分子を単独で輸送する**単輸送体**，2つの異なる分子を同時に同方向に輸送する**共輸送体**，2つの異なる分子を別々の方向に輸送する**対向輸送体**である．

細菌の直進運動とタンブリング

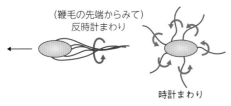

（鞭毛の先端からみて）
反時計まわり

時計まわり

| 直　進 | ⟺ | タンブリング |

（1ヵ所でうろうろする）

鞭毛回転の向きを切り替えることで
2つのパターンをとることができる

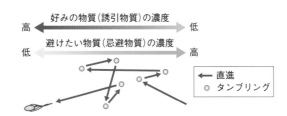

好みの物質（誘引物質）の濃度　高→低

避けたい物質（忌避物質）の濃度　低→高

← 直進
○ タンブリング

直進運動の間にタンブリングがはさまり，タンブリング後の直進方向はランダムである．不利な方向に向かっているときはタンブリングの頻度が増えるので，結果的に有利なほうへ向かう

細菌走化性のメカニズム

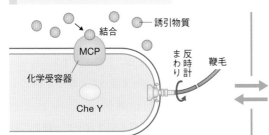

誘引物質

結合

MCP

化学受容器

Che Y

ま反
わ時
り計

鞭毛

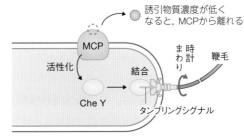

誘引物質濃度が低くなると，MCPから離れる

MCP

活性化

結合

Che Y

ま時
わ計
り

鞭毛

タンブリングシグナル

細菌の細胞膜にある化学受容器（MCP）に誘引物質が結合しなくなったり，忌避物質が結合したりすると，Che Yという伝達物質が活性化して鞭毛基部のモーターに回転方向を変える指令（タンブリングシグナル）を与える．これによって鞭毛の回転は反時計まわりから時計まわりに変わる

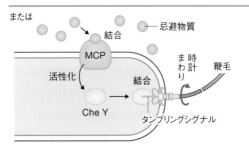

または

忌避物質

結合

MCP

活性化

結合

Che Y

ま時
わ計
り

鞭毛

タンブリングシグナル

細菌に必要な物質の細胞質内への取り込み方

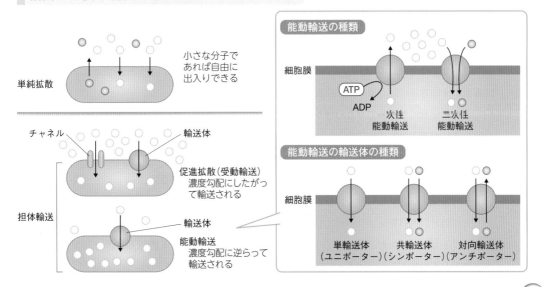

単純拡散

小さな分子であれば自由に出入りできる

チャネル　輸送体

促進拡散（受動輸送）
濃度勾配にしたがって輸送される

担体輸送

輸送体

能動輸送
濃度勾配に逆らって輸送される

能動輸送の種類

細胞膜

ATP
ADP

一次性
能動輸送

二次性
能動輸送

能動輸送の輸送体の種類

細胞膜

単輸送体
（ユニポーター）

共輸送体
（シンポーター）

対向輸送体
（アンチポーター）

生きていくためのエネルギーは自らつくり出す
細菌の代謝

細菌の「異化」の特徴

- 細菌は，増殖，運動，物質のとりこみ，自分に必要な物質の合成（同化という）などを行う際にエネルギーが必要である．クラミジア（2-29参照）など一部の例外を除き，ほとんどの細菌は，このエネルギーを化学合成または光合成によって自分自身でつくり出している．

- **病原細菌はすべて，**有機化合物からエネルギーを得る**化学合成細菌である**（以下，病原細菌のみについて述べる）．

- ブドウ糖（グルコース）などの有機化合物を分解（酸化）してエネルギーをつくり出すことを**異化**という．

- 異化によって取り出したエネルギーは，必要なときにいつでも利用できるように貯めておく．その方法はADPという物質にリン酸基を1つくっつけて**ATP**という物質に変換することによってエネルギーがチャージされる．逆に，ATPからADPに戻すとチャージしたエネルギーを使うことができる．

- 細菌の異化経路には，① **呼吸（好気的呼吸，嫌気的呼吸），**② **発酵**の2種類がある．

- 呼吸も発酵も，異化の反応で発生するH$^+$（もしくは電子）をNAD$^+$やFADという分子が一時的に授かって，それぞれNADH，FADH$_2$となって運搬する（電子供与体という）．しかし最後に引きとってもらう相手（終末電子受容体）がそれぞれ異なっている．すなわち，**好気的呼吸では酸素に，嫌気的呼吸では無機物に，発酵では有機物に，水素（もしくは電子）を引き渡す．**したがって**好気的呼吸は酸素を必要とするが，嫌気的呼吸と発酵は酸素を必要としない．**

- 「呼吸」の最終段階で大量のエネルギーをつくり出す**呼吸鎖**は，高等生物ではミトコンドリア内膜に存在するが，**細菌では細胞膜に存在する．**

- **菌種によって備わっている異化の様式はさまざまである．**この多様性は各菌の酸素に対する態度の違い（すなわち，好気性菌か，通性菌か，嫌気性菌か）と密接な関係がある．

- 細菌だけにあってヒトなどの高等生物にはない，特有の異化経路も存在する．

エネルギーがチャージされた「ATP」をつくるには2つの方法がある

- 上で述べたように，ATPはADPにリン酸基を1つ結合させる（リン酸化という）ことによってつくられるが，その方法には，次の2通りある．

   1) **異化の過程でできる分子からリン酸基をもらう方法**

   異化の途中で生じるCoAまたはリン酸化合物などの分子は高いエネルギーをもっており，このような分子がエネルギーを使いながら自分のもつリン酸基をADPに与えることによってATPができる．

   2) **呼吸鎖のATPシンターゼからエネルギーをもらってリン酸化する方法**

   呼吸鎖の存在する細胞膜では外側にH$^+$がくみ出されることによって濃度差ができ，その結果外側のH$^+$がATPシンターゼという膜タンパク質を通って内側に戻ってこようとする．ATPシンターゼはイオンが通ると水力発電のタービンのようにくるくる回転し，エネルギーがつくられる．このエネルギーによってADPがリン酸化され，大量のATPが合成される．

細菌の異化経路の概略 （実際には，それぞれの菌は下図のうちの一部の経路をもっている）

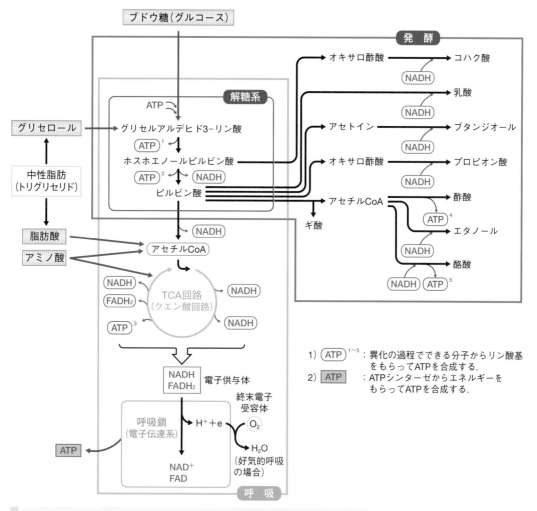

1) $(ATP)^{1～5}$：異化の過程でできる分子からリン酸基をもらってATPを合成する．
2) ATP ：ATPシンターゼからエネルギーをもらってATPを合成する．

「ADP」にエネルギーをチャージして「ATP」に変換する方法

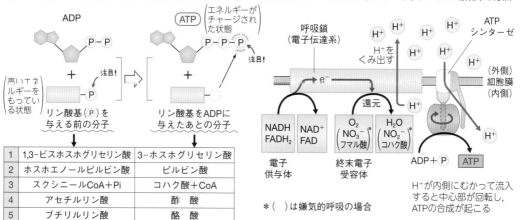

1) 異化の過程でできる分子からリン酸基をもらう方法

2) ATPシンターゼからエネルギーをもらってリン酸化する方法

	リン酸基（P）を与える前の分子	リン酸基をADPに与えたあとの分子
1	1,3-ビスホスホグリセリン酸	3-ホスホグリセリン酸
2	ホスホエノールピルビン酸	ピルビン酸
3	スクシニールCoA＋Pi	コハク酸＋CoA
4	アセチルリン酸	酢　酸
5	ブチリルリン酸	酪　酸

1～5はそれぞれ上段図の $(ATP)^{1～5}$ の反応に関与する分子の名前．

＊（　）は嫌気的呼吸の場合

H⁺が内側にむかって流入すると中心部が回転し，ATPの合成が起こる

防衛軍からの護身術
免疫システムからの細菌の回避手段

次々と襲いかかってくる防衛軍を突破する

- 感染・感染症の発生は**病原体毒力（ビルレンス）**と**生体防御能（免疫力）のせめぎあいで決まる**（2-15参照）.
- 細菌が宿主生体内で増殖するには，免疫システム（1-6〜9参照）から回避しなければならない．そのために，次々に襲いかかってくる補体[※]，リゾチーム，食細胞，抗体による攻撃を突破していく必要がある.

  ※補体とは血液中に存在して免疫反応を手助けするタンパク質の一群．病原体の細胞膜に穴をあけて壊したり，食細胞を呼び寄せたり，抗体と組んで病原体が食細胞に食べられやすくしたりする.

補体，リゾチーム攻略法

- **着ぐるみ（莢膜）をまとって身を隠す**：肺炎球菌，化膿レンサ球菌，インフルエンザ菌，肺炎桿菌など，病原性の高い多くの細菌は，多糖体などでできた厚い**莢膜**で菌体表面を被っている．莢膜は，補体の作用を抑制したり，リゾチームの殺菌活性を阻害する.
- **補体を破壊する**：化膿レンサ球菌は，**C5aペプチダーゼ**を産生することにより，補体の重要な成分の一つC5aを分解して補体の作用を妨害する.

食細胞攻略法

- **白血球を破壊する**：黄色ブドウ球菌や緑膿菌は，白血球膜を傷害する**ロイコシジン**という毒素を産生し，白血球を殺す.
- **食べられないようにする**：前述の**莢膜**で表面を被うことにより，白血球の貪食から免れる．化膿レンサ球菌の莢膜の成分は，宿主生体内にあるのと全く同じヒアルロン酸でできており，異物と認識されない．また，**2-9**で述べる**バイオフィルム**形成も，食菌から逃れる有効な手段である.
- **食べられたあと消化されないようにする**：レジオネラ，サルモネラ，リステリアなどの**細胞内寄生菌**は，好中球やマクロファージに貪食されたあと，殺菌から逃れて細胞質内で増殖する能力をもっている.

抗体攻略法

- **抗体を破壊する**：淋菌，髄膜炎菌，肺炎球菌などは，分泌型IgA1という抗体を切断する**IgA1 プロテアーゼ**を産生する.
- **変装して抗体の目をごまかす**：回帰熱ボレリアなどは，**菌体表面の抗原性を変化させて抗体が結合する**のを阻止する.

2-7

1) 補体，リゾチームに対抗するために

① 莢膜をまとう

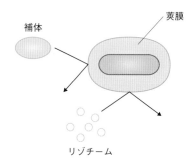

補体

莢膜

リゾチーム

② 補体を分解する

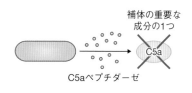

補体の重要な
成分の1つ

C5a

C5aペプチダーゼ

2) 食細胞に対抗するために

① 白血球を破壊する

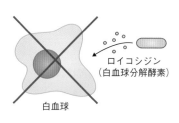

ロイコシジン
（白血球分解酵素）

白血球

② 食べられないようにする

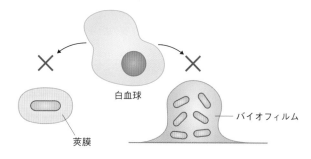

白血球

莢膜

バイオフィルム

③ 食べられたあと消化されないようにする

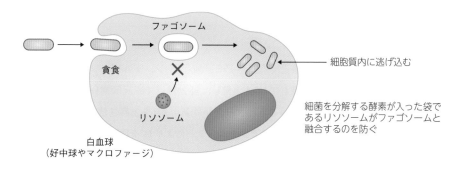

ファゴソーム

貪食

リソソーム

白血球
（好中球やマクロファージ）

細胞質内に逃げ込む

細菌を分解する酵素が入った袋で
あるリソソームがファゴソームと
融合するのを防ぐ

3) 抗体に対抗するために

① 抗体を分解する

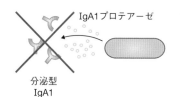

IgA1プロテアーゼ

分泌型
IgA1

② 抗原性を変化させる

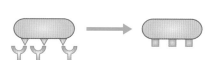

抗原性を変化させると
抗体が結合できなくなる

住みづらいなかでの 細菌流ストレス克服術
環境に対するストレス応答

細菌にとってのストレスとは？

- 生物には環境ストレスに対応する機能が備わっていて，これを**ストレス応答**という．
- 細菌にとってのおもなストレスは，**高温，高浸透圧，低pH（酸性）・高pH（アルカリ性），活性酸素（酸化），DNA損傷，栄養の不足（飢餓）**などである．

高温ストレスの克服術

- 細胞を保護するために**熱ショックタンパク質（HSP）**がつくられる．
- HSPの機能には，タンパク質の立体構造をつくるための折りたたみを助ける**分子シャペロンとしての作用**と，タンパク質を加水分解する**プロテアーゼの作用**が知られている．つまり，熱変性で折りたたみの異常をきたしたタンパク質の折りたたみをやり直し，修復不可能であれば分解を促進する．

高浸透圧ストレスの克服術

- 細菌は，ふだんより細胞質の浸透圧が高く，水を吸い込んで膨張しており，細菌内部は数気圧〜数十気圧に保たれている．この状態は，細菌が正常な生理的機能を維持するのに必要である．
- 塩や糖の濃度が高い環境では，細胞質の水分が奪われて濃縮してしまい，代謝障害をきたす．それに抵抗するために菌は**特定の溶質**（例：グルタミン酸，トレハロース，プロリン，ベタイン，エクトイン）**を合成したり取り込んだり**して，その濃度を高めて細胞質の浸透圧を高く維持しようとする．

pHストレスの克服術

- 低pH（酸性）環境では，能動輸送で塩基性アミノ酸（リシン，アルギニン，オルニチンなど）を取り込み，脱炭酸酵素の働きを促進して**H^+を消費**し，能動輸送で脱炭酸物（それぞれカダベリン，アグマチン，プトレシン）の排出を行うことにより，細胞質のpHを上昇させる．
- 高pH（アルカリ性）環境ではNa^+/H^+アンチポーターにより**H^+を積極的に取り込んでpH上昇を防ぐ**．

酸化ストレスの克服術

- 活性酸素による酸化ストレスによって，オペロン群（レギュロン）が活性化される．
- スーパーオキシド（$\cdot O_2^-$）によって，消去酵素（スーパーオキシドジスムターゼなど）の遺伝子発現が誘導される（**SoxRSレギュロン**）．また，過酸化水素（H_2O_2）によって，H_2O_2を消去する酵素（カタラーゼなど）の発現が誘導される（**OxyRレギュロン**）．

DNA損傷ストレスの克服術

- 損傷DNAの修復と組換えに関与するタンパク質，修復するまでの時間を稼ぐため細胞分裂を抑えるタンパク質などが誘導される．これらのタンパク質の発現が誘導される現象を**SOS応答**という．

高温ストレス克服術

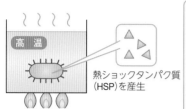

熱ショックタンパク質
（HSP）を産生

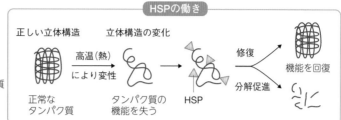

HSPの働き

正しい立体構造　　立体構造の変化

高温（熱）により変性

正常な
タンパク質

タンパク質の
機能を失う

HSP

修復

分解促進

機能を回復

高浸透圧ストレス克服術

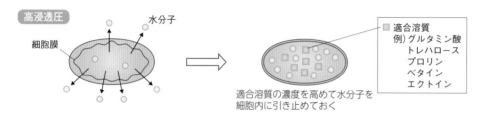

高浸透圧

細胞膜

水分子

■ 適合溶質
例）グルタミン酸
　　トレハロース
　　プロリン
　　ベタイン
　　エクトイン

適合溶質の濃度を高めて水分子を
細胞内に引き止めておく

pHストレス克服術

低pH（酸性環境）

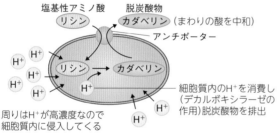

塩基性アミノ酸　脱炭酸物
リシン　　カダベリン（まわりの酸を中和）
　　　　　　アンチポーター
リシン　　カダベリン

細胞質内のH⁺を消費し
（デカルボキシラーゼの
作用）脱炭酸物を排出

周りはH⁺が高濃度なので
細胞質内に侵入してくる

高pH（アルカリ性環境）

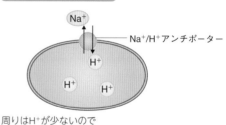

Na^+

Na^+/H^+アンチポーター

H^+

周りはH⁺が少ないので
積極的に細胞内に取り込む

酸化ストレス克服術

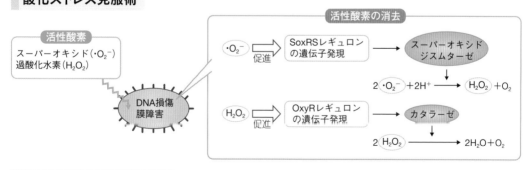

活性酸素

スーパーオキシド（$\cdot O_2^-$）
過酸化水素（H_2O_2）

DNA損傷
膜障害

活性酸素の消去

$\cdot O_2^-$　促進　SoxRSレギュロン
の遺伝子発現　→　スーパーオキシド
ジスムターゼ

$2 \cdot O_2^- + 2H^+ \longrightarrow H_2O_2 + O_2$

H_2O_2　促進　OxyRレギュロン
の遺伝子発現　→　カタラーゼ

$2 H_2O_2 \longrightarrow 2H_2O + O_2$

DNA損傷ストレス克服術

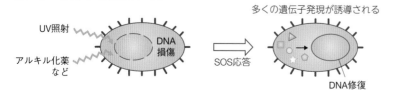

UV照射

アルキル化薬
など

DNA
損傷

SOS応答

多くの遺伝子発現が誘導される

DNA修復

2-9 大勢で身を寄せ合って生き延びろ！
バイオフィルムの形成

細菌の運命共同体，バイオフィルム

- 細菌は液体のなかを単独で泳ぎ回っている状態と，固形物の表面や水面に**多糖体の膜をつくってそのなかで集団で生活している状態**がある．後者の状態を**バイオフィルム**という．
- 細菌はバイオフィルムのなかに身を置くことにより，**環境ストレスから防御**し，自らの**生存や増殖に適した条件**をつくっている．
- バイオフィルムの内部は**水流を通す立体構造**になっていて，住んでいる細菌同士で栄養や菌体外分泌酵素などの物質のやりとりを行ったり，コミュニケーションをしたりしていると考えられている．
- バイオフィルムは菌数が増えるにつれて成長していき，やがては**崩壊して菌が放出**される．放出された菌は，泳いで新たな場所に定着し，そこで再びバイオフィルムをつくることもある．
- バイオフィルムは環境中の水場で形成されるほか，治療のために**体内に留置した中心静脈カテーテル**や**尿道カテーテル**の表面にも形成される．

バイオフィルムのここがスゴイ！

- **乾燥に強い**．たとえば，バイオフィルムを形成した緑膿菌は乾ききった洗面台でも生きている．
- **塩素などの消毒薬が中まで届かない**．バイオフィルムが水道管や浄化装置の内部に形成されると塩素消毒の効果が減退する．
- ヒトの体内でバイオフィルムをつくると，**抗菌薬が中まで届かず**，殺菌できない．
  体内に留置したカテーテルにバイオフィルムが形成されると，抗菌薬が効かなくなるうえ，細菌の供給源となり菌血症を引き起こすことがある．この場合には，カテーテルを抜去し交換しなければならない．
- ヒトの体内で食細胞が細菌を貪食できない．
- **接合の効率がよくなり**，細菌同士の間の遺伝子の受け渡しが起こりやすくなる．
- 菌が密集しているため**クオラムセンシング**（2-11参照）が起こり，病原因子の発現が増強される可能性もある．

第2章　細菌の性質と生きるための戦略

バイオフィルムの形成と変遷

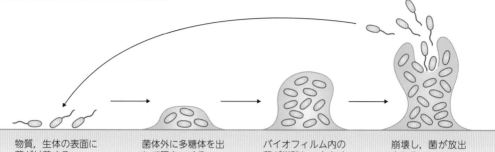

| 物質，生体の表面に菌が付着する | 菌体外に多糖体を出して膜をつくる | バイオフィルム内の菌が増殖し，大きくなっていく | 崩壊し，菌が放出される |

バイオフィルムの性質

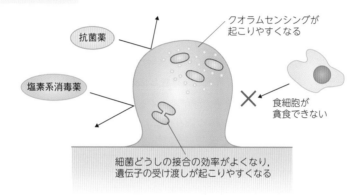

抗菌薬

塩素系消毒薬

クオラムセンシングが起こりやすくなる

食細胞が貪食できない

細菌どうしの接合の効率がよくなり，遺伝子の受け渡しが起こりやすくなる

バイオフィルムがよく形成される場所

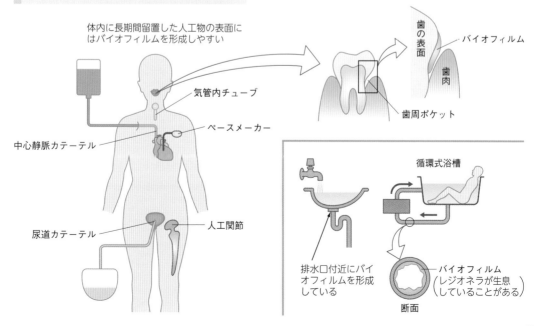

体内に長期間留置した人工物の表面にはバイオフィルムを形成しやすい

気管内チューブ

ペースメーカー

中心静脈カテーテル

尿道カテーテル

人工関節

歯の表面

バイオフィルム

歯肉

歯周ポケット

排水口付近にバイオフィルムを形成している

循環式浴槽

バイオフィルム（レジオネラが生息していることがある）

断面

▶2-10 発展学習
まわりをみながら身の振り方を考える
二成分制御系

環境の変化に適応する

- 病原細菌は，環境中と感染宿主の間を行ったり来たりするなど，外界の状態が大きく変化することが多い．
- したがって，周囲の環境の変化を検知（環境センシング）して，適切な応答へとつなげるしくみがよく発達している．

環境センシングと遺伝子発現調整のしくみ

- 細菌における**環境センシングとそれに基づく代謝の制御**（多くの場合，遺伝子の発現調節）のしくみとして最も重要なものが**二成分制御系**である．
- 二成分制御系は，**センサーキナーゼ，レスポンスレギュレーター**の2種類のタンパク質より構成される．
- センサーキナーゼは，細菌の細胞膜を貫通して存在している．細胞質外に出ているセンサーが**環境の状態を検知する**と，そのタンパク質分子の形が変化することによって細胞質側のドメインに伝えられる．すると，細胞質側ドメインがもつタンパク質キナーゼ（ヒスチジンキナーゼ）の活性が上昇し，ドメイン内の**ヒスチジン残基をリン酸化**する．
- このリン酸基は**レスポンスレギュレーターに移り**，リン酸化されたレギュレーターは，たとえばDNAの標的部位と結合して必要なタンパク質遺伝子の転写を促進するなどの機能を発揮する．
- 宿主の細胞の中で増殖するサルモネラ属菌を例にあげると，PhoQ（センサーキナーゼ）とPhoP（レスポンスレギュレーター）の2種類のタンパク質より二成分制御系が構成されている．

    PhoQが検知するのはCa^{2+}とMg^{2+}の濃度である．宿主の細胞外ではCa^{2+}とMg^{2+}は高濃度，宿主細胞内では低濃度である．つまり，**サルモネラ属菌はCa^{2+}とMg^{2+}の濃度を検知することで，自分がいま宿主細胞外にいるのか，細胞内にいるのかを知る**．2つのイオンが低濃度であれば（つまりPhoQに結合していたCa^{2+}とMg^{2+}は遊離），宿主細胞内にいると判断し，ヒスチジンキナーゼを活性化して，マクロファージの内部での生存・増殖に必要なタンパク質の合成をはじめる．

細菌の環境センシングと遺伝子発現 ─ サルモネラを例にとって

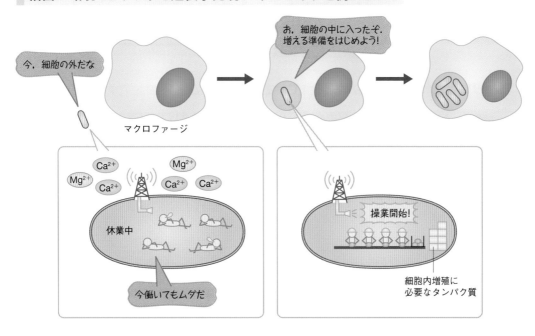

細菌の環境センシングのしくみ（二成分制御系）─ サルモネラを例にとって

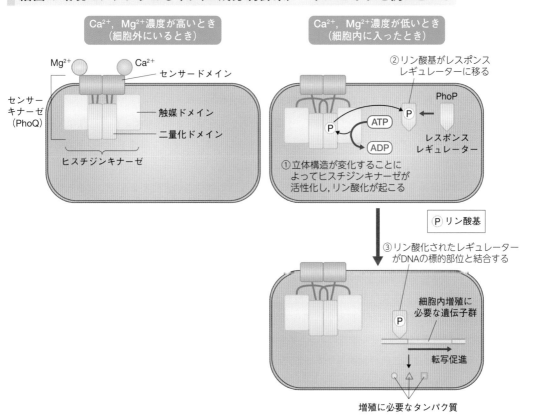

▶2-11 発展学習
仲間とのコミュニケーションは大切
クオラムセンシング

まわりにどのくらい仲間が集まっているか感知する

● 細菌は，周囲の同種の菌の菌数（密度）を感知しながら，ある程度以上になるまでは特定の遺伝子の発現を抑えておき，充分な密度に達するといっせいに遺伝子の発現を開始するようになる．これを**クオラムセンシング**という．「クオラム（quorum）」とは，会議などの定足数を意味する言葉である．

● **感染局所で菌がある程度の数に達した段階で主要病原因子の合成がはじまる**というのは，病原菌にとって合理的なしくみといえる．一人で無駄に戦わず，仲間が集結した段階で全員で一気に攻め込むのである．

クオラムセンシングのしくみ

● 菌は常にその種に固有の物質を合成し，それを**菌体外へ分泌**している．この物質を**オートインデューサー auto-inducer（AI）**という．

● **菌の集団の密度が低いとき**には，それぞれの菌から分泌されたAIが拡散してしまうため**周囲の濃度は上がらない**．ところが，菌の**密度が一定レベル（すなわち quorum）を超える**とその付近のAIの濃度が高まってきて，菌の細胞膜を通過するようになり，**菌体内に拡散してきて受容体（レセプター）と結合する**．AIが結合した受容体が標的とするオペロン（p.86，**コラム5**参照）のプロモーターに結合すると転写がはじまる．

● 菌の細胞膜を通過できないAIについては，膜表面にあるセンサーキナーゼがAIを検知して，そのシグナルがレスポンスレギュレーターをリン酸化することによって伝えられ，これがDNAの標的部位と結合して転写が促進される（二成分制御系，2-10参照）．

● 病原細菌のクオラムセンシングとして，緑膿菌が最もよく研究されている．菌の密度が上昇すると，エラスターゼ，アルカリプロテアーゼ，エキソトキシンA，トキシン輸送タンパク質などの病原因子の合成を誘導し，バイオフィルム形成を促進する．

● AIは数種類報告されている．最も代表的なものがグラム陰性菌の産生する***N*-アシルホモセリンラクトン（AHLs）（AI-1）**である．これには側鎖の異なるものがいくつかあり，炭素数が6以下のAI-1は濃度勾配による単純拡散で細胞外に分泌されるが，それより長い側鎖をもつものは能動輸送を用いている．

● グラム陰性菌のうち，大腸菌，サルモネラ属，ビブリオ属などでは，AHLs（AI-1）とは構造が異なる別のオートインデューサー（**AI-2**）が存在する．AI-2は二成分制御系によって検知される．AI-1とAI-2は相互に作用しながら転写を調節していると考えられている．

● グラム陽性菌には**ペプチド構造のオートインデューサー auto-inducing peptide（AIP）**が存在する．AIPのシグナル伝達も二成分制御系によって行われる．

クオラムセンシングとは？

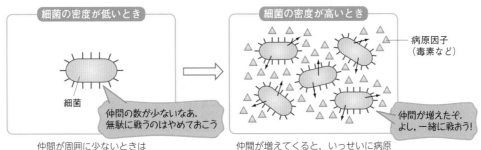

細菌の密度が低いとき	細菌の密度が高いとき

細菌

病原因子
（毒素など）

仲間の数が少ないなあ．
無駄に戦うのはやめておこう

仲間が増えたぞ．
よし，一緒に戦おう！

仲間が周囲に少ないときは
病原因子を産生しない

仲間が増えてくると，いっせいに病原
因子を産生しはじめ，病原性が増す

クオラムセンシングのしくみ

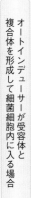

オートインデューサーが受容体と複合体を形成して細菌細胞内に入る場合

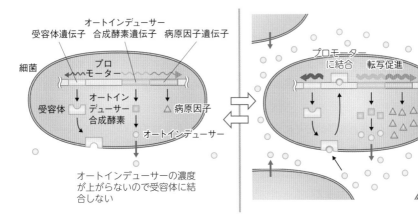

オートインデューサー
受容体遺伝子　合成酵素遺伝子　病原因子遺伝子

細菌

プロモーター

受容体

オートインデューサー合成酵素

病原因子

オートインデューサー

オートインデューサーの濃度
が上がらないので受容体に結
合しない

プロモーターに結合　転写促進

病原因子放出

オートインデューサーが細菌細胞内に入らず，二成分制御系によりシグナルが伝えられる場合

細菌の集団の密度が低いとき	細菌の集団の密度が高いとき

オートインデューサー
合成酵素遺伝子　病原因子遺伝子

細菌

レスポンスレギュレーター

オートインデューサー合成酵素

病原因子

オートインデューサー

センサーキナーゼ
（二成分制御系）

オートインデューサーの濃度
が上がらないのでセンサーキ
ナーゼに結合しない

転写促進

病原因子放出

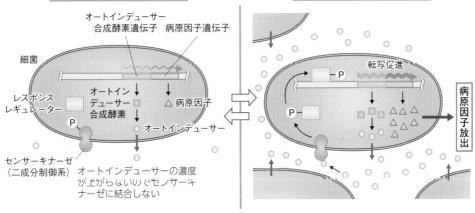

オートインデューサー
（AI）の例

グラム陰性菌のAI-1	グラム陰性菌のAI-2	グラム陽性菌のAI（AIP）
N-アシルホモセリンラクトン		

2-12
細菌が使用する秘密兵器
細菌毒素

細菌の毒素には3種類ある

- 細菌毒素には，**外毒素，内毒素，エフェクター分子の3種類**がある．
- **菌体外に分泌されるのが外毒素**，グラム陰性菌の細胞壁成分で菌体が壊れたときに菌体外に放出されるのが**内毒素**，**標的細胞内に直接送り込まれるのがエフェクター分子**である．

外毒素の作用

- **スーパー抗原活性をもつ毒素**：黄色ブドウ球菌，化膿レンサ球菌などが産生する．T細胞を非特異的に多数活性化させて，大量のサイトカインを放出させる．その結果，発熱，発疹，ショックなどの全身症状を引き起こす．
- **細胞膜を傷害する毒素**：毒素分子が重合して細胞膜を貫通する管を形成して細胞を破壊する．レンサ球菌の産生する溶血毒は赤血球膜を破壊する．ウェルシュ菌のα毒素は，細胞膜に障害を与えて細胞を破壊する．
- **細胞内に取り込まれて標的分子に作用する毒素**：毒性を発揮するA成分（ActiveのA）と，細胞膜受容体に結合するB成分（BindingのB）が結合してできている毒素で，**A-B成分毒素**とよばれる．ジフテリア毒素，百日咳毒素，腸管出血性大腸菌のベロ毒素などは，A成分が宿主細胞に対するタンパク質合成阻害活性をもっている．ボツリヌス毒素は，神経‐筋接合部の運動神経末端からのアセチルコリン分泌を抑制し，弛緩性麻痺を起こす．

内毒素（エンドトキシン）の作用

- **リポ多糖 lipopolysaccharide（LPS）**は，グラム陰性菌の細胞壁（外膜）を構成する成分である．**LPSは多糖部分と脂質部分（リピドA）からなる**．このうちの**リピドAが毒性をもっており**，菌体が壊れたときに放出される．
- 内毒素は，人体にさまざまな作用を及ぼすが，とくに重要なのは**エンドトキシンショック**である．グラム陰性菌により敗血症をきたすと，多量のLPSが放出され，その刺激でサイトカイン産生，血液凝固系の亢進，プロスタグランジンやロイコトリエンの産生などが起こって，循環不全をきたす．

エフェクター分子の作用

- 細菌のもつ注射針のような分泌装置を宿主細胞に差し込み，**直接細胞内に送り込まれる**分子である．
- 細胞骨格に変化をもたらして，腸管病原性大腸菌のように細胞表面に定着するための台座をつくらせたり，サルモネラのように細胞内に侵入するため自分自身を包み込む膜をつくらせたりする．また，レジオネラのように細胞内シグナル伝達を阻害して細胞内増殖に有利な環境をつくるものもある．

外毒素

1) スーパー抗原活性をもつ毒素

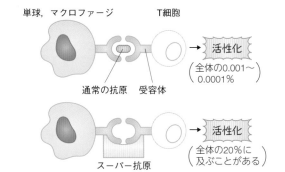

単球, マクロファージ　　T細胞

通常の抗原　受容体

→ 活性化
(全体の0.001〜
0.0001%)

スーパー抗原

→ 活性化
(全体の20%に
及ぶことがある)

2) 細胞膜を障害する毒素

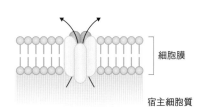

細胞膜

宿主細胞質

宿主細胞に孔を形成して
穴をあけ，細胞を破壊する

3) 細胞内に取り込まれる毒素

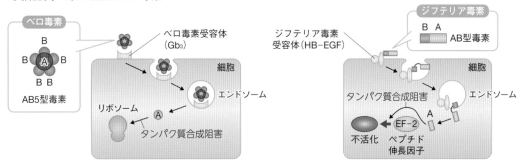

ベロ毒素

B
B　(A)　B
B　B

AB5型毒素

ベロ毒素受容体
(Gb₃)

細胞

エンドソーム

リボソーム　(A)

タンパク質合成阻害

ジフテリア毒素

B A
AB型毒素

ジフテリア毒素
受容体(HB-EGF)

細胞

エンドソーム

タンパク質合成阻害

不活化　ペプチド
伸長因子

EF-2

(A)

内毒素

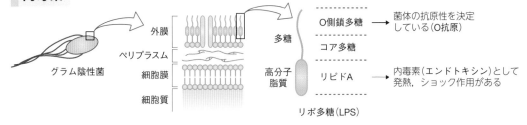

外膜

ペリプラズム

細胞膜

細胞質

グラム陰性菌

多糖

高分子
脂質

O側鎖多糖 → 菌体の抗原性を決定
している(O抗原)

コア多糖

リピドA → 内毒素(エンドトキシン)として
発熱，ショック作用がある

リポ多糖(LPS)

エフェクター分子

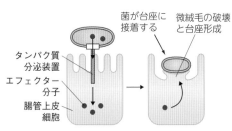

腸管病原性大腸菌の場合

菌が台座に
接着する

微絨毛の破壊
と台座形成

タンパク質
分泌装置

エフェクター
分子

腸管上皮
細胞

針(分泌装置)を腸管上皮細胞に打ち込み
エフェクター分子を細胞内に送り込む

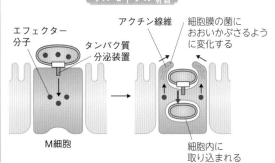

サルモネラの場合

アクチン線維

細胞膜の菌に
おおいかぶさるよう
に変化する

エフェクター
分子

タンパク質
分泌装置

M細胞

細胞内に
取り込まれる

2-13 人間が手に入れた強力な武器
抗菌薬

人類に恩恵をもたらした偉大な発見，発明—ワクチン，抗毒素，化学療法薬

- 1796年，イギリスのジェンナーが乳搾りの女性の腕にできた牛痘を農家の少年に接種し，天然痘の感染を防げることを示した．**初めての予防接種の考え方**である．
- 1877年，フランスの**パスツール**は，ニワトリコレラの古い培養液（弱毒化）をニワトリに接種すると，強力なコレラ菌の感染に耐えうることを示し，**ワクチン**とよぶことを提唱した．
- 1889年，**北里柴三郎**は，破傷風にかかった人の血液に毒素を中和する物質（**抗毒素**）を発見し，血清療法の基礎を築いた．
- 1910年，**エールリッヒ**と**秦佐八郎**は梅毒の治療薬**サルバルサン**を発見し，**近代化学療法**のスタートが切られた．1933年には**ドーマク**が**サルファ剤**を発見した．
- 1929年，**フレミング**が，アオカビが生えた周囲の培地には菌が発育しない現象から，アオカビの産生する**ペニシリン**を発見．**抗生物質**による化学療法時代の幕あけとなった．その後も，**ワクスマン**による**ストレプトマイシン**の発見など，土壌中の真菌や放線菌類から抗生物質が多く発見された．

一般の細菌に対抗する「抗菌薬」の種類と作用点

- ヒトにはなく細菌にだけ存在する構成成分を狙って，その合成を阻害したり作用を妨害したりして，細菌を殺す，または細菌の増殖を止める働きをする薬物が**抗菌薬**である．
- 抗菌薬はその作用機序によって，次の5つに分けることができる（どの細菌に有効であるかは7-5参照）．
  1）**細胞壁（ペプチドグリカン）合成阻害薬**：β-ラクタム系（ペニシリン系，セフェム系，モノバクタム系，カルバペネム系），グリコペプチド系，ホスホマイシン
  2）**タンパク質合成阻害薬**：アミノグリコシド系，テトラサイクリン系，クロラムフェニコール，マクロライド系，リンコマイシン系，グリシルサイクリン系，オキサゾリジノン系
  3）**核酸合成阻害薬**：RNAポリメラーゼ阻害薬（リファンピシン，フィダキソマイシン），DNAジャイレース阻害薬（キノロン系）
  4）**細胞膜機能阻害薬**：環状ペプチド系
  5）**代謝阻害薬（葉酸合成阻害薬）**：サルファ剤，トリメトプリム

結核菌に対抗する「抗菌薬」の種類と作用点

- 結核菌の細胞壁は非常に脂質が多いので（2-26参照），結核菌に対する薬（抗結核菌薬）は脂質の合成を阻害する薬がよく用いられる．
- 抗結核菌薬には，脂質に富んだ細胞壁の合成を阻害する**イソニアジド**，**エタンブトール**，脂肪酸合成を阻害する**ピラジナミド**，RNA合成阻害薬である**リファンピシン**がある．このほか，アミノグリコシド系の**ストレプトマイシン**やニューキノロン系も有効である．副作用と耐性菌の出現を避けるため何種類かの抗結核菌薬を組み合わせて使う**多剤併用療法**が行われる．

ワクチン，抗毒素，化学療法薬の発見の歴史

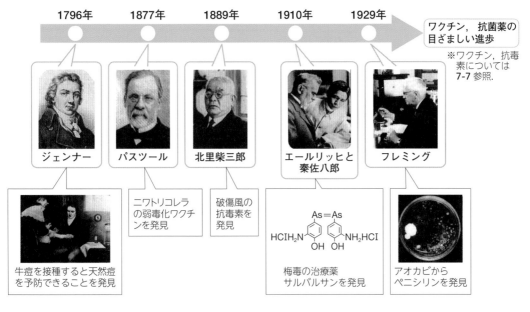

1796年　1877年　1889年　1910年　1929年

ワクチン，抗菌薬の
目ざましい進歩

※ワクチン，抗毒
素については
7-7 参照.

ジェンナー　パスツール　北里柴三郎　エールリッヒと秦佐八郎　フレミング

牛痘を接種すると天然痘を予防できることを発見

ニワトリコレラの弱毒化ワクチンを発見

破傷風の抗毒素を発見

As=As

HClH₂N　　NH₂HCl
　OH　OH

梅毒の治療薬
サルバルサンを発見

アオカビから
ペニシリンを発見

一般の細菌に対抗する抗菌薬の種類・作用点

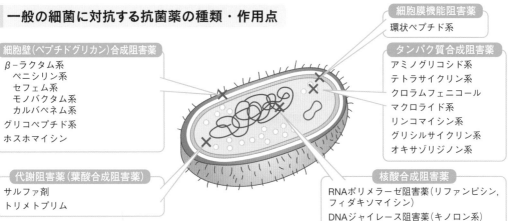

細胞膜機能阻害薬
環状ペプチド系

細胞壁（ペプチドグリカン）合成阻害薬
β-ラクタム系
　ペニシリン系
　セフェム系
　モノバクタム系
　カルバペネム系
グリコペプチド系
ホスホマイシン

タンパク質合成阻害薬
アミノグリコシド系
テトラサイクリン系
クロラムフェニコール
マクロライド系
リンコマイシン系
グリシルサイクリン系
オキサゾリジノン系

代謝阻害薬（葉酸合成阻害薬）
サルファ剤
トリメトプリム

核酸合成阻害薬
RNAポリメラーゼ阻害薬（リファンピシン，フィダキソマイシン）
DNAジャイレース阻害薬（キノロン系）

結核菌に対抗する抗菌薬の種類・作用点

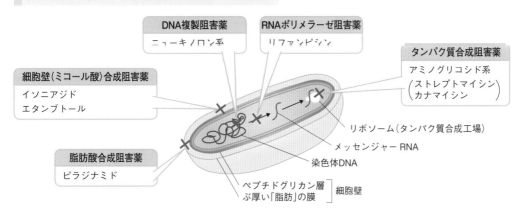

DNA複製阻害薬
ニューキノロン系

RNAポリメラーゼ阻害薬
リファンピシン

タンパク質合成阻害薬
アミノグリコシド系
（ストレプトマイシン
カナマイシン）

細胞壁（ミコール酸）合成阻害薬
イソニアジド
エタンブトール

脂肪酸合成阻害薬
ピラジナミド

リボソーム（タンパク質合成工場）
メッセンジャー RNA
染色体DNA
ペプチドグリカン層
ぶ厚い「脂肪」の膜 ｝細胞壁

人間の抗菌薬攻撃に対する細菌の応戦

薬剤耐性のメカニズム

薬剤耐性機序—どのようにして抗菌薬が効かなくなるのか？

- 細菌が抗菌薬に対して耐性になるメカニズムとして，次の3つがある．

    1）抗菌薬を不活化する

    - 分解酵素：β-ラクタマーゼは，β-ラクタム系抗菌薬のβ-ラクタム環を開裂して不活化する．
      β-ラクタマーゼには，ペニシリンを分解するペニシリナーゼ，ペニシリンだけでなくセフェム系も分解するESBL (extended-spectrum β-lactamase)，カルバペネムまでも分解してすべてのβ-ラクタム系抗菌薬が効かなくなるメタロβ-ラクタマーゼ（MBL）などがある．

    - 修飾酵素：リン酸化，アデニル化，アセチル化などを行い，不活化する．

    2）抗菌薬の作用点を変化させて薬剤親和性を低下させる

    - 細胞壁合成酵素（ペニシリン結合タンパク質〔PBP〕）を変化させる．

    - リボソームを変化させる（→アミノグリコシド系抗菌薬に耐性となる）．

    - RNA合成酵素を変化させる（→リファンピシンに耐性となる）．

    - DNA合成酵素を変化させる（→キノロン系抗菌薬に耐性となる）．

    3）抗菌薬が菌体内に蓄積しないようにする

    - バイオフィルムをつくって，抗菌薬が届きにくくする（緑膿菌など）．

    - 抗菌薬の菌体内への通り道であるポーリンを減少させる．

    - 菌体内に入ってきた抗菌薬を薬剤排出ポンプで外にくみ出す．

おもな薬剤耐性菌とその略号

- 臨床現場ではさまざまな薬剤耐性菌が次々と出現している．薬剤耐性菌は，病原性は感受性菌と基本的に同じだが，いったん感染を引き起こすと有効な薬剤が限られるか，あるいはほとんどないので，治療で困ることが多い．

- 臨床では，有名な薬剤耐性菌は略号でよばれることが多い．

    MRSA：methicillin-resistant *Staphylococcus aureus*（メチシリン耐性黄色ブドウ球菌）

    VRE：vancomycin-resistant Enterococci（バンコマイシン耐性腸球菌）

    PRSP：penicillin-resistant *Streptococcus pneumoniae*（ペニシリン耐性肺炎球菌）

    BLNAR：β-lactamase non-producing ampicillin resistant *Haemophilus influenzae*（βラクタマーゼ陰性アンピシリン耐性インフルエンザ菌）

    MDRP：multidrug-resistant *Pseudomonas aeruginosa*（多剤耐性緑膿菌）

    MDRA：multidrug-resistant *Acinetobacter baumannii*（多剤耐性アシネトバクター）

    CRE：carbapenem-resistant *Enterobacteriaceae*（カルバペネム耐性腸内細菌科細菌）

薬剤耐性獲得の3つのメカニズム

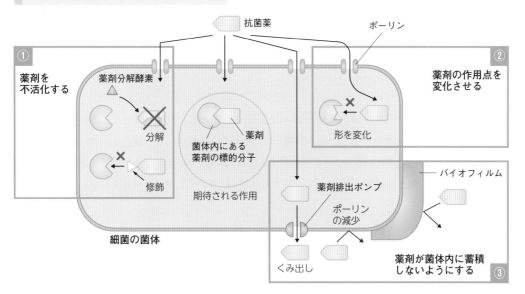

β-ラクタマーゼ

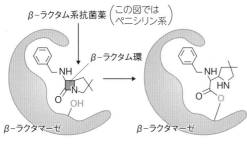

β-ラクタム系抗菌薬の重要な構造である「β-ラクタム環」を開裂して薬が効かなくしてしまうのがβ-ラクタマーゼ

〈おもなβ-ラクタマーゼの種類と不活化する薬剤の範囲〉

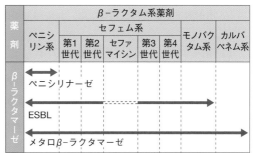

メチシリン耐性黄色ブドウ球菌（MRSA）

	記号
△■○	アミノ酸
NAG	N-アセチルグルコサミン
NAM	N-アセチルムラミン酸

黄色ブドウ球菌

- グラム陽性球菌
- 健康人の30％の鼻に常在している
- 化膿症，食中毒（2-21, 22参照），剥脱性皮膚炎，毒素性ショック症候群を起こす

菌の外側の構造

細胞壁（ペプチドグリカン）

細胞膜

NAG — NAM — NAG — NAM — NAG

架橋構造によりペプチドグリカン層が形成される．この合成にかかわるのがペニシリン結合タンパク質（PBP1〜4）である．

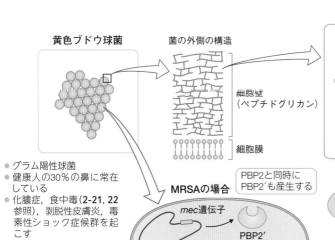

MRSAの場合

PBP2と同時にPBP2′も産生する

mec遺伝子　PBP2′

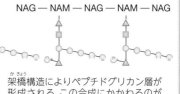

メチシリン　PBP2

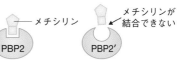

メチシリンが結合できない　PBP2′

メチシリンだけでなく同じ構造・作用をもつ抗菌薬がすべて効かなくなる

2-15
守備が手薄になったところを攻め込む
日和見感染症

日和見感染とは？

- 感染・感染症の発生は病原体の毒力（ビルレンス）と生体防御能（免疫力）のせめぎあいで決まる．
- 生体防御システムが未熟であったり，障害されたりしている場合には，**健常な生体には無害な微生物も病原性を発揮するようになる**．このような感染を**日和見感染**といい，ふつうは無害であるが日和見感染を起こす微生物を**日和見病原体**，感染に対する抵抗力の低下した生体を**易感染性宿主**という．

易感染性宿主はどのようにして生じるか？

- 日本は超高齢化社会を迎えているが，**加齢にともない感染に対する抵抗力は低下する**．
- 地球規模でみれば，食糧難で飢餓に苦しむ人々が多いが，**低栄養状態は抵抗力を低下させる**．
- **疾患や治療により易感染宿主となる場合がある**．遺伝性疾患である先天性免疫不全，HIV感染による後天性免疫不全症候群，白血病をはじめとする血液疾患，固形腫瘍では，免疫機能の障害から易感染性状態となる．また，原疾患に対する治療として，ステロイドや免疫抑制薬，抗がん薬の投与や，放射線照射を受けた場合には，免疫機能の低下を招くことがしばしばある．

日和見病原体には何があるか？

- 日和見病原体は，細菌，ウイルス，真菌（カビ）のいずれも存在する．
- **細菌の日和見病原体**には，緑膿菌，プロテウス，セラチア，アシネトバクター，アルカリゲネス，アクロモバクター，ステノトロホモナスなどがある．これらの菌は，**環境中（とくに水場）に生息して**て，通常は人に感染することはない．分離される菌には**薬剤耐性菌**も多く，治療を困難にしている．
- **ウイルスの日和見病原体**には，サイトメガロウイルスなどがある．
- **真菌の日和見病原体**には，カンジダ，アスペルギルス，クリプトコックス，ニューモシスチス・イロベチーなどがある．

生体防御能（免疫力）　　　　　病原体毒力（ビルレンス）

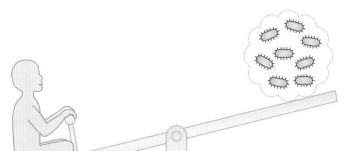

通常は病気を
起こさない

健常状態

生体防御能が
低下している状態

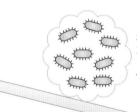

相対的に病原体の方が
力関係が強くなり病気
を起こすようになる
→ 日和見感染

易感染性宿主

- 高齢者
- 低栄養状態
- 先天性免疫不全
- 後天性免疫不全
- 血液疾患
- 固形腫瘍
- 原疾患に対する治療によって引き起こ
　された状態
　・ステロイド投与
　・免疫抑制薬投与
　・抗がん薬投与
　・放射線照射

日和見病原体

細菌
- 緑膿菌
- プロテウス
- セラチア
- アシネトバクター
- アルカリゲネス
- アクロモバクター
- ステノトロホモナス　など

ウイルス
- サイトメガロウイルス　など

真菌
- カンジダ
- アスペルギルス
- クリプトコックス
- ニューモシスチス・イロベチー　など

2-16 病院内でずっと隙をうかがっている 医療関連感染症

医療関連感染とは？

- 病院，長期療養施設，在宅ケアなどの医療施設内で起こる感染症を**医療関連感染**という（以前は「院内感染」と呼んでいた）．医療関連感染にかかるのは，患者だけではなく，医療従事者，訪問者も含まれる．
- 微生物たちが医療施設でしばしば感染を起こすのは，次に述べるような非常に特殊な条件が揃っているからである．

微生物たちにとって医療施設は隙だらけ

- 医療施設には免疫の低下している患者（**易感染性宿主**，2-15参照）が多い（例：糖尿病，悪性腫瘍，未熟児，高齢者，治療の影響〔ステロイド，抗がん薬，免疫抑制薬〕など）．
- 医療施設ではもともと感染を起こしやすい処置を受ける患者が多い（例：手術，カテーテル挿入，気管切開，内視鏡検査など）．
- 医療施設では微生物が，医療従事者の手，医療器具，リネンなどに付着して拡がりやすい．
- 医療従事者も感染を受けるリスクが高い．たとえば，患者が結核にかかっていることを知らずにケアにあたって飛沫感染や空気感染を受けたり，B型肝炎・C型肝炎・エイズ（HIV感染症）などの患者の血液が付着した針を誤って自分に刺して経皮感染を受けてしまったりすることがある．

医療関連感染で問題になる微生物は？

- 次のような微生物たちが医療関連感染を起こす．
  1) もともと感染力が高い微生物（例：結核菌，ノロウイルス，アデノウイルス，インフルエンザウイルス）．
  2) 水場やその周辺の湿潤な環境が好きな微生物．健康な人にはほとんど無害だが，免疫が低下している患者には感染症の原因となる（これを**日和見感染症**という）（例：緑膿菌，プロテウス，セラチア，アシネトバクター，レジオネラ）．とくに，カルバペネム系，アミノグリコシド系，キノロン系の3系統の抗菌薬すべてに耐性になった**多剤耐性緑膿菌（MDRP）**，**多剤耐性アシネトバクター（MDRA）**が問題になっている．
  3) 患者のまわりの物品や床などに付着し，医療者を介してほかの患者に拡がっていきやすい微生物．（例：**クロストリディオイデス・ディフィシル**〔旧名：クロストリジウム・ディフィシル〕，**メチシリン耐性黄色ブドウ球菌〔MRSA〕**，バンコマイシン耐性腸球菌〔VRE〕，基質特異性拡張型β-ラクタマーゼ〔ESBL〕産生菌，カルバペネム耐性腸内細菌科細菌〔CRE〕）．
  4) 血液や体液に含まれていて，医療従事者が針刺し事故や粘膜への暴露事故で感染する微生物．（例：B型肝炎ウイルス，C型肝炎ウイルス，ヒト免疫不全ウイルス〔HIV〕）

2-16

医療関連感染が起こりやすい理由

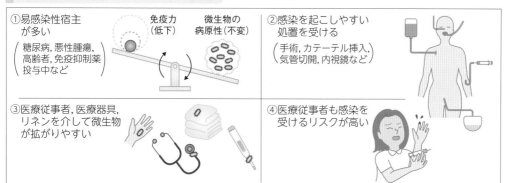

① 易感染性宿主が多い

（糖尿病, 悪性腫瘍, 高齢者, 免疫抑制薬投与中など）

免疫力（低下）　微生物の病原性（不変）

② 感染を起こしやすい処置を受ける

（手術, カテーテル挿入, 気管切開, 内視鏡など）

③ 医療従事者, 医療器具, リネンを介して微生物が拡がりやすい

④ 医療従事者も感染を受けるリスクが高い

医療関連感染で問題となる細菌たち

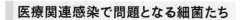

● MDRP
（多剤耐性緑膿菌）

● MDRA
（多剤耐性アシネトバクター）

緑膿菌もアシネトバクターも水まわりに生息している

易感染性宿主（日和見感染症を起こす）

もし, MDRP, MDRAが感染すると治療に難渋する

● 多剤耐性獲得機序

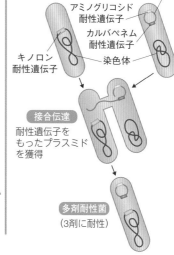

キノロン耐性菌

アミノグリコシド耐性遺伝子

プラスミド

カルバペネム耐性遺伝子

キノロン耐性遺伝子

染色体

接合伝達

耐性遺伝子をもったプラスミドを獲得

多剤耐性菌（3剤に耐性）

● MRSA（メチシリン耐性黄色ブドウ球菌）

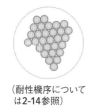

（耐性機序については2-14参照）

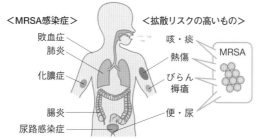

＜MRSA感染症＞

敗血症
肺炎
化膿症
腸炎
尿路感染症

＜拡散リスクの高いもの＞

咳・痰
熱傷
びらん
褥瘡
便・尿

MRSA

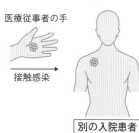

医療従事者の手

接触感染

別の入院患者

● クロストリディオイデス・ディフィシル（CD）

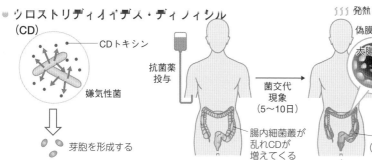

CDトキシン

嫌気性菌

芽胞を形成する

抗菌薬投与

菌交代現象（5〜10日）

腸内細菌叢が乱れCDが増えてくる

発熱

偽膜性大腸炎

大腸粘膜

下痢（血便）便

接触感染

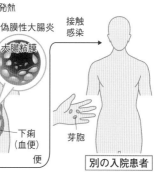

芽胞

別の入院患者

2-17
近ごろ話題の細菌たち(1)
腸管出血性大腸菌O157

大腸菌にも「善良な市民」から「ワル」までいろいろ存在する

- 大腸菌は人および動物の腸管に常在し基本的には病原性をもたないが,特殊な型のみ病原性をもつ.
- 病原性をもつ大腸菌には,**腸管感染**(急性胃腸炎,食中毒),**尿路感染**(膀胱炎,腎盂炎),**全身感染**(髄膜炎,敗血症)を引き起こすものがある.
- このうち,腸管感染を起こす大腸菌を**下痢原性大腸菌**といい,次の6種類に分けられる.
  1)腸管病原性大腸菌:水様性下痢を引き起こす.腸管上皮細胞に台座を形成して接着する.
  2)毒素原性大腸菌:コレラに似た水様性下痢を引き起こす.腸管毒(LT,ST)を産生する.
  3)腸管組織侵入性大腸菌:赤痢に似た下痢を引き起こす.腸管粘膜へ侵入する.
  4)腸管出血性大腸菌:出血性下痢を引き起こす.ベロ毒素1,2型(志賀毒素1,2型)を産生する.
  5)凝集付着性大腸菌:軽症の下痢を起こす.耐熱性の腸管毒(EAST1)を産生する.
  6)均一付着性大腸菌:乳幼児に下痢症を起こす.
- 大腸菌は,O抗原(細胞壁成分)やH抗原(鞭毛成分)の違いによって分類されることもある.たとえば,O157というのは,157番目に見つかったO抗原をもつ大腸菌のことである.

なかでも病原性が強いのが腸管出血性大腸菌

- 1982年,腸管出血性大腸菌O157による世界初の食中毒事件がアメリカで起こった.このときの原因食はチェーン店のハンバーガーだった.
- 日本では1990年,O157による初めての集団感染が発生.井戸水により260人が感染し,2人の幼稚園児が死亡した.1996年には,学校給食に起因する日本最大のO157集団下痢症が発生.児童7,892人を含む9,523人が罹患.3人の児童が死亡した.
- この菌は**ウシ**などの腸管に生息しているため,解体時に**食肉などの表面に付着**する.肉を生で食べたり,加熱不十分な肉を食べたりすることによって食中毒を発症する.
- **非常に感染力が強く,100個程度の菌が体内に入っただけでも症状が現れる.**
- 感染した菌はヒトの腸管内で**ベロ毒素**を出し,**腹痛**や**水様性下痢,出血性下痢**を引き起こす.
- 腸管出血性大腸菌のO抗原は,O157が最も多いが,そのほかにO26,O111などもある.一方,O157がすべて腸管出血性大腸菌ではなく,ベロ毒素を産生しなければ腸管出血性大腸菌とはいわない.
- 腸管出血性大腸菌感染症がとくに問題とされるのは,重い合併症をきたすことがあるためである.初期症状が現れてから数日〜2週間後,約10人に1人は**溶血性尿毒症症候群(HUS)**(貧血,尿毒症症状,出血傾向を3つの特徴とする)を,約100人に1人は**急性脳症**(脳障害)を合併し,死亡することがある.とくに,乳幼児や高齢者などは重症化しやすい.
- 大腸菌は**75℃,1分以上の加熱により死滅**する.したがって肉を充分に加熱することで感染を防止できる.ステーキ肉は表面を焼くだけでよいが,ミンチ肉は内部にも菌が入り込んでいるので,内部まで充分な加熱が必要である.

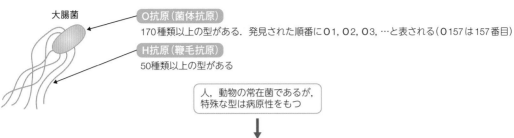

大腸菌

O抗原（菌体抗原）
170種類以上の型がある．発見された順番にO1，O2，O3，…と表される（O157は157番目）

H抗原（鞭毛抗原）
50種類以上の型がある

人，動物の常在菌であるが，特殊な型は病原性をもつ

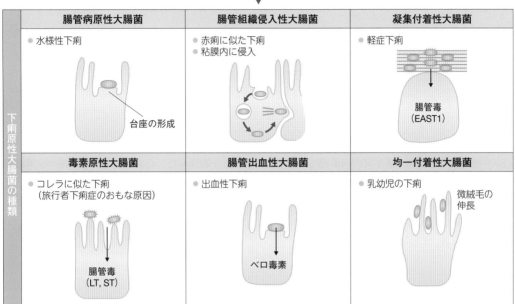

下痢原性大腸菌の種類

腸管病原性大腸菌	腸管組織侵入性大腸菌	凝集付着性大腸菌
● 水様性下痢 台座の形成	● 赤痢に似た下痢 ● 粘膜内に侵入	● 軽症下痢 腸管毒（EAST1）
毒素原性大腸菌	腸管出血性大腸菌	均一付着性大腸菌
● コレラに似た下痢 （旅行者下痢症のおもな原因） 腸管毒（LT, ST）	● 出血性下痢 ベロ毒素	● 乳幼児の下痢 微絨毛の伸長

腸管出血性大腸菌

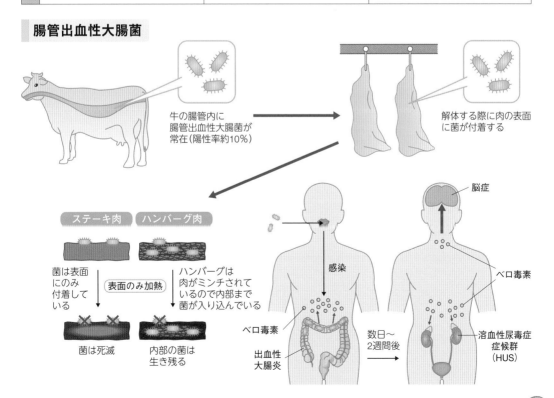

牛の腸管内に腸管出血性大腸菌が常在（陽性率約10%）

解体する際に肉の表面に菌が付着する

ステーキ肉　ハンバーグ肉

菌は表面にのみ付着している

ハンバーグは肉がミンチされているので内部まで菌が入り込んでいる

表面のみ加熱

菌は死滅

内部の菌は生き残る

感染

ベロ毒素

出血性大腸炎

数日〜2週間後

脳症

ベロ毒素

溶血性尿毒症症候群（HUS）

2-18
近ごろ話題の細菌たち (2)
「ピロリ菌」

▶ 「ピロリ菌」(ヘリコバクター・ピロリ)発見物語

- 1981年，オーストラリア王立パース病院研修医であった**バリー・マーシャル**は，胃炎の研究をしていた病理学者ロビン・ウォーレンに出会った．二人は慢性活動性胃炎患者の胃粘膜から，らせん状のグラム陰性菌が高頻度に見つかることを発見したが，培養してもなかなかコロニーが出現しなかった．

- 1982年，培養中にイースターの休日が入り，培養器内に5日間放置していたところ，コロニーの出現を認めた（実は「ピロリ菌」の培養には4〜5日間必要なのであったが，それがわかるまでは2日間しか培養していなかった）．

- 1984年，この菌が胃炎の原因であるという仮説を証明するため，菌を自ら飲み込んだ．その結果急性胃炎が起こり，菌が胃の病変部に存在していることを確認した．これにより，感染症の病原体を特定するための指針である「コッホの4原則*」をすべて立証した．

- 2005年，二人はノーベル生理学・医学賞を受賞した．

▶ 「ピロリ菌」が胃酸に抵抗して生きるための戦略

- 「ピロリ菌」が胃粘膜に定着し病原性を発揮するまでは，次の通りである．
  1. 鞭毛を使って粘液下に潜り込む．鞭毛は髄鞘におおわれていて胃酸から保護されている．
  2. 胃粘膜上皮細胞表面付近に達したら，**ウレアーゼ**を産生して尿素を加水分解し，アンモニアとCO_2を生じる．このアンモニアが胃酸を中和し，「ピロリ菌」の生存や増殖に適した環境となる．
  3. **タンパク質分解酵素（プロテアーゼ）**，**エフェクター分子**である CagA (cytotoxin associated gene A)，**細胞空胞化毒素**(VacA : vacuolating toxin A) などの病原因子を分泌し，胃粘膜を傷害する．

- 感染すると**急性胃炎**を引き起こす．自然治癒することもあるが，**慢性持続感染**（慢性胃炎）へ移行することもあり，一部が**消化性潰瘍**（胃潰瘍，十二指腸潰瘍）へ進展する．

- 胃潰瘍の60〜80%，十二指腸潰瘍の90〜100%が「ピロリ菌」陽性である．

- **胃癌・胃のMALTリンパ腫**との関連もいわれている．

- 内視鏡による胃粘膜生検，血中の抗体価測定，便中の抗原検出，尿素呼気試験などにより，もし「ピロリ菌」に感染していることが判明したら除菌を行う．

  除菌には，2種類の抗菌薬（アモキシシリン，クラリスロマイシン）とプロトンポンプ阻害薬（胃酸の分泌を抑えて抗菌薬が効きやすくするため）の3剤を1週間服用する．再発は，ほとんど認められない．

---

*コッホの4原則(1-2参照)：① ある一定の病気に一定の微生物が見いだされる．② その微生物を分離できる．③ 分離した微生物で同じ病気が起こる．④ その病巣部から同じ微生物が分離される．

ヘリコバクター・ピロリが胃炎の原因菌であることを証明するまで

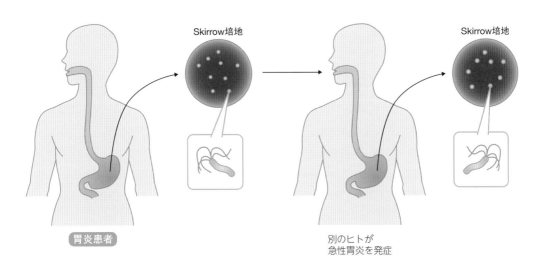

胃炎患者

別のヒトが
急性胃炎を発症

ヘリコバクター・ピロリが胃に感染して胃炎を起こすまで

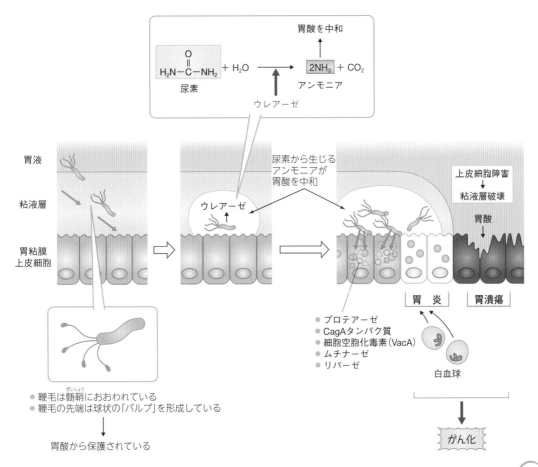

胃酸を中和

$$\underset{\text{尿素}}{H_2N-\overset{\overset{O}{\|}}{C}-NH_2} + H_2O \longrightarrow \underset{\text{アンモニア}}{2NH_3} + CO_2$$

ウレアーゼ

尿素から生じる
アンモニアが
胃酸を中和

ウレアーゼ

上皮細胞障害
↓
粘液層破壊

胃酸
↓

胃液

粘液層

胃粘膜
上皮細胞

● プロテアーゼ
● CagAタンパク質
● 細胞空胞化毒素（VacA）
● ムチナーゼ
● リパーゼ

胃　炎　　胃潰瘍

白血球

● 鞭毛は髄鞘におおわれている
● 鞭毛の先端は球状の「バルブ」を形成している

胃酸から保護されている

がん化

2-19
近ごろ話題の細菌たち（3）
レジオネラ

レジオネラが世に知られるようになった事件

- 1976年7月，アメリカ合衆国ペンシルベニア州フィラデルフィアのホテルにおいて，在郷軍人大会が行われた．このとき，大会参加者，ホテル関係者，ホテルのそばを通行した人など221人が原因不明の肺炎にかかり，29人が死亡した．
- この病気は，在郷軍人（レジオン Legion）の大会で発生したので，**在郷軍人病**（Legionnaires' disease）と命名された．その後，発見された病原体はレジオネラ・ニューモフィラ *Legionella pneumophila* と名付けられた．
- 本事件の真相は次の通りである．
  ホテルの屋上にあった**冷却塔水中にレジオネラが増殖**→エアロゾルが発生→空気取り入れ口から建物内へ（一部は建物周囲へ飛散）→人々が**レジオネラを含んだエアロゾルを吸入**→レジオネラ肺炎を発症．
- 一般に，レジオネラ肺炎は比較的高齢で抵抗力の弱い人がかかりやすいが，このときの大会参加者も退役軍人など高齢者が多かったことが，多数の罹患者，死者を出した要因だったと考えられる．

お風呂好きの日本人はご用心─レジオネラに感染するとき

- レジオネラ属のうち約20菌種がヒトに病原性を示す．
- レジオネラ感染症の病態には次の2つがある．
  1) **レジオネラ肺炎（在郷軍人病）**：市中肺炎の原因菌としては肺炎球菌に次いで多い．2〜10日の潜伏期ののち，急激な発熱，肺炎症状をきたし，治療をしないと15％以上死亡する．
  2) **ポンティアック熱**：1〜2日の潜伏期ののちかぜ症状をきたす．肺炎症状はなく，軽症で終わる．
- レジオネラは湿った土壌や水系環境中（河川や湖）に生息し，**アメーバなどの原虫のなかで増殖**する．
- 空調冷却水，給水給湯設備，シャワー，温泉などがおもな感染源になる．日本においては，感染源の同定ができた事例（全体の約半数）の**約8割を温浴施設**が占める．衛生管理の悪い循環式温泉施設では，濾過槽，配管内にヘドロが付着し，この中にレジオネラがバイオフィルムを形成して住みつく．こうなると塩素消毒が有効に働かなくなる．日本各地の温泉の約3割がレジオネラ陽性という報告もある．レジオネラを含むエアロゾルを吸い込んで感染するため，エアロゾルが発生しやすい泡風呂や打たせ湯などはリスクが高い．
- レジオネラは**細胞内寄生菌**で，人に感染したあとは病巣部の**マクロファージ内で増殖**する．
- レジオネラは，マクロファージ内で増殖するために，貪食されたあと次のような戦略をとる．
  ① ファゴソーム（食胞）のpH低下を阻害する．
  ② ファゴソームとリソソーム（消化酵素の入った小胞）との融合を阻害する．
  ③ ファゴソーム膜上に小胞体由来の膜小胞，リボソームをリクルートする．

在郷軍人大会（1976年）

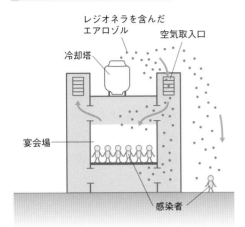

- レジオネラを含んだエアロゾル
- 空気取入口
- 冷却塔
- 宴会場
- 感染者

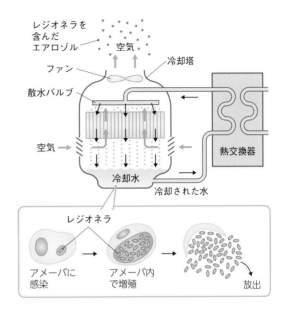

- レジオネラを含んだエアロゾル
- 空気
- ファン
- 冷却塔
- 散水バルブ
- 空気
- 熱交換器
- 冷却水
- 冷却された水

レジオネラ

アメーバに感染 → アメーバ内で増殖 → 放出

循環式温泉施設での感染

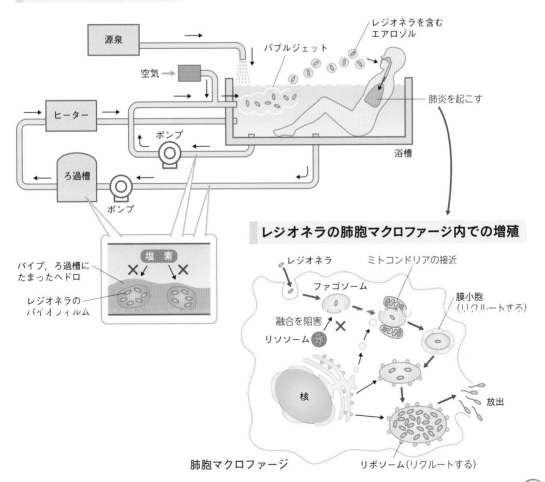

- 源泉
- 空気
- ヒーター
- ポンプ
- ろ過槽
- ポンプ
- バブルジェット
- レジオネラを含むエアロゾル
- 肺炎を起こす
- 浴槽
- パイプ，ろ過槽にたまったヘドロ
- レジオネラのバイオフィルム
- 塩　素

レジオネラの肺胞マクロファージ内での増殖

- レジオネラ
- ファゴソーム
- ミトコンドリアの接近
- 膜小胞（リクルートする）
- 融合を阻害
- リソソーム
- 核
- 放出
- 肺胞マクロファージ
- リボソーム（リクルートする）

「人食いバクテリア」の本名は化膿レンサ球菌

- **化膿レンサ球菌**は，「A群（β溶血性）レンサ球菌」，あるいは臨床では「溶連菌」ともよばれる．
「A群」とはレンサ球菌属の分類に用いられるランスフィールド抗原（AからVがある．ただし，IとJはない）を表し，「β溶血」とは，血液寒天培地上のコロニー周囲が完全に溶血して透明になることをいう（不完全溶血で深緑色への変化がみられる場合はα溶血という）．

- 菌を顕微鏡で観察すると，球菌が真珠のネックレスのように長くつながってみえる．

- 化膿レンサ球菌は多彩な病態を引き起こす．通常は，**咽頭扁桃炎，皮膚疾患（膿痂疹，丹毒など）**を起こす．その続発症として，急性糸球体腎炎，リウマチ熱を発症することがある．

- **急性糸球体腎炎**は，咽頭扁桃炎の平均10日後，膿痂疹の平均20日後に発症する．菌体の成分（抗原）とそれに対する抗体が結合した抗原抗体複合体が腎臓の糸球体に沈着し，そこで補体の活性化が起こり，炎症を誘発する．

- **リウマチ熱**は，咽頭扁桃炎の平均20日後に発症し，関節，心臓（弁，心筋組織），皮膚などに炎症を生じる．菌体成分と宿主生体成分に形が似ている抗原（共通抗原）があるため，共通の抗体ができて宿主生体成分も攻撃してしまう自己免疫疾患の一種である．

- **無症候性保菌者**も多く，小児の5〜20％にみられる．

- 1987年，米国で，突発的に発症し，急速に多臓器不全に進行するレンサ球菌による敗血症性ショック病態が最初に報告された．いわゆる**劇症型溶血性レンサ球菌感染症**である．マスコミが「人食いバクテリア」とセンセーショナルに報道したこともあり，脅威が広がった．その後，ヨーロッパやアジアからも報告されはじめた．日本における最初の典型的な症例は1992年に報告され，近年増加傾向にある．

劇症型溶血性レンサ球菌感染症とは？

- 健康な人が突発的に発症する．初期には四肢の疼痛，腫脹，発熱，血圧低下などがみられる．
急速に進行し，発病後数十時間以内に**軟部組織壊死**（79％），急性腎不全（73％），成人型呼吸窮迫症候群（ARDS）（31％），播種性血管内凝固症候群（DIC）（70％），多臓器不全（MOF）を引き起こし，**ショック状態から死に至る**．致死率は約30％である．

- 子どもから大人まで広範囲の年齢層に発症し，とくに30歳以上の大人に多い．

- 約35％で免疫抑制をともなう疾患（糖尿病，肝不全など）がある．外傷や打撲（約30〜50％），手術（1〜10％）がきっかけとなることがある．インフルエンザ，水痘などのウイルス感染症や妊産婦に合併した症例も報告されている．しかしながら，**約65％はとくに基礎疾患を認めない**．健康で体力もある働きざかりの成人が罹患することも多い．また，化膿レンサ球菌の先行感染が明らかでないことも多い．

- 現在のところ，病態メカニズムは充分に解明されていない．

一般的な化膿レンサ球菌感染症

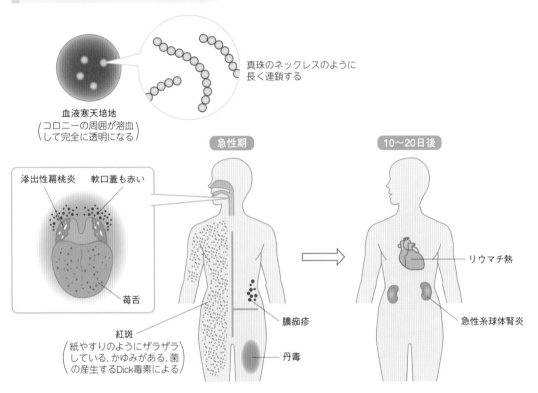

真珠のネックレスのように
長く連鎖する

血液寒天培地
(コロニーの周囲が溶血)
(して完全に透明になる)

急性期

10〜20日後

滲出性扁桃炎　軟口蓋も赤い

苺舌

紅斑
(紙やすりのようにザラザラ)
(している.かゆみがある.菌)
(の産生するDick毒素による)

膿痂疹

丹毒

リウマチ熱

急性糸球体腎炎

劇症型溶血性レンサ球菌感染症

急速に症状が進行する

呼吸窮迫症候群
(31%)

軟部組織壊死
(壊死性筋膜炎など)
(79%)

急性腎不全
(73%)

致死率
約30%
(死亡例は発症後)
(3日以内が多い)

● 播種性血管内凝固症候群(DIC)
● 多臓器不全(MOF)

病態メカニズムは充分に解明されていない

劇症型溶血性レンサ球菌感染症の年別報告数
(2006〜2017年)

報告数(人)

600
500
400
300
200
100
0

2006 2007 2008 2009 2010 2011 2012 2013 2014 2015 2016 2017

(国立感染症研究所より)

年々増加している

2-21
美味しそうな食事に潜む細菌たち(1)
細菌性食中毒

細菌性食中毒には感染型と毒素型がある

- **感染型食中毒**：食品と一緒に摂取した細菌が，**腸管内で増殖し発症する**．発症までの時間は長く，12～24時間，あるいはそれ以上である．発熱をともなうことが多い．
- **毒素型食中毒**：食品のなかで細菌が増殖して毒素を産生したのち，その**毒素を含む食品を摂取する**ことによって発症する．**発症までの時間は短く**，3～6時間である．発熱はともなわない．

生の鶏肉に―カンピロバクター

- グラム陰性桿菌．やや菌体がねじれていて「カモメ状」の形である．ウシ，ブタ，ヒツジ，ニワトリ，イヌなど**あらゆる動物の腸管に生息**している．とくにニワトリの保菌率は50～80％と高い．
- ニワトリを解体する際に，**鳥肉に付着する**．肉表面だけでなく内部にも入り込んでいることがある．生肉料理（鳥刺し，鳥たたき，鳥レバ刺しなど）を食べたり，鳥肉を調理した器具や手指を洗わずに生食野菜を調理したりすると**感染型食中毒**を起こす．
- 2～5日の潜伏期ののち，**発熱，腹痛，水様便**あるいは**血便**が出現する．
- **ギラン・バレー症候群**との関連が指摘されている．カンピロバクターと末梢神経に共通抗原があるため，感染後にできた抗体によって神経が攻撃され，末梢神経麻痺が起こる．

卵のなかに―サルモネラ

- グラム陰性桿菌．自然界のあらゆる場所に生息し，ペット，鳥類，爬虫類，両生類が保菌している．とくに家畜（ウシ・ブタ・ニワトリ）の腸管内では，**常在菌として保菌されている**ことが知られている．
- **鶏卵が主たる原因食品**である．ニワトリの卵は総排泄腔に出てくるため，卵の殻，内部の汚染が起こりうる．出荷段階で卵の殻は洗浄するので，殻にはサルモネラは付着していない．卵5,000～20,000個に1個の卵は，内部にもサルモネラが数十個程度存在することがある．サルモネラは通常1万個以上で感染するといわれているので基本的に卵を割ってすぐに生で食べても感染しない．ただし，**割卵，混合後の液卵**は，室温に数時間放置すると菌量が急激に増える．これを加熱不十分のまま食べると感染する．
- 半日～2日後ぐらいで，**嘔吐，腹痛，下痢**などの症状が出現する．1/3の症例で**粘血便**となる．

生の魚に―腸炎ビブリオ

- 1950年に大阪で起こったシラス干しによる食中毒の原因菌として，藤野恒三郎が初めて分離した．
- グラム陰性桿菌．「コンマ状」の形である．**好塩性**（NaClがないと増殖できない）で，**海水中（沿岸から汽水域）に生息**している．海水の温度が20℃以上に上昇すると海水中で大量に増殖し，**魚介類に付着して運ばれる**．
- 夏場，腸炎ビブリオのついた**生の魚や刺身**などをそのままにしておくと細菌が急速に増加するため，それをそのまま食べると**感染型食中毒**になる．
- 原因食品を摂取して6～12時間後に激しい**下痢，腹痛，嘔吐，発熱**が出現する．

細菌性食中毒の種類

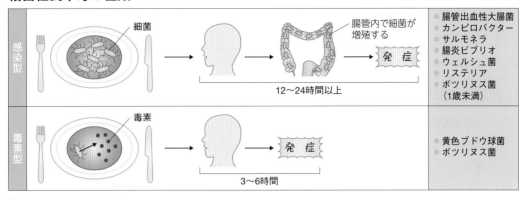

感染型	細菌 → 腸管内で細菌が増殖する → 発症　12〜24時間以上			腸管出血性大腸菌 カンピロバクター サルモネラ 腸炎ビブリオ ウェルシュ菌 リステリア ボツリヌス菌 （1歳未満）
毒素型	毒素 → 発症　3〜6時間			黄色ブドウ球菌 ボツリヌス菌

カンピロバクター

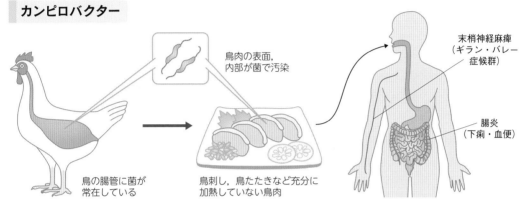

鳥肉の表面，内部が菌で汚染

末梢神経麻痺（ギラン・バレー症候群）

腸炎（下痢・血便）

鳥の腸管に菌が常在している

鳥刺し，鳥たたきなど充分に加熱していない鳥肉

サルモネラ

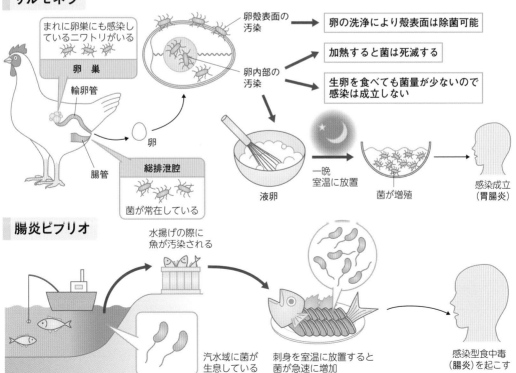

まれに卵巣にも感染しているニワトリがいる

卵巣

輸卵管

腸管

総排泄腔

菌が常在している

卵殻表面の汚染 → 卵の洗浄により殻表面は除菌可能

卵内部の汚染 → 加熱すると菌は死滅する

→ 生卵を食べても菌量が少ないので感染は成立しない

卵

液卵 → 一晩室温に放置 → 菌が増殖 → 感染成立（胃腸炎）

腸炎ビブリオ

水揚げの際に魚が汚染される

汽水域に菌が生息している

刺身を室温に放置すると菌が急速に増加

感染型食中毒（腸炎）を起こす

美味しそうな食事に潜む細菌たち(2)
細菌性食中毒

芽胞が生き残る — ウェルシュ菌

- グラム陽性桿菌. 芽胞形成能を有する. **土壌, 動物の腸管**に生息する.
- 深鍋で調理した食物中(たとえばシチューなど)で, 加熱後芽胞が生き残る. 冷却後, 菌が発芽, 増殖し, これを食物とともに摂取すると, 腸管内で芽胞が形成される. このとき, **エンテロトキシン**がつくられ, **自己融解にともなって放出**される. 摂取後8～24時間で**下痢, 腹痛, 吐き気**が出現する.

冷蔵庫内でも塩漬けでも平気 — リステリア

- ウシ, ヒツジなどの**家畜の腸管**に生息. その糞便や乳から検出される. リステリアは, **4℃以下の低温**や, **12％食塩濃度下**でも増殖できる.
- 原因食品は, **生ハム**などの食肉加工品, **未殺菌乳, ナチュラルチーズ**などの乳製品(加熱をせずに製造されるもの)である.
- 健康な大人の場合は無症状で経過することが多いが, **妊婦(胎児), 新生児, 乳幼児, 高齢者および基礎疾患をもつ人**の場合は**髄膜炎, 敗血症**などを起こし重症化することがある(致死率約30％).

素手で握ったおにぎりに — 黄色ブドウ球菌

- グラム陽性球菌. ブドウの房状に集まっている. 抵抗性が強く, 乾燥した状態でも2～3ヵ月生きる.
- 黄色ブドウ球菌が, 調理する人の手から食品(たとえば**素手で握ったおにぎり**など)に付着することがある. 食品中で黄色ブドウ球菌が増殖し, 菌が産生した**腸管毒(エンテロトキシン)**により, **毒素型食中毒**を引き起こす. **嘔吐**が主症状. 潜伏期は平均3時間. エンテロトキシンは, 通常の加熱(100℃, 30分)では失活しない.

酸素がない場所が大好き — ボツリヌス菌

- グラム陽性桿菌, 偏性嫌気性菌. 芽胞形成能を有する. **土壌中に存在**している.
- 菌に汚染された野菜, 肉, 魚を, 酸素を遮断した状態に保つと, 菌が増殖して**ボツリヌス毒素**を産生し, これを摂取して**毒素型食中毒**を引き起こす. 原因食品としては, **缶詰, 真空パック食品, ソーセージ, 飯寿司**などが多い. 成人の腸管内でボツリヌス菌はふつう増殖しない.
- ボツリヌス毒素の作用によって**嘔吐**, 脱力などに続き, **眼瞼下垂, 散瞳, 複視, 嚥下障害, 構音障害**が出現する(**弛緩性麻痺**). これを**ボツリヌス症**という.
- **1歳未満の乳児では腸管内で菌が増殖**するため, **感染型食中毒**が起こる. **ハチミツ**が主たる原因食品. 哺乳低下, 泣き方が弱くなる, などの症状が現れ, 進行すると呼吸困難, 気道閉塞で死亡する. これを**乳児ボツリヌス症**という.

第2章　細菌の性質と生きるための戦略

ウェルシュ菌

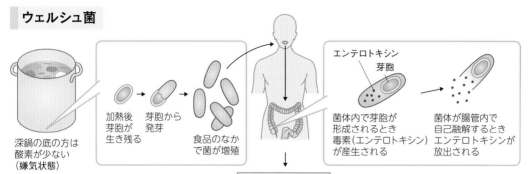

深鍋の底の方は
酸素が少ない
（嫌気状態）

加熱後
芽胞が
生き残る

芽胞から
発芽

食品のなか
で菌が増殖

エンテロトキシン
芽胞

菌体内で芽胞が
形成されるとき
毒素（エンテロトキシン）
が産生される

菌体が腸管内で
自己融解するとき
エンテロトキシンが
放出される

下痢，腹痛，嘔気

リステリア

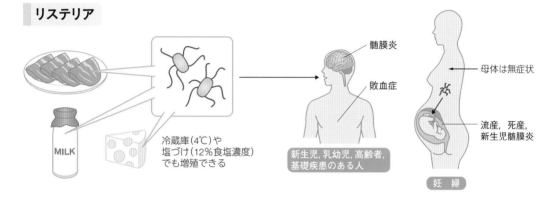

MILK

冷蔵庫（4℃）や
塩づけ（12％食塩濃度）
でも増殖できる

髄膜炎

敗血症

新生児，乳幼児，高齢者，
基礎疾患のある人

母体は無症状

流産，死産，
新生児髄膜炎

妊婦

黄色ブドウ球菌

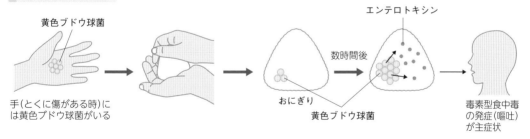

黄色ブドウ球菌

手（とくに傷がある時）に
は黄色ブドウ球菌がいる

おにぎり
黄色ブドウ球菌

数時間後

エンテロトキシン

毒素型食中毒
の発症（嘔吐）
が主症状

ボツリヌス菌

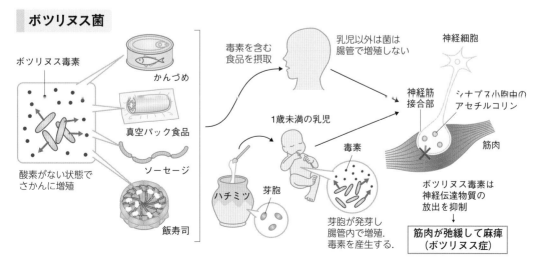

ボツリヌス毒素

かんづめ

真空パック食品

ソーセージ

飯寿司

酸素がない状態で
さかんに増殖

毒素を含む
食品を摂取

乳児以外は菌は
腸管で増殖しない

1歳未満の乳児

ハチミツ　芽胞

毒素

芽胞が発芽し
腸管内で増殖.
毒素を産生する.

神経細胞

神経筋
接合部

シナプス小胞中の
アセチルコリン

筋肉

ボツリヌス毒素は
神経伝達物質の
放出を抑制

筋肉が弛緩して麻痺
（ボツリヌス症）

2-23
歴史の陰に性病あり
細菌による性感染症

梅毒伝来は鉄砲よりも早かった—梅毒トレポネーマ

- らせん状の細菌．菌は人の体外では1～2時間以上生存できず，感染は**性交など直接接触による感染**がほとんどである．

- 感染すると**梅毒**を引き起こす．感染後約3週で初期硬結（硬性下疳），無痛性横痃（所属リンパ節腫脹）が出現する（第1期）．約3ヵ月経つと，発疹，扁平コンジローマが現れる（第2期）．無治療の場合約3～10年で，ゴム腫が出現し（第3期），10～20年経つと，**脊髄癆，進行性麻痺**，変性梅毒へ進展し（第4期），死亡する．

- 妊婦が梅毒にかかると，胎盤を通して胎児が感染し，40％に流産，死産をきたす．妊娠後半期感染では**先天梅毒児**として出生するが，この時点で2/3は無症状である．ところが，生後3ヵ月以内に，骨異常，肝脾腫，中枢神経症状，低体重，発疹などが生じ，2歳以降になると，**実質性角膜炎，内耳性難聴，ハッチンソン歯**（歯の形成不全）が出現する．

- 1493年，新大陸を発見した**コロンブス**らがスペインに梅毒をともなって凱旋し，ヨーロッパに梅毒が伝来した．その2年後の1495年にはたちまちヨーロッパ全土に広がった．同年，バスコ・ダ・ガマらがカルカッタに上陸し，梅毒がインドに伝播．1505年には中国に伝わり，1511年ごろ，倭寇，博多商人，堺商人などによってついに日本上陸．1512年には京都に，翌年には関東に及んだ．このように，コロンブスのもたらした梅毒は，飛行機などない時代にたった20年で地球をほぼ一周した．

- 歴史上の著名人のなかで梅毒に罹患した人物は多い．作家・詩人では，ボードレール，モーパッサン，ドーデー，ハイネ，スウィフト，ドストエフスキー，哲学者では，ニーチェ，ショーペンハウエル，作曲家のシューマン，画家のゴーギャン，マネなどである．芸術と梅毒と関連があるとの説も．

- このように古くから人類に脅威を与えてきた梅毒だが，決して過去の病気ではなく，日本では最近若年者の間で増加傾向にある．

女性は症状のないまま重症化するのでご用心—淋菌

- グラム陰性のソラマメ形をした双球菌である．この菌も乾燥に弱く，空気中では1～2時間しか生存できない．**性行為によってのみヒトからヒトへ感染する**．

- 性交後2～7日の潜伏期のあと淋疾を発病する．男性では，尿道炎，前立腺炎，副睾丸炎，睾丸炎などを，女性では，尿道炎，子宮頸管炎，子宮内膜炎，卵管炎，卵巣炎，骨盤腹膜炎などを生じる．

- 男性に比べて**女性は自覚症状が現れ**にくいため，無治療のまま病状が進んで不妊の原因となる．また，不特定多数の男性と性交渉がある場合には感染源となる．近年，口腔性交が原因で淋菌が咽頭から検出されることが増加しており，ほとんど自覚症状がないために感染源となりうる．

- 妊娠中の女性が感染すると，出産時の産道感染によって，新生児が**淋菌性結膜炎**を起こしうる．

梅毒トレポネーマ

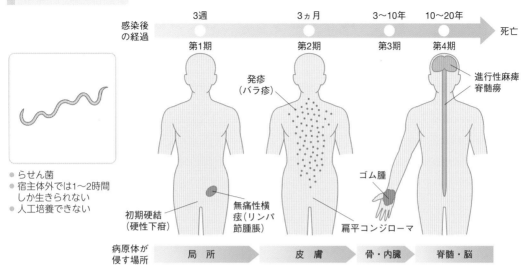

- らせん菌
- 宿主体外では1〜2時間しか生きられない
- 人工培養できない

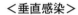

感染後の経過

3週　　3ヵ月　　3〜10年　10〜20年　　死亡

第1期　　第2期　　第3期　　第4期

発疹（バラ疹）

進行性麻痺
脊髄癆

ゴム腫

初期硬結（硬性下疳）　無痛性横痃（リンパ節腫脹）　扁平コンジローマ

病原体が侵す場所　局　所　　皮　膚　　骨・内臓　脊髄・脳

＜垂直感染＞

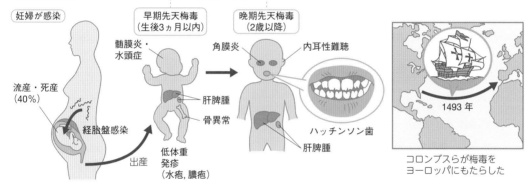

妊婦が感染

未治療の場合

早期先天梅毒（生後3ヵ月以内）　晩期先天梅毒（2歳以降）

髄膜炎・水頭症　　角膜炎　　　内耳性難聴

流産・死産（40％）

経胎盤感染

肝脾腫

骨異常

出産

低体重
発疹（水疱, 膿疱）

ハッチンソン歯

肝脾腫

1493 年

コロンブスらが梅毒をヨーロッパにもたらした

淋　菌

- グラム陰性双球菌

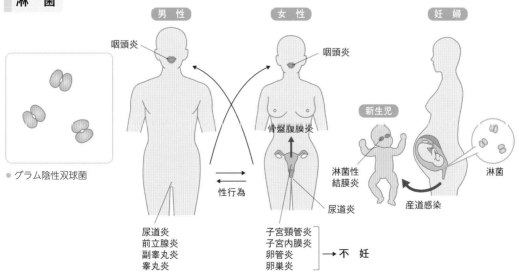

男　性　　　女　性　　　妊　婦

咽頭炎　　　　咽頭炎

新生児

骨盤腹膜炎

性行為

淋菌性結膜炎

淋菌

尿道炎

産道感染

尿道炎
前立腺炎
副睾丸炎
睾丸炎

子宮頸管炎
子宮内膜炎
卵管炎
卵巣炎　　→　不　妊

（男性に比べ自覚症状が現れにくい）

2-24 海外で出会うかもしれない細菌たち

海外では今も流行している細菌感染症

「米のとぎ汁様」の水様性下痢をきたす―コレラ菌

- グラム陰性桿菌で，「コンマ」のように少し曲がった形をしている．汽水域，海水中に生息する．
- **コレラ毒素**を産生し，激しい**水様性下痢（米のとぎ汁様）**と脱水症状を起こす．
- アジア型コレラは，1817年から1923年の間に6回の世界的大流行をもたらした．一方，1905年エジプトのエルトールで分離され，1961年以降世界的大流行を起こしている株をエルトール型という．海外旅行の増加，生鮮魚介類の輸出入により，コレラは世界のあらゆる国で起こっている．

膿粘血便をきたす―赤痢菌属

- グラム陰性桿菌．
- 10～200個でも感染が成立する．**志賀毒素，腸管毒**を産生し，発熱，腹痛，下痢を引き起こす．しぶり腹をともなう**膿粘血便**がみられる．致死率は0.5％以下である．
- 日本の患者数は，国内感染例，海外感染例がおよそ半数ずつで，年間200～300人程度である．

アフリカが最大の流行地―髄膜炎菌

- グラム陰性のソラマメ形をした双球菌．
- 感染すると咽頭から血中に侵入し，血中で増殖して**菌血症・敗血症**をきたす．さらに髄液に侵入・増殖し，**流行性脳脊髄膜炎**を引き起こす．菌血症の過程で，血管内膜炎や壊死，血栓を起こすため，**出血斑**を生じることがある．副腎の血管が傷害されると急性副腎不全（ウォーターハウス・フリーデリクセン症候群）をきたす．
- 1940年代後半は，国内で年間4,000例前後の発生があった．その後年々減少していて現在では数十例程度である．海外では，年間50万人の患者が発生し，5万人死亡している．とくに中央アフリカは最大の流行地で**髄膜炎ベルト地帯**とよばれている．

保菌ネズミの尿から大量に排出される―レプトスピラ

- コルク栓抜き状の密ならせん形の菌で，非常に細長く，両端または一端がフック状に弯曲している．
- **人獣共通感染症**である．ヒトの重症型（**ワイル病**）は，**黄疸，出血，腎障害**の主要三症状が出現し，おもに肺出血や腎不全により死亡することがある．一方，黄疸が起こらない軽症型もあり，秋に流行するので秋季レプトスピラ病（秋やみ）という．
- **ネズミや野生動物の腎臓に保菌**されていて，尿中に菌が排出される．ヒトは，保菌動物の尿，または尿で汚染された水や土壌に接触することにより**おもに皮膚から感染する**．ヒトからヒトへの感染はない．
- 1914年，日本人の稲田龍吉，井戸 泰，両博士らによって発見された病原体である．わが国では1960年ごろより患者は激減し，現在では毎年数十例程度である．しかしながら海外，とくに熱帯・亜熱帯では依然多発しており，年間30万～50万人が重症化していると考えられている．

コレラ菌

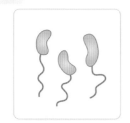

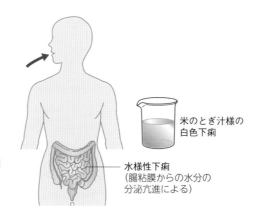

米のとぎ汁様の
白色下痢

水様性下痢
（腸粘膜からの水分の
分泌亢進による）

- コンマ状のグラム陰性桿菌
- 極単毛性の鞭毛をもつ
- コレラ毒素を出す

赤痢菌属

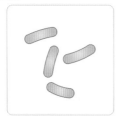

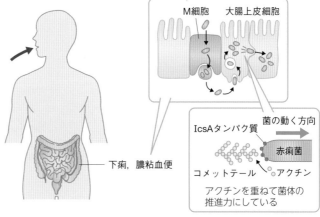

M細胞　大腸上皮細胞

IcsAタンパク質　菌の動く方向

コメットテール　アクチン　赤痢菌

アクチンを重ねて菌体の
推進力にしている

下痢，膿粘血便

- グラム陰性桿菌
- 鞭毛はない
- 志賀毒素，腸管毒を出す

髄膜炎菌

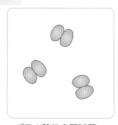

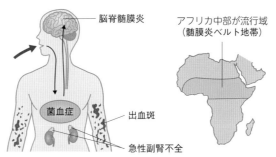

脳脊髄膜炎

菌血症

出血斑

急性副腎不全

アフリカ中部が流行域
（髄膜炎ベルト地帯）

- グラム陰性の双球菌
　（ソラマメ様）

レプトスピラ

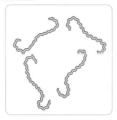

重症型（ワイル病）

結膜出血

肺出血

黄疸
腎不全

経皮感染

- 細かいらせん状の菌
- 両端がフック状
- 活発に回転運動をする

野生ネズミなどが
腎臓に保菌

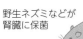

尿にレプトスピラが含ま
れていて水・土壌を汚染

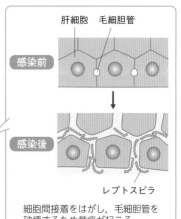

肝細胞　毛細胆管

感染前

感染後

レプトスピラ

細胞間接着をはがし，毛細胆管を
破壊するため黄疸が起こる

2-25 近ごろ出会わないけど，またいつだって……

患者数が激減した細菌感染症

成人の患者が増加中—百日咳菌

- グラム陰性桿菌．主要な病原因子は，付着にかかわる**線維状赤血球凝集素**と**百日咳毒素**である．
- 病期は，カタル期→痙咳期→回復期に分類される．**カタル期が，最も伝染性が強い**．痙咳期には，百日咳に特有の**爆発性・連続性の咳**，**吹笛様吸気**がみられる．乳児では重症化しやすく，咳はみられずに**いきなり無呼吸**をきたすこともある．
- ワクチンが導入されて患者数は激減した．患者の大半は2歳以下のワクチン未接種者だが，**近年成人の百日咳が増加している**．
- 成人はかかっても典型的な咳をすることはまれで見逃されやすい．そのため感染源となり周囲へ感染を拡大してしまうおそれがある．とくにワクチン未接種乳児への感染機会の増加が最も懸念される．

ワクチン接種がきわめて有効—インフルエンザ菌b型（Hib）

- インフルエンザ菌は莢膜の抗原性によって，a〜fの6種類と，無莢膜型に分類される．
- **侵襲性疾患**（髄膜炎，喉頭蓋炎，化膿性関節炎など）**のほとんどがb型によって起こる**．一方，粘膜感染症（中耳炎，肺炎，気管支炎，副鼻腔炎など）のほとんどが無莢膜型によって起こる．
- 日本では，海外に大きく遅れて2008年より**莢膜多糖体結合型のHibワクチン**が導入され，2013年より定期接種化された．導入前は年間約600人の髄膜炎発生があったが，現在はほぼ0になった．

国内発生はみられなくなったけれど—ジフテリア菌

- グラム陽性桿菌．一端または両端が膨大している（棍棒状）．
- 感染すると咽頭に**偽膜**をつくり，**浮腫**を起こす．菌自体は鼻咽頭粘膜の偽膜に限局するが，**ジフテリア毒素**を産生し，毒素が全身に回って全身障害（心，肝，腎，副腎）を起こす．
- 致死率は5〜10％．心筋炎・心不全が死亡の大きな原因．偽膜や浮腫による窒息死もある．
- 日本では**トキソイドワクチン**の導入により，現在ほとんど発生はみられない．海外ではまだ多くの国で発生がみられる．
- 近年，ジフテリア菌とは異なる種の**コリネバクテリウム・ウルセランス**の感染例が散見されるようになった．ペット（おもにイヌ，ネコ）から感染して，ジフテリアと同様の症状をきたすことがある．

深く汚い傷口から芽胞が侵入して神経を侵す—破傷風菌

- **嫌気性菌**（酸素があると増殖できない）．世界中の土壌に，耐久型の**芽胞**として広く分布している．
- 野外で体の深部に及ぶ怪我をして芽胞が傷口から入ると，体内で芽胞が発芽して増殖をはじめる．
- **破傷風毒素**を産生する．毒素は運動神経に作用して神経伝達の抑制がきかなくなるため，**筋肉の異常収縮**をきたす（口が開けにくい，顔が引きつれて歯がむき出しになる，**全身性のけいれん発作**など）．
- **トキソイドワクチン**により発症を予防できる．重度外傷時には**破傷風免疫グロブリン**も投与される．

第2章　細菌の性質と生きるための戦略

百日咳菌

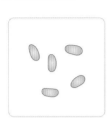

- グラム陰性短桿菌

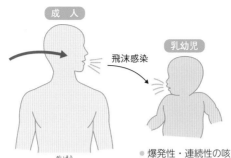

成人

乳幼児

飛沫感染

咳嗽
(がいそう)
(軽症ですむ)

- 爆発性・連続性の咳
- 吹笛様吸気
- (乳児では) 無呼吸

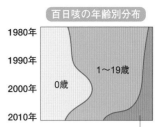

百日咳の年齢別分布

1980年
1990年
2000年
2010年

0歳　1〜19歳

20歳以上

成人の百日咳が急増中

インフルエンザ菌b型（Hib）

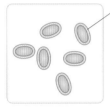

b型莢膜

- グラム陰性短桿菌
※インフルエンザ菌の莢膜型
　はb型以外にa, c〜f型,
　無莢膜型がある

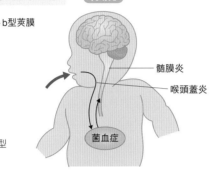

乳幼児

髄膜炎
喉頭蓋炎

菌血症

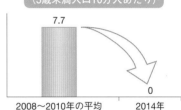

Hib髄膜炎の罹患率の変化
(りかんりつ)
（5歳未満人口10万人あたり）

7.7

0

2008〜2010年の平均　　2014年

ジフテリア菌

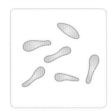

- グラム陽性桿菌
- 一端または両端が膨大
　（棍棒状）

偽膜

Bull neck
(頸部, 下顎部の)
(著しい浮腫と)
(リンパ節腫脹)

心不全
肝障害
副腎障害
腎障害

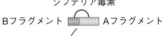

ジフテリア毒素

Bフラグメント　　Aフラグメント

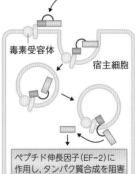

毒素受容体

宿主細胞

ペプチド伸長因子 (EF-2) に
作用し, タンパク質合成を阻害

ジフテリア毒素の細胞内侵入

破傷風菌

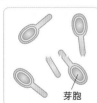

芽胞

- グラム陽性桿菌
- 芽胞を形成すると
　「太鼓のバチ」の様
　な形状となる
- 嫌気性菌

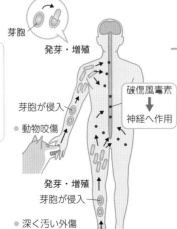

芽胞

発芽・増殖

芽胞が侵入

動物咬傷

発芽・増殖
芽胞が侵入

- 深く汚い外傷
- 古くぎをふむ

破傷風毒素

神経へ作用

＜症状の進行＞

① 口が開けにくくなる
(かいこうきんきんちょう)
↓（牙関緊急）

② 顔がひきつって歯が
↓ むき出しになる（痙笑）
(けいしょう)

③ 全身の筋肉に力が入って
　体がのけぞる（後弓反張）
(こうきゅうはんちょう)
　ときどき全身性のけいれんが起こる

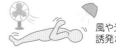

風や光で
誘発される

2-26
結核は「昔の病気」ではありません
わが国の結核事情

脂のよろいを身にまとった結核菌

- 結核菌は，その表層に**長鎖脂肪酸(ミコール酸)に富む細胞壁**におおわれているのが特徴．そのため，グラム染色されにくいが，フクシン系の赤い色素にいったん染まると，酸を含むアルコール水溶液でも脱色されにくい．この性質を**抗酸性**といい，結核菌は**抗酸菌**とよばれる(2-2参照)．
- 小川培地を用いて37℃で培養すると，1つの菌が2つに分裂するのに約12時間もかかるため，**コロニーが形成されるまでに約4週間**かかる．
- 感染した菌は**マクロファージの細胞内で増殖する**(通性細胞内寄生菌)．

結核は肺だけではない

- 空中に浮遊する結核菌を含んだ飛沫核を吸入することで感染する．感染後は次のような経過をとる．
  1) まず**肺胞マクロファージに貪食される**．一部は**肺門リンパ節内で増殖**．細胞性免疫が成立すると，増殖が起こらなくなり，この時点では**発病に至らない**．しかし菌は生存し続ける．90％は一生発症しない．
  2) **約10％が結核を発症する**．感染した時点で，乳幼児や低栄養など免疫が低下している場合には，3ヵ月～2年の間に発症に至る．感染した時点では増殖を抑えることができていても，加齢などで徐々に免疫力が低下すると，5～20年以上経過して発症する．

     結核は，**肺結核が最も多い**が，リンパや血液の流れに乗ると，髄膜炎，胸膜炎，関節炎，脊椎カリエス，腎炎，膀胱炎，卵巣炎，精巣上体炎など，**全身のいたるところで病巣をつくりうる**．

     ※免疫が著しく低下した場合，結核菌が血行性に全身播種される．少なくとも2つ以上の臓器に感染し，活動性の病巣が成立した病態を**粟粒結核**という．

日本はようやく「低蔓延国」入りへ

- 世界では毎年約1,000万人が発病し，約200万人が死亡している．
- わが国では，明治時代から昭和20年代までの長い間，「国民病」「亡国病」と恐れられた．滝廉太郎，正岡子規，樋口一葉，石川啄木といった著名人も，結核のために20歳代から30歳代の若さで命を落とした．
- 現在では，結核の死亡率は往時の1/100以下にまで激減し，**新登録結核患者数・罹患率は連続で減少中**である(2021年の結核罹患率：人口10万人当たり9.2人)．
- わが国では**高齢者に多く**，全新登録結核患者数に占める70歳以上の割合は63.6％で，年々増加傾向にある．
- **国内の地域間格差が大きいのも特徴**(大阪市の罹患率〔18.6〕は，山梨県〔4.3〕の4.3倍)．
- わが国の罹患率は米国など他の先進国の水準に近づきつつあり，近隣アジア諸国よりも低い．2021年にはついに「結核低蔓延国」の仲間入りを果たしたが，新型コロナウイルス感染症の影響も考えられる．

2-26

結核菌の壁構造

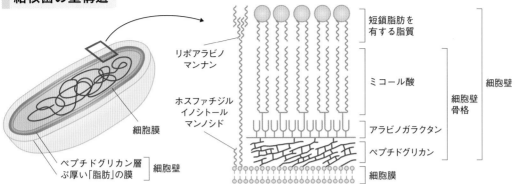

- 短鎖脂肪を有する脂質
- リポアラビノマンナン
- ミコール酸
- ホスファチジルイノシトールマンノシド
- アラビノガラクタン
- ペプチドグリカン
- 細胞壁
- 細胞壁骨格
- 細胞膜
- 細胞膜
- ペプチドグリカン層 ぶ厚い「脂肪」の膜 } 細胞壁
- 細胞膜

結核菌感染後の経過

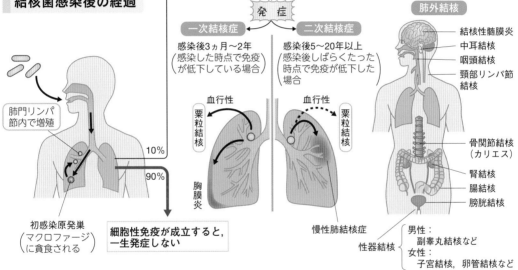

発　症

一次結核症　　二次結核症

感染後3ヵ月〜2年（感染した時点で免疫が低下している場合）

感染後5〜20年以上（感染後しばらくたった時点で免疫が低下した場合）

血行性　　　　血行性

粟粒結核　　　粟粒結核

10%

90%

胸膜炎

慢性肺結核症

肺門リンパ節内で増殖

初感染原発巣（マクロファージに貪食される）

細胞性免疫が成立すると，一生発症しない

肺外結核

- 結核性髄膜炎
- 中耳結核
- 咽頭結核
- 頸部リンパ節結核
- 骨関節結核（カリエス）
- 腎結核
- 腸結核
- 膀胱結核
- 性器結核 { 男性：　副睾丸結核など　女性：　子宮結核，卵管結核など

日本の結核——過去と現在

結核で命を落とした著名人

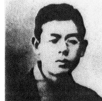
滝廉太郎（1879〜1903）享年24

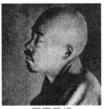
正岡子規（1867〜1902）享年35

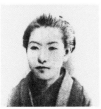
樋口一葉（1872〜1896）享年24

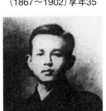
石川啄木（1886〜1912）享年26

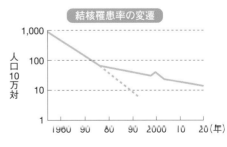

結核罹患率の変遷

人口10万対

1,000 / 100 / 10 / 1

1960 90 70 80 90 2000 10 20（年）

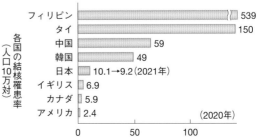

各国の結核罹患率（人口10万対）

フィリピン	539
タイ	150
中国	59
韓国	49
日本	10.1→9.2（2021年）
イギリス	6.9
カナダ	5.9
アメリカ	2.4

（2020年）

0 50 100

2-27
細胞壁のない異端児
マイコプラズマ

細胞壁がないので形は多様―マイコプラズマの特徴

- マイコプラズマは，ほかの細菌とは異なり，**細胞壁とペプチドグリカンを欠く**．したがって，抗菌薬のうち，**細胞壁合成阻害薬（ペニシリンなど）は効かない**．
- 細胞膜にコレステロールをもつ，細胞骨格をもつ，といった真核細胞との類似点もある．
- マイコプラズマ分離培地（PPLO培地など）に生えたコロニーは，肉眼ではみえないが顕微鏡でみると**目玉焼き状**を呈する．このようにみえるのは，マイコプラズマのコロニーは寒天の表面下に形成され，中心部が深く潜っているためである．

ヒトに病気を起こすマイコプラズマの仲間たち

- **肺炎マイコプラズマ**

  肺炎を起こす．5〜30歳，とくに9歳以下に好発する．通常は，3週間程度で自然治癒する．

  肺炎以外に，神経系（髄膜炎，脳炎，ギラン・バレー症候群など），皮膚（多形紅斑，蕁麻疹），感覚器（結膜炎，虹彩炎，中耳炎），脈管系（心外膜炎），血液系（自己免疫性溶血性貧血，血小板減少性紫斑病），筋骨格系（関節炎），泌尿器系（糸球体腎炎，IgA腎症）などにも病変をきたすことがある．

  マイコプラズマには直接的な細胞障害性はない．発症のしかたには以下の2種類がある．

  1) 病原体が存在し，細胞膜成分がサイトカイン産生を誘導し，炎症が引き起こされる．
  2) 局所には菌体は存在せず，アレルギー反応または自己免疫機序（交叉抗原性による）などの免疫応答により炎症が引き起こされる．

- **マイコプラズマ・ペネトランス**

  エイズ患者の尿から分離された．フラスコ状の形態で，細胞への侵入性をもつ．**エイズの増悪**に関与している．

- **マイコプラズマ・ジェニタリウム，ウレアプラズマ・ウレアリティカム**

  いずれも尿道炎の原因とされ，**性感染症**の原因菌の一つである．

  ウレアプラズマは慢性前立腺炎，習慣性流産，低出生体重児，不妊，卵管炎などとの関連の報告もあるが，賛否両論ある．

一般細菌とマイコプラズマの比較

	一般細菌	マイコプラズマ
DNAとRNAがある	＋	＋
細胞壁をもつ	＋	－
タンパク質合成系をもつ	＋	＋
エネルギー産生系をもつ	＋	＋
二分裂でふえる	＋	＋
細胞外で増殖できる	＋	＋
抗生物質が効く	＋	＋

マイコプラズマのコロニーと菌の形態

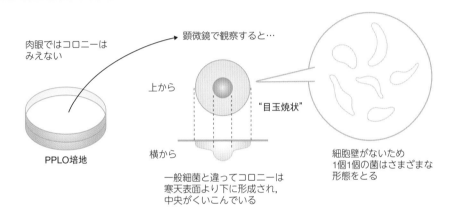

肉眼ではコロニーは
みえない

PPLO培地

顕微鏡で観察すると…

上から

横から

"目玉焼状"

一般細菌と違ってコロニーは
寒天表面より下に形成され,
中央がくいこんでいる

細胞壁がないため
1個1個の菌はさまざまな
形態をとる

ヒトに病気を起こすマイコプラズマの仲間たち

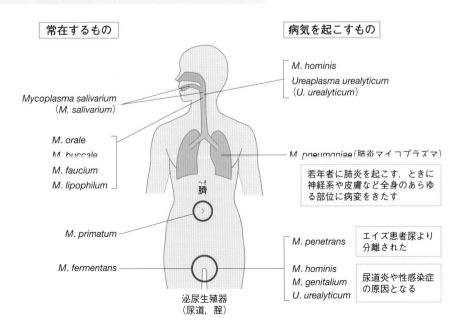

常在するもの

病気を起こすもの

M. hominis
Ureaplasma urealyticum
（*U. urealyticum*）

Mycoplasma salivarium
（*M. salivarium*）

M. orale
M. buccale
M. faucium
M. lipophilum

臍（へそ）

M. primatum

M. fermentans

M. pneumoniae（肺炎マイコプラズマ）

若年者に肺炎を起こす．ときに
神経系や皮膚など全身のあらゆ
る部位に病変をきたす

M. penetrans

エイズ患者尿より
分離された

M. hominis
M. genitalium
U. urealyticum

尿道炎や性感染症
の原因となる

泌尿生殖器
（尿道，腟）

2-28
ツツガなく過ごさせるわけには いきません
リケッチア

節足動物の運び屋が必要 ― リケッチアの特徴

- ふつうの細菌より小さい（0.5 × 0.5 μm程度）.
- 二分裂によって増殖する. **細胞のなかでしか増殖できない**（人工培地では増えない）.
- 感染には**節足動物の媒介が必要**. 媒介節足動物（ノミ, シラミ, ダニ）を**ベクター**という（**1-5**参照）.
- ヒトに熱性・発疹性疾患を引き起こす.
- リケッチア症の診断に, 患者血清とプロテウス属菌との凝集反応によって, 血清中のリケッチア抗体を検出する方法がある. これは, リケッチア抗原とプロテウス属菌O抗原は共通の抗原性を有することを利用したもので, **ワイル・フェリックス反応**という.

ヒトに病気を起こすリケッチアの仲間たち

日本に存在する（または過去に存在した）リケッチアは次の3つである.

- **発疹チフスリケッチア**

発疹チフスを引き起こす. バルカン, アジア, アフリカ, メキシコ, アンデス地方にみられる. わが国では, 第二次世界大戦後に多くの患者が発生したが1955年以降発生はみられない. ベクターは**コロモジラミ, アタマジラミ**. リザーバーはヒトである.

発熱後5日以内に発疹が出現. やがて, 血圧低下, 意識障害, 幻覚などが出現し, 無治療だと致死率は10〜70％である. 回復後も菌はリンパ節に潜伏し続け, **回帰発症**する（**ブリル・ジンサー病**）.

- **リケッチア・ジャポニカ**

日本紅斑熱を引き起こす. 1984年に, 徳島県で馬原文彦博士により最初の患者が発見された. リザーバー, ベクターともに**マダニ**である.

野山でマダニに刺されて2〜8日のちに, 発熱, 全身の発疹が出現する. 発疹はやがて出血性となる. マダニの刺し口を認める（**3-14**参照）.

関東から四国, 九州の比較的温暖な太平洋沿岸に多い. 年間約400例発生（増加中）. 4月〜11月に多い.

- **つつが虫病オリエンチア**

つつが虫病を引き起こす. リザーバー, ベクターともに**ツツガムシ**である.

野山でツツガムシに刺されて5〜14日のちに, 発熱, リンパ節腫張, 体幹から全身へ広がる発疹（小紅斑, 丘疹）が出現する. ツツガムシの刺し口を認める. 致死率が高い.

北海道を除く日本全国にみられ, 11月〜12月に最も発生が多い. 年間400〜540例発生.

　※菌を保有するツツガムシは全体の0.1〜3％. ふだんは地表や地中で生活しているが, 卵からかえった幼虫の時期に一度だけ, ヒトや動物の組織液を吸う.

一般細菌とリケッチアの比較

	一般細菌	リケッチア
DNAとRNAとがある	＋	＋
細胞壁をもつ	＋	＋
タンパク質合成系をもつ	＋	＋
エネルギー合成系をもつ	＋	＋
二分裂でふえる	＋	＋
細胞外で増殖できる	＋	－
抗生物質が効く	＋	＋

動物細胞

核

細胞質内で増殖する.
形は球桿菌

発疹チフスリケッチア

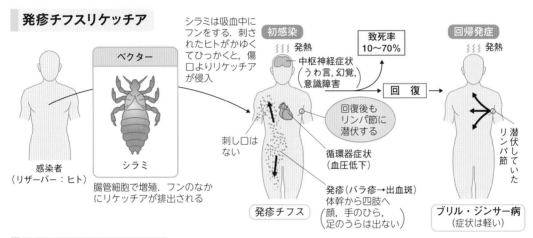

シラミは吸血中に
フンをする. 刺さ
れたヒトがかゆく
てひっかくと, 傷
口よりリケッチア
が侵入

ベクター

シラミ

感染者
(リザーバー：ヒト)

腸管細胞で増殖. フンのなか
にリケッチアが排出される

初感染

发熱

中枢神経症状
(うわ言, 幻覚,
意識障害)

致死率
10〜70%

回復

回復後も
リンパ節に
潜伏する

刺し口は
ない

循環器症状
(血圧低下)

発疹(バラ疹→出血斑)
体幹から四肢へ
(顔, 手のひら,
足のうらは出ない)

発疹チフス

回帰発症

发熱

潜伏していたリンパ節

ブリル・ジンサー病
(症状は軽い)

リケッチア・ジャポニカ

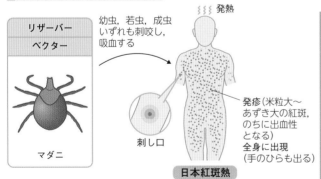

リザーバー
ベクター

マダニ

幼虫, 若虫, 成虫
いずれも刺咬し,
吸血する

发熱

刺し口

発疹(米粒大〜
あずき大の紅斑,
のちに出血性
となる)
全身に出現
(手のひらも出る)

日本紅斑熱

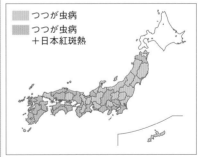

日本紅斑熱と
つつが虫病の疫学

＜国内発生地域＞

つつが虫病

つつが虫病
＋日本紅斑熱

つつが虫病オリエンチア

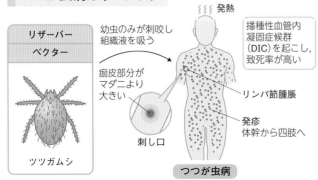

リザーバー
ベクター

ツツガムシ

幼虫のみが刺咬し
組織液を吸う

痂皮部分が
マダニより
大きい

刺し口

发熱

播種性血管内
凝固症候群
(DIC)を起こし,
致死率が高い

リンパ節腫脹

発疹
体幹から四肢へ

つつが虫病

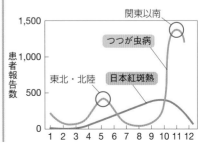

＜2007〜2016年 月別発生数＞

関東以南

つつが虫病

東北・北陸

日本紅斑熱

患者報告数

1,500

1,000

500

0

1 2 3 4 5 6 7 8 9 10 11 12

2-28

2-29 形を変えながら細胞のなかで子孫を増やす クラミジア

3つの顔をもつ—クラミジアの特徴

- 通常の細菌より小さい(直径約0.2〜0.4μm).細胞壁をもつが,ペプチドグリカンはない.
- **細胞のなかでしか増殖できない**(人工培地では増えない).宿主細胞の食胞内で増殖する.自分では ATPの合成ができず,エネルギー供給をすべて宿主細胞に依存している.
- ほかのすべての微生物にはみられない特異な増殖環を示し,細胞内で形態を変えながら増殖する. まず**基本小体**が細胞に侵入する.次に食胞内に取り込まれてここで**網様体**となり,これが二分裂をく り返しながら増殖する.網様体が多数増えた食胞を封入体という.増え終わって細胞から出て行く ときには,**中間体**を経て基本小体に戻る.基本小体は別の細胞へと感染する能力をもつが,二分裂 による増殖はできない.

ヒトに病気を起こすクラミジアの仲間たち

次の3つがヒトに病気を引き起こす.

- **トラコーマクラミジア**

 おもに眼と泌尿生殖器の粘膜に感染する.**性感染症の病原体**である.次のような病気を起こす.

 1)**トラコーマ**:伝染性の慢性角結膜炎.失明に至ることもある.

 2)**封入体結膜炎**:トラコーマより症状は軽い.泌尿生殖器の病巣から感染する.新生児では産道 感染が起こる.

 3)**性病性リンパ肉芽腫症**:鼠径リンパ節の腫張(亜急性炎症)をきたす性感染症.

 4)**泌尿生殖器感染症**:男性では尿道炎,精巣上体炎,前立腺を,女性では子宮頸管炎,子宮 内膜炎,卵管炎などをきたす.女性は男性より初期症状が軽く,重症化してから気づくことも ある.

- **肺炎クラミドフィラ**

 おもに**呼吸器系疾患**(肺炎〔クラミジア肺炎〕,気管支炎,咽頭炎など)を起こす.比較的症状は軽く, かぜ症状や無症状のこともある.多くの人が5〜15歳で感染し,成人では6割が抗体を保有している. 高齢者がかかると,重症化することもある.

 動脈硬化,心筋梗塞や狭心症との関連が注目されている.

- **オウム病クラミドフィラ**

 鳥類,哺乳類を本来の宿主とする.鳥類では下痢を起こすが,不顕性感染のこともある. **鳥類の排泄物(フン)に含まれており**,ヒトはフンを経気道的に吸入して感染する.

 ヒトには「オウム病」とよばれる**肺炎**を起こす.髄膜炎,心臓病変,多臓器不全を起こして死亡する ことがある.

第2章　細菌の性質と生きるための戦略

一般細菌とクラミジアの比較

	一般細菌	クラミジア
DNAとRNAがある	＋	＋
細胞壁をもつ	＋	＋（ただし，ペプチドグリカンはない）
タンパク質合成系をもつ	＋	＋
エネルギー合成系をもつ	＋	－
二分裂でふえる	＋	＋（網様体だけが二分裂できる）
細胞外で増殖できる	＋	－
抗生物質が効く	＋	＋

クラミジアの増殖のしかた

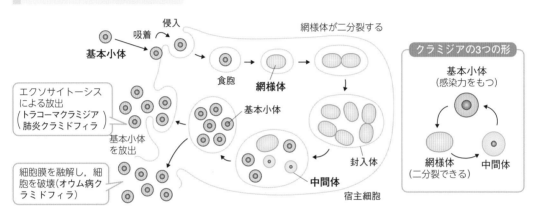

トラコーマクラミジア

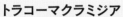

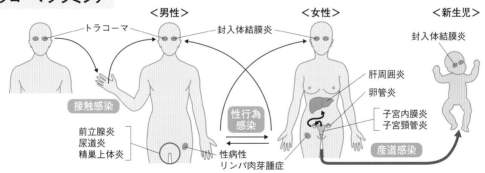

肺炎クラミドフィラ

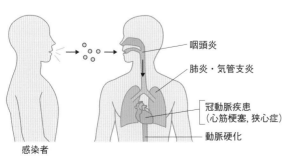

オウム病クラミドフィラ

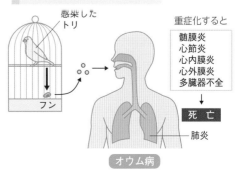

COLUMN 5
細菌の遺伝学

　細菌もほかの生物と同じく，その遺伝情報（遺伝子）はデオキシリボ核酸（DNA）に記されている．この遺伝子の1セットを**ゲノム**という．**細菌のゲノムのほとんどは染色体上にある**．細菌の染色体は，DNA二重らせん構造が輪ゴムのように**1本の輪**になっており（**環状DNA**），核膜に包まれずに細胞質内に広がっている（2-1参照）．ほとんど細菌は**染色体は1個**だが，ビブリオのように2個もつものもいる．細菌のDNAには，真核生物にあるような**介在配列（イントロン）がない**．また，機能的に関連のあるタンパク質の遺伝子は1つにまとまっていて，一緒にまとめて転写されることが多い（**オペロン構造**）（**図**）．遺伝子の数は細菌によって異なっており，自然界でも生き延びる能力が高い細菌ほど遺伝子の数は多い．一方，生存できる環境が限られている細菌は遺伝子の数が少なく，これは環境に適応して不必要となった遺伝子を次々に欠落させていった結果と考えられる．

　細菌には，染色体DNAのほかに，**プラスミド**という小さな環状DNAをもつものがいる（2-1参照）．プラスミドは染色体DNAと同じく，複製されて子孫に受け継がれていく．プラスミド上にのっている遺伝子は，細菌の増殖には必須でないが，薬剤耐性遺伝子や病原性にかかわる遺伝子が存在することも多い．

　DNA上の遺伝子は，細菌の設計図である．この設計図（遺伝情報）が変化すると，細菌の性質が変わることがある．ときには，ストレスに強くなったり，薬剤に耐性になったり，病原性が強くなったりすることもある．遺伝情報に変化が起こる機序には次のようなものがある．

1）突然変異：DNAをコピー（複製）するときのミスによって，DNAの点変異，欠失，挿入などが起こる．

2）水平伝播：外部からDNAが侵入してきて，新しい遺伝情報が書き加えられる．
　① 接合伝達：別の細菌と接合線毛（2-1参照）で連結し，そこを通してプラスミド，トランスポゾンなどをもらう．
　② 形質導入：細菌に感染するウイルス「バクテリオファージ」（3-1参照）によってDNAが細菌内に持ち込まれ，染色体に組み込まれるか，プラスミドの状態になって維持される．
　③ 形質転換：細菌が壊れて放出されたDNAを，他の生きている菌が取り込んで新しい性質を獲得する．

1)ラクトースが存在しない場合

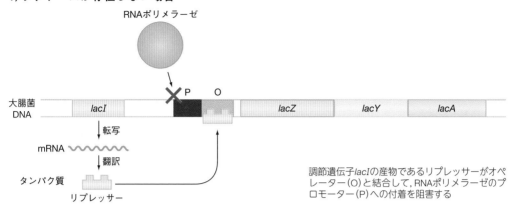

調節遺伝子*lacI*の産物であるリプレッサーがオペレーター（O）と結合して，RNAポリメラーゼのプロモーター（P）への付着を阻害する

2)ラクトースが存在する場合

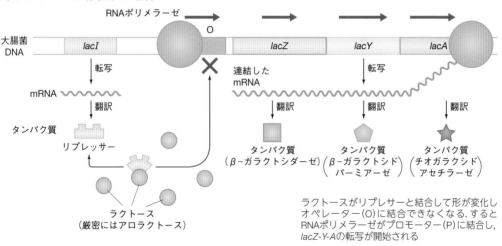

ラクトースがリプレサーと結合して形が変化しオペレーター（O）に結合できなくなる．するとRNAポリメラーゼがプロモーター（P）に結合し，*lacZ-Y-A*の転写が開始される

図　オペロン構造の代表例である大腸菌のラクトースオペロン

ラクトースの代謝に関与する3種類のタンパク質の遺伝子 *lacZ-lacY-lacA* は染色体DNA上にとなりあって並んでいる．菌体内にラクトースが存在しない場合は，遺伝子の転写が起こらない．ラクトースが存在するときだけ，遺伝子が1本のmRNAに転写され，3種類のタンパク質に翻訳される．このように，周囲のラクトースの有無によって転写を調整する実に巧妙なしくみが備わっている．

COLUMN 6
赤ちゃんに乗り移って病気を起こす細菌たち ――母子感染の原因となる細菌

　細菌のなかには，母親が妊娠中に感染すると，胎盤を通過して子宮内で胎児に感染したり，産道で新生児に感染したりして，重い症状を引き起こすものがある．代表的な5つを紹介する．

● **梅毒トレポネーマ**(2-23参照)
・**経胎盤感染**により胎児が感染する．その結果，流産，死産をきたすか，**先天梅毒児**として出生する．
・先天梅毒児の6割は出生時にはまだ症状がないが，ふつう3ヵ月以内に症状が出現する(**早期先天梅毒**)．症状がないからといってそのまま治療しないと，2歳以降に発症する場合がある(**晩期先天梅毒**)．
　　① **早期先天梅毒**(症状)：肝脾腫，皮膚病変(梅毒性天疱瘡とよばれる水疱疹，斑点状丘疹)，全身性リンパ節腫大，骨軟骨炎，鼻炎，血液検査異常(肝機能障害，低血糖，溶血性貧血，血小板減少等)，中枢神経症状など．
　　② **晩期先天梅毒**(症状)：鼻・硬口蓋・各臓器・骨などのゴム腫様潰瘍，ハッチンソン歯(半月状の上顎切歯)，実質性角膜炎，内耳性難聴など．

● **リステリア・モノサイトゲネス**(2-22参照)
・妊婦がリステリア症にかかると，**経胎盤感染**により**流産，死産，新生児髄膜炎**を起こすことがある(**周産期リステリア症**という)．
・妊娠中は，リステリアが含まれる可能性のある生ハムなどの食肉加工品，未殺菌乳，ナチュラルチーズなどの乳製品(加熱をせずに製造されるもの)は摂らないように，注意喚起されている．

● **ストレプトコッカス・アガラクティエ**
・B群レンサ球菌(GBS)ともよばれる．
・GBSは，直腸，腟などに常在している(若い女性の10〜30％が保菌)．
・母乳からも0〜2％検出される．
・妊婦が腟内にGBSを保菌していると，出産時に新生児が**産道感染**して，肺炎・敗血症・髄膜炎をきたす．
　　① **早期発症**(出生後24時間以内)：**肺炎**や**敗血症**が多い(おもに**早産児**)．
　　② **晩期発症**(出生後2〜3週間)：**髄膜炎**や**敗血症**が多い(おもに**正期産児**)．
・母子感染予防のため，妊婦健診において腟内のGBS検査が行われている．保菌者の場合，妊娠35〜37週でペニシリンの投与を受けて除菌する．

● **淋菌**(2-23参照)
・妊婦が淋疾(淋病)だと新生児が**産道感染**し，**新生児淋菌性結膜炎**(膿漏眼)をきたして失明の原因となる．

● **クラミジア・トラコマティス**(2-29参照)
・妊婦が性器クラミジア感染症にかかっていると，新生児が**産道感染**し，**封入体結膜炎，肺炎，咽頭炎**をきたす．
・性器クラミジア感染症にかかると，その後に**不妊**や**子宮外妊娠**の原因となる．

細菌による母子感染

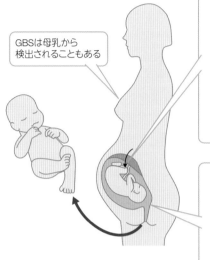

GBSは母乳から
検出されることもある

経胎盤感染

梅毒トレポネーマ
- 早期先天梅毒(生後3ヵ月以内)
 (肝脾腫, 皮膚病変など)
- 晩期先天梅毒(2歳以降)
 (ゴム腫様潰瘍, ハッチンソン歯, 実質性角膜炎,
 内耳性難聴など)

リステリア・モノサイトゲネス
- 新生児髄膜炎

経産道感染

ストレプトコッカス・アガラクティエ(別名:GBS)
- 早期発症(生後24時間以内)
 (肺炎, 敗血症)→おもに早産児
- 晩期発症(生後2〜3週間)
 (髄膜炎, 敗血症)→おもに正期産児

淋 菌
- 新生児淋菌性結膜炎(膿漏眼)

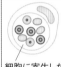

クラミジア・トラコマティス
- 封入体結膜炎, 肺炎, 咽頭炎など

細胞に寄生した
クラミジア

COLUMN 7
グラム染色は「迅速診断」の優れたツール

　細菌培養の結果が出るには通常2，3日間を要するが，感染症患者の検体をスライドグラス上に塗抹し，グラム染色（2-2参照）して顕微鏡で見ることにより，わずか15分程度で起炎菌の推定ができる．この方法は，感染症の診断や抗菌薬選択にきわめて有用である．そのためには，患者の臨床症状や検体の種類から起炎菌の候補を絞っておき，それぞれの細菌のグラム染色所見（グラム陽性/陰性，形，菌同士の配列など）を頭に入れておいて検鏡する必要がある．

　たとえば，肺炎の小児の喀痰をグラム染色した場合，グラム陽性の双球菌を多数認めれば肺炎球菌，グラム陰性の短桿菌もしくは球桿菌であればインフルエンザ菌，グラム陰性の双球菌であればモラキセラ・カタラーリスの可能性が高い．尿道痛を訴える成人男性患者の尿道分泌物のグラム染色で，グラム陰性双球菌（そら豆様）を多数認めれば淋菌と考えられる．急性胃腸炎で血便をきたした患者の便をグラム染色して，グラム陰性のカモメ状の菌を多数認めればカンピロバクターと推定できる．

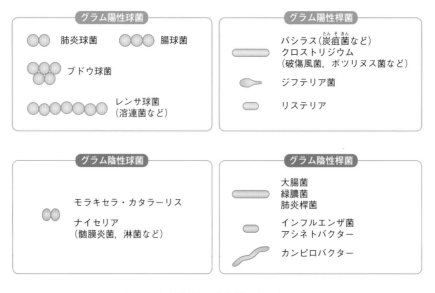

図　おもな病原細菌のグラム染色所見

COLUMN 8
年齢の好みは千差万別
―細菌性髄膜炎の原因となる細菌

　脳や脊髄は，髄膜と呼ばれる膜によって保護されていて，髄膜と脳・脊髄の間は髄液という液体で満たされている．髄膜炎とは，感染したウイルスや細菌などが血流に乗って髄膜や髄液にたどり着き，そこで増殖して炎症を引き起こす病気である．

　このうち，細菌によって起こる髄膜炎の原因菌は，年齢によって違っている．

● 新生児〜生後3ヵ月乳児(→おもに分娩の時に母親からもらう細菌によって起こる)：
　B群レンサ球菌(GBS)，黄色ブドウ球菌，大腸菌，リステリア

● 生後3ヵ月以降の乳児〜幼児：インフルエンザ菌(ほとんどがb型[Hib])，肺炎球菌

● 年長児〜青年期：インフルエンザ菌(ほとんどがb型[Hib])，肺炎球菌，髄膜炎菌

● 成人：肺炎球菌，髄膜炎菌

　実際の臨床では，髄膜炎が疑われたときには背中から細くて長い針を刺して髄液を採取する．これをグラム染色して多数の白血球と細菌がみられたら「細菌性髄膜炎」と診断する．その原因菌が何であるか知るためには髄液の細菌培養検査を行うが，髄液のグラム染色像と患者の年齢によって，培養検査結果が来る前に原因菌を推定することが可能である(ワクチンの定期接種化によってHib，肺炎球菌による髄膜炎は激減している)．

細菌性髄膜炎

〈発症機序〉　　　　　〈年齢別原因菌〉

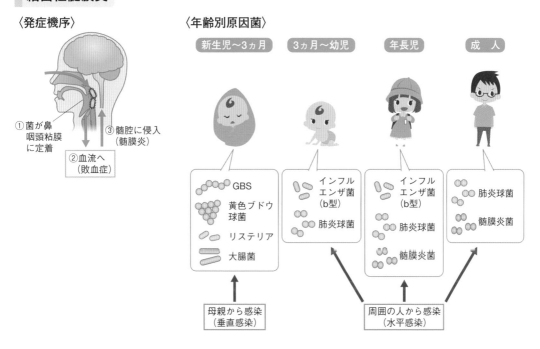

ウイルスの性質と生きるための戦略

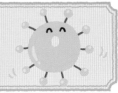

ウイルスとは何者か？　ウイルスは「微生物」として取り扱うが，生物というよりも「タンパク質の殻に包まれた，感染し増殖し伝染する遺伝子」というほうが正確である．ウイルス粒子の**形や大きさは千差万別**である．

　人間に感染する際に，**どこからやってくるのか**（感染経路），**どこから入るのか**（侵入門戸），**どこへ行くのか**（体内での広がり）は，ウイルスによってほぼ決まっている．また，ウイルスは生きた細胞のなかでしか増えることができない．人体に侵入したウイルスは，**人間の細胞をちゃっかりと乗っ取る**ことによって大量に複製され，細胞外へウイルス粒子が放出される．そして，新しい細胞へ感染していく．したがって，体内のウイルスを排除するには，ウイルス感染細胞と，細胞外にいるウイルス粒子の両方を攻撃目標としなければならない．**人間にとってはなかなか手ごわい相手**である．感染したのちも長期にわたり人体内に存在し，**隠れておいて登場の機会をうかがう**ウイルスもいる．

　ウイルスは身近な存在であり，かぜはほとんどがウイルスの仕業である．また，**冬に嘔吐下痢症を起こすウイルスたち**，**「ぶつぶつ」を起こすウイルスたち**もいる．しかし，なかには病原性が強いウイルスもおり，ときには世界中の人間を恐怖におとしいれる．本章の後半では，近ごろ話題になったウイルスのなかから，**毎年冬になると大暴れするインフルエンザウイルス**，**エイズを引き起こすウイルスであるヒト免疫不全ウイルス（HIV）**，**母子感染を起こすウイルス**，**蚊やマダニが感染を媒介するウイルス**，**海外で出会うかもしれないウイルス**，**がんウイルス**，そして**世界を震撼（かん）させたウイルス**（エボラウイルス，SARS コロナウイルス，MERS コロナウイルス，SARS コロナウイルス 2（いわゆる「新型コロナウイルス」））を取り上げ紹介する．

▶は発展学習を表しています．

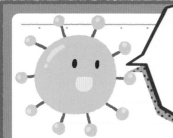

3-1 ウイルスとは何者か？
ウイルスの発見，ウイルスの特徴

■ ウイルスはこうして見つけられた

- **ウイルスは植物のタバコの病気の研究から初めて見つかった**.
- 1886年，ドイツの**マイヤー**は，タバコの葉に斑点ができる病気（**タバコモザイク病**）の研究を行っていた．病気の葉の抽出液を健康な葉に接種すると，**病気が伝染する**ことを発見した.
- 1892年，ロシアの**イワノフスキー**は，タバコモザイク病にかかった葉の抽出液を細菌濾過器を通しても，通過した液は感染性があることを発見し，この病原体は**細菌よりも小さい**ことを見出した.
- 1898年，オランダの**ベイエリンク**は，この病原体は細菌とは違って培養液のなかでは増殖しないが，生きたタバコの葉では増殖することを見出した．この病原体は今では**タバコモザイクウイルス**とよばれるもので，**最初に見つかったウイルス**である.
- 同じ1898年に，ウシの口蹄疫から濾過性病原体が発見された．また，1910年代に入ると，細菌を溶かす濾過性因子（バクテリオファージ）が発見された．このように，**植物，動物，細菌に感染するウイルスが見つけられた**.
- 1935年，**ウェンデル・スタンリー**はタバコモザイクウイルスを結晶化することに成功し，このウイルスはタンパク質とRNAだけからできていることを明らかにした.

■ ウイルスはこのような型破りの「生物」

- ウイルスのサイズは，**細菌よりもかなり小さい**（大きいものでも0.5 μm）．したがって，**電子顕微鏡でしか観察できない**.
- ウイルスは，遺伝情報である**核酸**（DNAかRNAのどちらか一方）をタンパク質の殻で包んだだけの粒子である．つまり，生物の「細胞」としての構造を成していない.
- ウイルスは，**自前のタンパク質合成系やエネルギー産生系を全くもっていない**.
  だから，ふだんウイルス粒子の状態で存在しているときには，生物としての代謝能力も増殖能力もない．ところが，人間などの生きた細胞のなかに寄生すると，細胞内にある酵素や成分を勝手に利用して生物としての活性を示し，増殖することができるようになる．すなわち，**ほかの生物の細胞に寄生して生きていく以外に道のない「生物」**なのである（このことを**偏性細胞内寄生体**という）．ウイルス粒子は，生き延びて子孫を増やすために細胞から細胞へ移住していく際に使う「一人乗り宇宙船」のようなものである.
- 以上より，ウイルスは，原核生物，真核生物のいずれにも分類することができない，型破りの「生物」ということになる．もっと正確にいえば，生物というよりも**タンパク質の殻に包まれた，感染し増殖し伝染する遺伝子**ということになる.

第3章　ウイルスの性質と生きるための戦略

ウイルスの発見

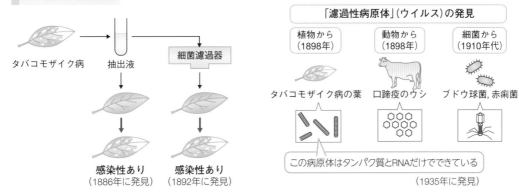

タバコモザイク病　抽出液　細菌濾過器

感染性あり
（1886年に発見）

感染性あり
（1892年に発見）

「濾過性病原体」（ウイルス）の発見

植物から（1898年）	動物から（1898年）	細菌から（1910年代）
タバコモザイク病の葉	口蹄疫のウシ	ブドウ球菌, 赤痢菌

この病原体はタンパク質とRNAだけでできている

（1935年に発見）

ウイルスと一般細菌のちがい

	一般細菌	ウイルス
核酸の種類	DNAとRNAの両方	DNAかRNAの片方
細胞壁をもつ	＋	－
タンパク質合成系（リボソーム）をもつ	＋	－
エネルギー産生系をもつ	＋	－
二分裂により増殖する	＋	－
人工培地（細胞外）で増殖する	＋	－
抗生物質が効く	＋	－

ヒトに病原性のあるウイルスの種類　(3-2参照)

	エンベロープあり			エンベロープなし		
DNA	dsDNA ポックスウイルス科　ヘルペスウイルス科		dsDNA（RT）（部分的一本鎖） ヘパドナウイルス科	dsDNA アデノウイルス科　ポリオーマウイルス科	パピローマウイルス科	100 nm
	ssDNA			ssDNA　パルボウイルス科		
RNA	dsRNA			dsRNA　レオウイルス科		
	ssRNA（－） オルトミクソウイルス科　パラミクソウイルス科 ニューモウイルス科　アレナウイルス科 ブニヤウイルス目　ラブドウイルス科　フィロウイルス科			ssRNA（－）		
	ssRNA（＋） コロナウイルス科　トガウイルス科　フラビウイルス科		ssRNA（RT） レトロウイルス科	ssRNA（＋） ピコルナウイルス科　アストロウイルス科	カリシウイルス科	

ss：1本鎖, ds：2本鎖, ssRNA（＋）：プラス鎖RNA, ssRNA（－）：マイナス鎖RNA, RT：逆転写酵素をもつ

3-2 形や大きさは千差万別
ウイルスの構造と大きさ

ウイルス粒子（ビリオン）のつくりはこうなっている

● ウイルスの遺伝情報が載った**1種類の核酸**（DNAまたはRNAのどちらか一方）が，タンパク質の殻（**カプシド**という）に包まれている．核酸とカプシドをあわせて**ヌクレオカプシド**という．

● カプシドは，同種類のタンパク質分子（**カプソメア**とよばれる）がたくさん集合し，規則正しく組み上げられてできている．その集合のしかたには，らせん構造をとるもの（**らせん対称**という）と，正20面体構造をとるもの（**立方対称**という）の2種類ある．

● ヌクレオカプシドのさらに外側に，**エンベロープ**という膜を被ってビリオンが完成するウイルスもいる．

　エンベロープは，もとはといえば感染細胞から脱出するときに細胞膜の一部を拝借したものである．したがってその成分は，感染宿主の細胞膜と同じ**脂質二重膜**である（3-4参照）．

　エンベロープを身にまとうと，宿主細胞由来の膜なのでパトロール中の免疫細胞に発見されにくく，まるで「隠れ蓑」を着ているのと同じである．ところがこの「隠れ蓑」はアブラでできているので，胆汁，アルコール，消毒薬，石鹸に対しては簡単に溶けてしまう．**エンベロープが壊れるとウイルスは感染性を失う**．逆に，もともとエンベロープを被っていないウイルスは，胆汁，アルコールなどで壊れにくい．

● エンベロープの表面には，ウイルス固有の糖タンパク質でできた突起（**スパイク**）が埋め込まれている．これは，ウイルスが感染宿主の細胞の表面にくっついて中に侵入するときに重要な役割をもつ．一方，このスパイクはウイルス固有の成分なので，この糖タンパク質に対する抗体ができると感染が阻止される．

ウイルスは構造上の特徴により分類される

● ウイルスは，次の構造上の3つの特徴により分類される．

1) **核酸の種類**：2本鎖DNA，1本鎖DNA，2本鎖RNA，1本鎖RNA（＋鎖，－鎖）

2) **カプシドまたはヌクレオカプシドの対称性**：立方対称（正20面体），らせん対称（円柱）

3) **エンベロープの有無**

大きなウイルス，小さなウイルス

● ヒトに病気を起こすウイルスのなかで一番大きなものには，ポックスウイルス科（300～450 nm*），フィロウイルス科（500～1,400 nm）がある．

● 一番小さなウイルスには，パルボウイルス科（20 nm）がある．

$*\ 1\ nm = \dfrac{1}{1,000} \mu m = \dfrac{1}{1,000,000}\ mm$

ウイルス粒子の種類

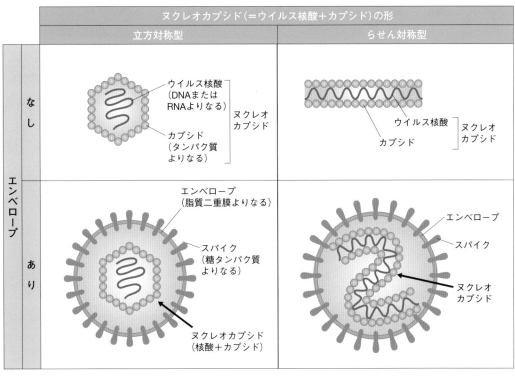

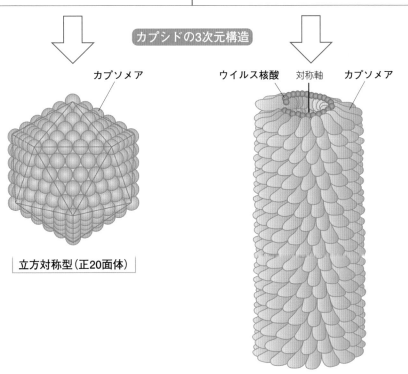

カプシドの3次元構造

立方対称型（正20面体）

らせん対称型

（吉田眞一, 他（編）：戸田新細菌学（改訂34版）. 南山堂, 2013）

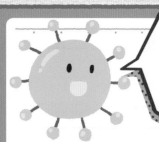

3-3
どこからやってくるのか，どこから入るのか，どこへ行くのか
ウイルスの感染経路と体内での広がり

ウイルスは人体のさまざまな部位から侵入してくる

- **口腔粘膜**：ウイルスを含む**唾液**によって感染する（例：EBウイルス〔EBV〕，サイトメガロウイルス〔HCMV〕）．

- **呼吸器粘膜**：ウイルスを含む**飛沫・飛沫核**を空気とともに吸いこんで感染する（例：インフルエンザウイルス，麻疹ウイルス）．

- **消化器粘膜**：ウイルスを含む**食物，飲用水，便**を口から飲み込んで感染する（例：ノロウイルス，ロタウイルス，A型肝炎ウイルス〔HAV〕）．

- **眼粘膜**：ウイルスが付着した手指で目をこするか，ウイルスを含む飛沫が付着して感染する（例：アデノウイルス，エンテロウイルス）．

- **泌尿生殖器**：**性行為**により感染する（例：HSV，パピローマウイルス，HIV，HBV，ヒトT細胞白血病ウイルス〔HTLV-1〕）．

- **輸血，移植**：事前のチェックで検出できなかったときなど，ごく稀に感染のリスクがある（例：HCMV，HBV，HCV，HIV，HTLV-1）．

- **皮膚**：次のような場合には皮膚からウイルスが侵入する．

  皮膚どうし直接接触する（接触感染）（例：伝染性軟属腫ウイルス〔水いぼのウイルス〕，単純ヘルペスウイルス〔HSV〕），**動物に咬まれる**（例：狂犬病ウイルス），**蚊に刺される**（例：日本脳炎ウイルス〔JEV〕，デングウイルス），**ダニに咬まれる**（例：SFTSウイルス），医療現場での**針刺し事故**（例：B型肝炎ウイルス〔HBV〕，C型肝炎ウイルス〔HCV〕，ヒト免疫不全ウイルス〔HIV〕）．

  ※針刺し事故における感染成立の可能性を考えるとき，参考となるのが血清1 mL当たりのウイルス量（ゲノムコピー数）である．HBVは$10^{7\sim9}$，HCVは$10^{5\sim7}$，HIVは$10^{3\sim5}$といわれている．実際の感染確率は，HBV 30％，HCV 1.8％，HIV 0.3％と報告されている．

  ※HBV，HCV，HIVの感染者の唾液や汗に含まれるウイルスは一般に少量であり，直接血中に侵入しないかぎり感染の可能性はきわめて低い．したがって，食器を別にする必要はなく，スポーツも一緒にできる．

- **母子感染（垂直感染）**には，**胎盤，産道，母乳**の3つの感染経路がある（3-13参照）．

感染後の体内での広がり方

- **局所感染**：ウイルスが侵入局所で増殖して発症し，それ以外は広がらないもの（例：インフルエンザウイルス，RSウイルス，ノロウイルス）．

- **全身感染**：ウイルスが侵入局所または標的臓器で増殖し，血中に入って全身に運ばれるもの（**血漿中にウイルスが存在**：HBV，HCV）（**白血球にウイルスが感染**：EBV，HCMV，HIV，HTLV-1）．なお，血液脳関門を突破して，あるいは**神経を伝わって**中枢神経に至るものもある（例：HSV，ポリオウイルス，狂犬病ウイルス）．

ウイルスの侵入のしかた

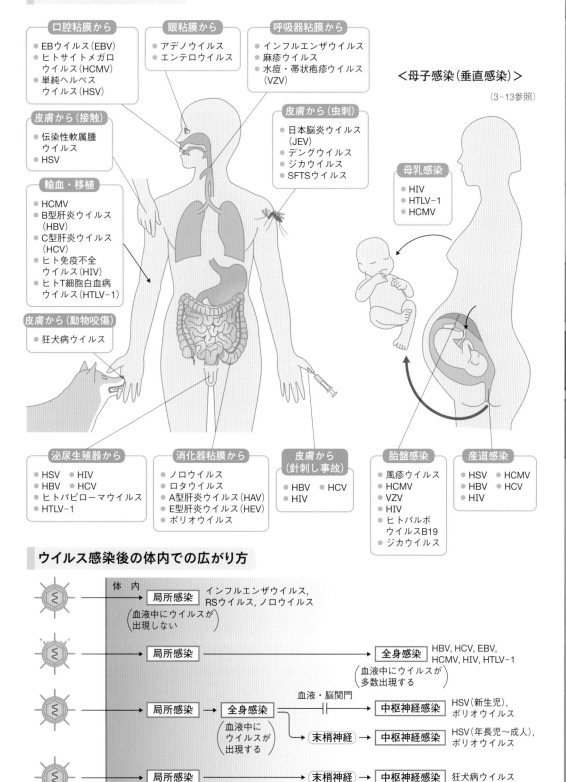

ウイルス感染後の体内での広がり方

▶3-4 発展学習
人間の細胞をちゃっかりと乗っ取る
ウイルスの増殖過程

ウイルスが細胞に侵入して増える過程

- ウイルスは生きた細胞のなかでだけ増えることができる．したがって，まずは宿主細胞に侵入しなければならない．それぞれのウイルスが感染する細胞の種類は決まっているが，目標を定めるのには**細胞表面にある受容体（レセプター）を目印にして吸着し**，その細胞への侵入をはじめる．

- **侵入**：エンベロープをもたないウイルスは，エンドサイトーシスによって細胞内に取り込まれ，ウイルスがエンドソーム膜を壊して，ヌクレオカプシドが細胞質内へ侵入する．

  一方，エンベロープをもつウイルスは，宿主細胞の膜（脂質二重膜）とエンベロープ（同じく脂質二重膜）とが融合して細胞内へ入る．このとき，細胞表面で膜融合が起こるウイルス（例：麻疹ウイルス）と，まずエンドサイトーシスによって細胞内に取り込まれたあとエンドソーム膜とエンベロープとの間で膜融合が起こるウイルス（例：インフルエンザウイルス）とがある．

- **脱殻**：タンパク質の殻（カプシド）から中身の**核酸が細胞質内**に出てくる．

- **転写，翻訳**：ウイルス核酸の遺伝情報は，メッセンジャーRNA（mRNA）に転写される（核酸が（＋）鎖RNAのウイルスは，転写しなくともそのままmRNAとして働く）．mRNAより，宿主のリゾソームを利用してウイルスタンパク質に翻訳する．

- **複製，組み立て**：ウイルス核酸は大量に複製され，ウイルスを構成するタンパク質が集合してきてウイルス粒子が組み立てられる．これを**パッケージング**という．

- **放出**：形成されたウイルス粒子は細胞外へ放出され，新たな細胞に感染する．

- 感染した細胞内で，ウイルス粒子がいったん解体され，複製して組み立てが終わるまでは感染性ウイルス粒子が検出されない時期が存在する．これを**暗黒期（エクリプス）**という．

ウイルスが感染した細胞の運命

- ウイルスが細胞外へ放出される際，エンベロープをもたないウイルスは，**感染細胞を破壊**して出て行く．一方，エンベロープをもつウイルスは，ヌクレオカプシドが細胞表面に運ばれていきエンベロープタンパク質を被った状態で**膜を引きちぎるようにして**細胞から出て行く．これを出芽という．なかには，小胞体あるいはゴルジ装置で出芽してエンベロープタンパク質をかぶり，エクソサイトーシスで細胞表面まで運ばれて細胞外へ放出されるものも知られている．出芽により放出されるウイルスは，**感染細胞を必ずしも死滅させない**．

- 培養細胞にウイルスを感染させると，ウイルスは次々に細胞に感染していき，細胞は変性，死滅していく．これを**細胞変性効果（CPE）**とよぶ．

ウイルスの増殖過程

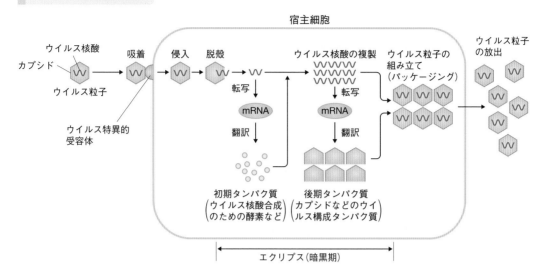

ウイルスの細胞内への入り方

エンベロープをもたないウイルス

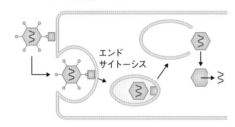

エンベロープをもつウイルス

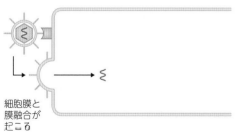

細胞膜と膜融合が起こる

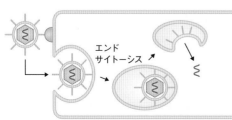

細胞内に運ばれたあと膜融合が起こる

ウイルスの細胞外への出方

エンベロープをもたないウイルス

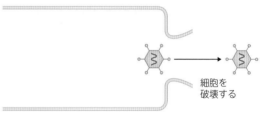

細胞を破壊する

エンベロープをもつウイルス

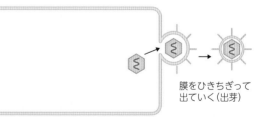

膜をひきちぎって出ていく（出芽）

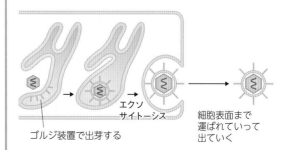

ゴルジ装置で出芽する

細胞表面まで運ばれていって出ていく

▶3-5 発展学習
人間にとってはなかなか手ごわい相手
ウイルス感染に対する生体防御

ウイルス感染における生体防御の攻撃目標

- ウイルスは細胞の中に侵入，増殖し，細胞外へ放出される．そして，新しい細胞へ移動する．
- したがって，体内の感染ウイルスを全滅させるには，**ウイルス感染細胞**と，細胞外にいる**ウイルス粒子**の両方を攻撃しなければならないことになる．

ウイルスの増殖の抑制

- ウイルスが細胞に侵入して増殖がはじまると，その細胞から**インターフェロン（IFN）**が産生される．これは細胞外へ分泌され，周囲の細胞表面にある IFN受容体と結合する．その結果，その細胞で**抗ウイルスタンパク質**がつくられ，侵入してくるウイルスの増殖を抑える．これを**干渉**という．
- 干渉を受けるウイルスは，必ずしも IFN産生のきっかけとなったウイルスと同じである必要はない．**IFNは，感染初期に働く重要な非特異的防御機構**といえる．

ウイルス粒子に対する攻撃

- 次に**適応（獲得）免疫**が誘導される．リンパ球のB細胞は，ウイルスに対する**抗体（IgM，IgG，IgA）**を産生する．抗体がウイルス粒子に結合すると，ウイルスは細胞への吸着ができなくなり感染力を失う．これを**中和**という．
- 気道や腸管などの**粘膜表面**では，**分泌型IgA**が待ち構えていてウイルスを中和し，水際で侵入を食い止める．**血液中**では，**感染初期にはIgMが，それ以降はIgGがはたらく**（p.20，**コラム1**参照）．血流中にいるウイルス粒子に対して結合し，新しい感染細胞へ感染するのを阻止する．

ウイルス感染細胞に対する攻撃

- ウイルス感染細胞に対する攻撃の役割を担う主要な免疫担当細胞は，キラーT細胞（**細胞傷害性T細胞：CTL**）である．細胞傷害性T細胞は，樹状細胞から抗原提示を受けたあと活性化される．宿主の体内のほとんどすべての細胞は，「MHCクラスⅠ分子」という手のような構造を表面にもっており，ウイルスが感染するとこの分子にウイルス抗原を結合させて提示する．細胞傷害性T細胞は「MHCクラスⅠ分子＋ウイルス抗原」を認識すると攻撃対象として細胞死を誘導する．
- 細胞傷害性T細胞がはたらきはじめる前に，ウイルス感染細胞を非特異的に破壊する役割を担うのがナチュラルキラー細胞（NK細胞）である．NK細胞はMHCクラスⅠ分子をもつ正常細胞は破壊しない．ところが，ウイルス感染細胞（あるいはがん細胞も）は，MHCクラスⅠ分子の発現が低下・消失している．そこでNK細胞は異常細胞と認識し，攻撃対象とする．
- ウイルス感染細胞の破壊は，**強すぎるとかえって組織障害をきたして不都合なことがある**．たとえば，ウイルス性肝炎は，ウイルス自体の肝細胞障害ではなく免疫細胞がウイルス感染肝細胞を攻撃して破壊した結果生じる．これは，市街戦において破壊力の強い兵器を使用すると敵に対してダメージを与えることができるが，そのぶん市民や市街地の建物への犠牲も大きくなるのと同じである．

ウイルス感染における宿主の2つの攻撃目標

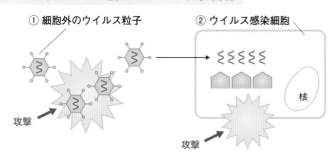

① 細胞外のウイルス粒子

② ウイルス感染細胞

核

攻撃

攻撃

ウイルス感染症に対して宿主は
①，②の方法によってウイルスを
全滅させる必要がある

ウイルスの増殖の抑制

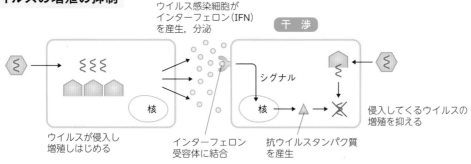

ウイルス感染細胞が
インターフェロン（IFN）
を産生，分泌

干 渉

核

シグナル

核

ウイルスが侵入し
増殖しはじめる

インターフェロン
受容体に結合

抗ウイルスタンパク質
を産生

侵入してくるウイルスの
増殖を抑える

ウイルス粒子の中和

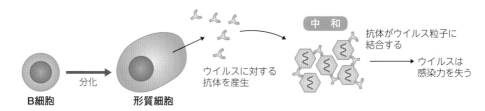

中 和

B細胞

分化

形質細胞

ウイルスに対する
抗体を産生

抗体がウイルス粒子に
結合する

ウイルスは
感染力を失う

ウイルス感染細胞の破壊

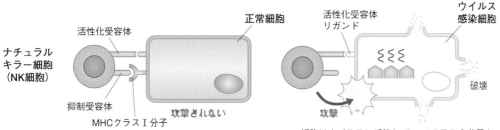

ナチュラル
キラー細胞
（NK細胞）

活性化受容体

正常細胞

活性化受容体
リガンド

ウイルス
感染細胞

抑制受容体

MHCクラスⅠ分子

攻撃されない

破壊

攻撃

NK細胞はウイルスに感染してMHCクラスⅠ分子を
失った細胞を標的として攻撃し，細胞ごと破壊する

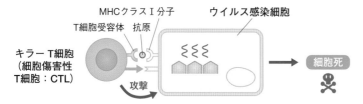

MHCクラスⅠ分子

ウイルス感染細胞

T細胞受容体　抗原

キラー T細胞
（細胞傷害性
T細胞：CTL）

攻撃

細胞死

キラー T細胞はウイルス感染細胞
表面に表れたウイルス抗原を
認識して結合し，細胞死（壊死または
アポトーシス）を誘導する.

3-5

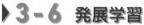

▶3-6 発展学習
隠れておいて登場の機会をうかがう
潜伏感染，慢性感染，遅発性感染

急性ウイルス感染と持続性ウイルス感染

- 多くのウイルス感染は，ウイルスが体内に侵入して増殖し（この間を潜伏期という），一定量以上になると発病するが，死亡する場合以外は一過性の経過をとりウイルスは体内から消滅する．これを**急性ウイルス感染**という．
- ウイルスが感染したのち長期にわたり体内に存在し続ける場合がある．これを**持続性ウイルス感染**という．以下に述べる3つのパターンがある．

持続性ウイルス感染の3つのパターン

- **潜伏感染**
  - ・初感染後も，ときどき急性感染と同じような症状が出現する場合がある．これを**回帰発症**という．
  - ・回帰発症時には初感染時と同様，感染性のウイルスを検出する．しかし，それ以外の無症状時には感染性ウイルスは存在せず，細胞内で核酸の状態で存在している．この状態のことを**潜伏感染**という．
  - ・たとえば，**単純ヘルペス**では，初感染で**口唇ヘルペス**や**歯肉口内炎**を発症したあと，ウイルス粒子が知覚神経を上行し，**神経節で潜伏感染が成立する**．ストレスなどを誘因として**再活性化**が起こり，ウイルス粒子が形成され，知覚神経を下行し，初感染時と同じ場所に病変を形成する．しかしながら，再活性時に無症状のこともあり，この場合感染性ウイルス粒子は出現しているので知らないうちに感染源となる．
  - ・**水痘・帯状疱疹ウイルス**は，初感染が**水痘**，回帰発症が通常は**帯状疱疹**である．水痘にかかったあと，ウイルスは**全身の知覚神経節に潜伏感染**している．何らかの誘因によって1つの神経節でウイルスの**再活性化**が起こると，ウイルス粒子が知覚神経を下行する．その結果，神経支配領域に一致して帯状に病変が出現する．
- **慢性感染**
  - ・ウイルス感染後，ウイルスは常に検出されるが，無症状か，あるいは長期間経ったのちに発症する場合がある．これを**慢性感染**という．
  - ・**B型肝炎ウイルス**，**C型肝炎ウイルス**がその例である．
- **遅発性感染**
  - ・長い潜伏期を経たのちにゆっくりと発病して進行し，多くは死亡する感染を**遅発性感染**という．
  - ・**ヒト免疫不全ウイルス（HIV）**がその例である．

第3章　ウイルスの性質と生きるための戦略

急性ウイルス感染

● かぜ症候群など多くのウイルス感染症

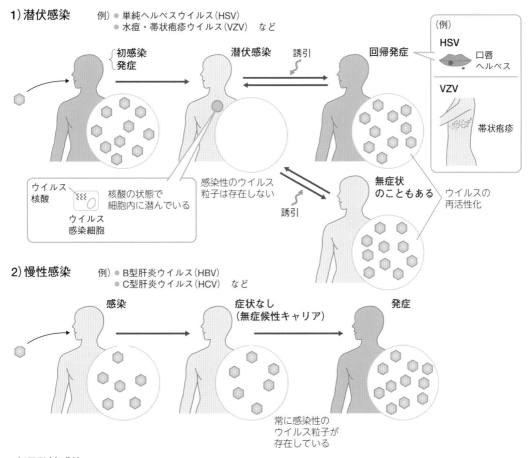

持続性ウイルス感染

1) 潜伏感染

例）● 単純ヘルペスウイルス（HSV）
● 水痘・帯状疱疹ウイルス（VZV）　など

2) 慢性感染

例）● B型肝炎ウイルス（HBV）
● C型肝炎ウイルス（HCV）　など

3) 遅発性感染

例）● ヒト免疫不全ウイルス（HIV）　など

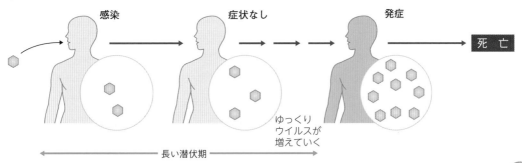

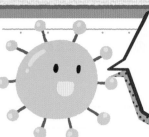

3-7 かぜはほとんどが ウイルスたちの仕業だった
かぜ症候群の原因ウイルス

かぜ症候群とは

- かぜ症候群は，上気道（鼻，咽頭，喉頭）の急性炎症のみでなく，最近は下気道（気管，気管支，肺）にまで広がって急性炎症をきたす疾患を総称していわれる．
- 症状は，発熱，鼻汁，鼻閉，乾性咳嗽（がいそう），咽頭痛，頭痛，倦怠感（けんたいかん）などである．
- かぜ症候群の原因微生物は，**80〜90％がウイルス**といわれている．おもな原因ウイルスは，
  - ・おもに春季流行するもの：ヒトメタニューモウイルス
  - ・おもに夏季流行するもの：アデノウイルス，エンテロウイルス
  - ・おもに秋季から冬季流行するもの：パラインフルエンザ1・2型（3型は年間を通じて），RSウイルス，ライノウイルス，コロナウイルス，インフルエンザウイルス（**3-11**参照）

アデノウイルス

- 50以上の血清型があり，呼吸器感染症（**咽頭扁桃炎，肺炎**），眼感染症（**咽頭結膜熱**〔プール熱〕，**流行性角結膜炎**〔EKC〕），感染性胃腸炎，出血性膀胱炎など多彩な病態を引き起こす．

エンテロウイルス属

- エンテロウイルス属（ポリオウイルスを除く）は，乳飲みマウスに感染させたときの病原性によって，コクサッキーウイルスA群1〜22，24型，コクサッキーウイルスB群1〜6型，エコーウイルス1〜34型の3つに分類されてきた．しかし，1968年以降に分離されたエンテロウイルスについては，エンテロウイルス68，69，70，71…と順番に番号を付けることになった．近年では分子遺伝学に基づき，ポリオウイルス以外のすべてのエンテロウイルス属を，エンテロウイルスA〜Gの7つの種に分類されるようになってきた．
- **ヘルパンギーナ，手足口病，急性出血性結膜炎**（アポロ病），**無菌性髄膜炎**を起こすものがある．
- 近年，**エンテロウイルスDの68型**は，小児を中心にポリオ様の**急性弛緩性麻痺**を起こすことが知られるようになり，注意喚起されている．

RSウイルス，ヒトメタニューモウイルス

- いずれのウイルスも年長児や成人が感染した場合にはかぜ症状程度で済むが，乳幼児が感染すると，**喘鳴，呼吸困難**をきたす．
- RSウイルス（RSV）は，とくに**6ヵ月未満児**が感染すると細気管支炎や肺炎をきたし，重症化しやすい．1歳までに半数以上が，2歳までにほぼ全員がRSVの初感染を受ける．10〜3月に流行する．
- ヒトメタニューモウイルス（hMPV）は，1〜3歳の幼児，高齢者，免疫不全者が感染すると，重症化しやすい．2歳までに半数が，5歳までに4分の3がhMPVの初感染を受ける．3〜6月に流行する．

第3章　ウイルスの性質と生きるための戦略

かぜ症候群の原因微生物

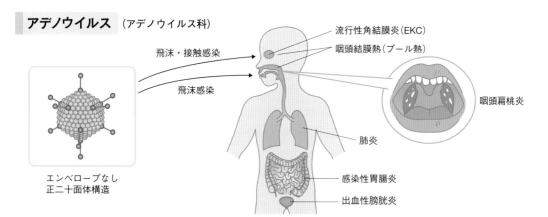

その他のウイルス
- アデノウイルス
- エンテロウイルス
- ヒトメタニューモウイルス
  など

RSウイルス

インフルエンザウイルス

コロナウイルス
（SARSコロナウイルス，MERSコロナウイルス，
SARSコロナウイルス2を除く）

ライノ
ウイルス

ウイルス
80～90%

ウイルス以外の微生物
- A群β溶血性レンサ球菌
- 百日咳菌
- 肺炎マイコプラズマ
- 肺炎クラミドフィラ
  など

パラインフルエンザウイルス

アデノウイルス　（アデノウイルス科）

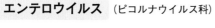

エンベロープなし
正二十面体構造

飛沫・接触感染

飛沫感染

流行性角結膜炎（EKC）
咽頭結膜熱（プール熱）
咽頭扁桃炎
肺炎
感染性胃腸炎
出血性膀胱炎

エンテロウイルス　（ピコルナウイルス科）

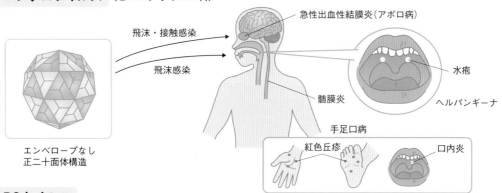

エンベロープなし
正二十面体構造

飛沫・接触感染

飛沫感染

急性出血性結膜炎（アポロ病）
水疱
ヘルパンギーナ
髄膜炎

手足口病
紅色丘疹　口内炎

RSウイルス　（ニューモウイルス科）

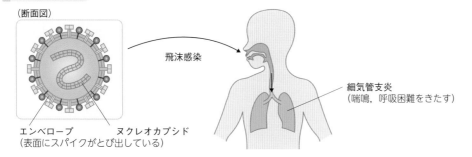

（断面図）

飛沫感染

細気管支炎
（喘鳴，呼吸困難をきたす）

エンベロープ　　ヌクレオカプシド
（表面にスパイクがとび出している）

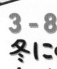

3-8 冬に嘔吐下痢症を起こすウイルスたち
ロタウイルスとノロウイルス

ロタウイルス

- 電子顕微鏡でみると，車輪のような形にみえる（ラテン語で，ロタ〔rota〕とは，「車軸」を意味している）．11本に分かれた（分節した）2本鎖RNAを遺伝子としてもつ．
- ヒトから分離されるのは，A群，B群，C群の3つ．このうちA群が乳幼児に重症の胃腸炎を起こす．
- わが国では，**冬から春先にかけて流行する**．急激な嘔吐で発症し酸っぱい臭いのする白色下痢をきたす．脱水症状を起こしやすく，**6ヵ月～2歳の乳幼児が重症化しやすい**．
- 感染経路は，**糞口感染**（患者の便のなかに出てきたロタウイルスが，手などによって運ばれて，周囲の人たちの口の中に入る）．感染力は強く，10～100個のウイルス粒子で感染が成立する．潜伏期は1～2日．
- ロタウイルスによる下痢便1mL中には1億から100億程度のウイルスが含まれている．下痢症状が出る2日前から，下痢症状発症の10日後までの長期にわたり，便中にロタウイルスが検出される．
- 全世界では，発展途上国を中心にロタウイルスによる胃腸炎によって，毎年数十万人の小児が亡くなっていると考えられている．
- 経口弱毒生ワクチンが乳児に経口接種される（定期接種）．

ノロウイルス

- わが国では，**冬季（ピークは12月～1月）に流行する**．小児は保育所や幼稚園などで，成人は病院や高齢者療養施設などで，しばしば集団発生が起こり問題となる．
- およそ10～100個の少数のウイルス粒子で感染が成立する．1～2日の潜伏期ののちに，**嘔吐，下痢をきたす**．発熱をともなうこともある．一般にロタウイルス感染症よりも軽症である．
- 患者糞便1g中に約20億個，嘔吐物1g中に約2千万個のウイルスが含まれている．3週間以上にわたり，糞便中にウイルスを排出する．
- 感染経路には5つある．
    1) 感染したヒトの糞便や嘔吐物中のノロウイルスが，下水を通って海に流れ込み，**カキなど二枚貝**の中腸腺で蓄積（生物濃縮）．それを生で食べることによって感染する（食中毒）．
    2) ノロウイルスに感染したヒトが充分に手を洗わずに調理することにより，**料理が汚染され**，それを食べた人が感染する．
    3) 感染者の便，嘔吐物，あるいはそれらに汚染されたものに触れて，**手指を介して感染する**．
    4) 感染者の便，嘔吐物が飛散し，その**飛沫を吸い込んで感染する**（飛沫感染）．
    5) 感染者の便，嘔吐物が乾燥し，**空気中に舞い上がったものを吸い込んで感染する**．
- 予防のためのワクチンや治療薬はない．

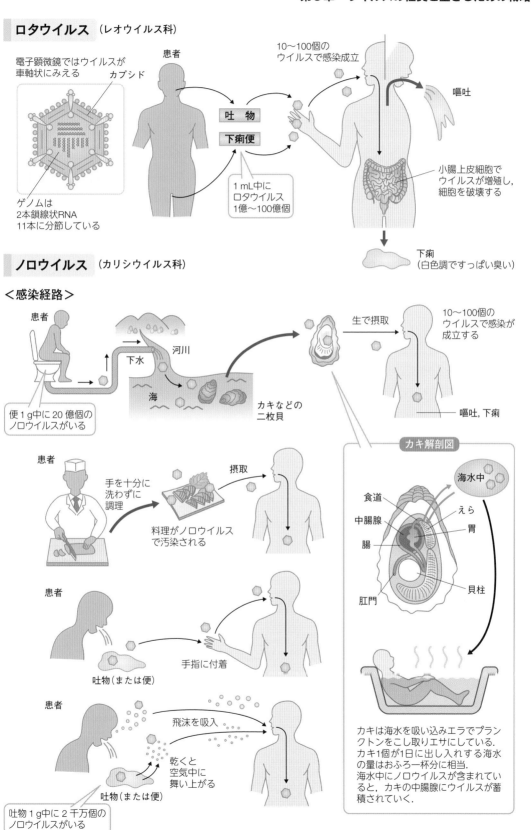

ロタウイルス （レオウイルス科）

電子顕微鏡ではウイルスが車軸状にみえる

カプシド

ゲノムは
2本鎖線状RNA
11本に分節している

患者

吐　物
下痢便

1 mL中に
ロタウイルス
1億～100億個

10～100個の
ウイルスで感染成立

嘔吐

小腸上皮細胞で
ウイルスが増殖し，
細胞を破壊する

下痢
（白色調ですっぱい臭い）

ノロウイルス （カリシウイルス科）

＜感染経路＞

患者

下水

河川

海

便1 g中に20 億個の
ノロウイルスがいる

カキなどの
二枚貝

生で摂取

10～100個の
ウイルスで感染が
成立する

嘔吐，下痢

患者

手を十分に
洗わずに
調理

摂取

料理がノロウイルス
で汚染される

患者

手指に付着

吐物（または便）

患者

飛沫を吸入

乾くと
空気中に
舞い上がる

吐物（または便）

吐物 1 g中に 2 千万個の
ノロウイルスがいる

カキ解剖図

海水中

食道

中腸腺

腸

えら

胃

貝柱

肛門

カキは海水を吸い込みエラでプランクトンをこし取りエサにしている．カキ1個が1日に出し入れする海水の量はおふろ一杯分に相当．
海水中にノロウイルスが含まれていると，カキの中腸腺にウイルスが蓄積されていく．

3-8

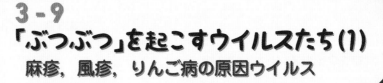

3-9
「ぶつぶつ」を起こすウイルスたち(1)
麻疹，風疹，りんご病の原因ウイルス

🦠 麻疹(はしか)を起こす―麻疹ウイルス

- **空気感染**，飛沫感染，接触感染などさまざまな感染経路で感染する．不顕性感染はなく，必ず発症する．
- 感染後に約10日の潜伏期を経て発症する．まず，38℃前後の発熱が2〜4日間続く．倦怠感が強く，上気道炎症状(咳，鼻水)と結膜炎症状(結膜充血，めやに)が現れ，次第に増強する．この時点ではまだ発疹はみられない．発疹出現の1〜2日前，頬粘膜にやや隆起し紅色にふちどられた約1mmの白い斑点(**コプリック斑**)が出現する(体に発疹が出て2日経つと消失する)．
- **発熱が1℃ぐらい下がったのち**，半日のうちに**再び高熱が出て3〜4日間続く**(**2峰性発熱**)．このときに**発疹が耳後部**，頚部，前額部より出現し，翌日には顔面，体幹部，上腕へ，2日後には全身に広がる．**発疹はやや盛り上がり互いにくっつき合う(融合する)**が，一部に正常な皮膚が残る．やがて発疹は赤黒い色となり，出現順序に従って消えていく．解熱後も茶色い**色素沈着がしばらく残る**．
- 中耳炎，肺炎，脳脊髄炎などの合併症をきたすことがある．麻疹にかかって何年も経ったあとに亜急性硬化性全脳炎(SSPE)を発症することもある．
- 生ワクチンが定期接種されている．わが国での麻疹は排除状態にある．

🦠 風疹を起こす―風疹ウイルス

- 飛沫感染する．潜伏期は平均16〜18日．不顕性感染が30％程度存在する．
- 発疹，**リンパ節腫脹**(耳介後部，後頭部，頚部)をきたす．発熱は約半数にみられる程度である．
- 発疹は淡紅色の斑状丘疹で，顔面，頚部，頭部，体幹，四肢と広がり，約3日で消失する．麻疹と違って**発疹同士は融合せず色素沈着もない**．合併症をきたす頻度も低い．
- 妊婦が妊娠20週までに風疹に罹患すると**先天性風疹症候群**をきたす(**3-13**参照)．
- 生ワクチンが定期接種されている．

🦠 りんご病を起こす―パルボウイルスB19

- ウイルスの標的細胞は**赤芽球**である．
- 伝染性紅斑(りんご病)は，**両頬に平手打ちしたような紅斑**がみられる(ほほがりんごのように赤くなるので「りんご病」とよばれる)．四肢には網状あるいはレース状紅斑が現れる．7〜10日前後で紅斑は消失する．紅斑は日光照射や機械的刺激により再出現することがある．
- 伝染性紅斑は，発疹が出現する1週間以上前に発熱をともなうウイルス血症が起こっている．この時期は感染力が強いが，紅斑出現時にはすでに感染力は弱くなっており**出席停止の必要はない**．
- サラセミアや鎌状赤血球症などの溶血性貧血の基礎疾患をもつヒトが感染した場合に，一過性重症貧血(**骨髄無形成発作，クリーゼ**)が起こる．
- 経胎盤感染すると，**流産，胎児水腫**の原因となる(**3-13**参照)．

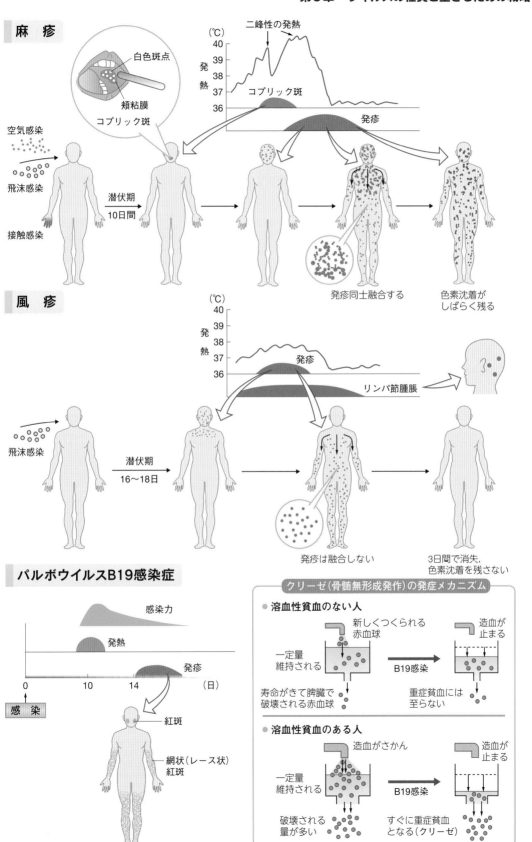

麻　疹

二峰性の発熱

白色斑点
頬粘膜
コプリック斑

コプリック斑

発疹

空気感染
飛沫感染
接触感染

潜伏期
10日間

発疹同士融合する

色素沈着が
しばらく残る

風　疹

発疹

リンパ節腫脹

飛沫感染

潜伏期
16～18日

発疹は融合しない

3日間で消失，
色素沈着を残さない

パルボウイルスB19感染症

感染力
発熱
発疹

0　　　10　　14　　（日）

感　染

紅斑
網状（レース状）
紅斑

クリーゼ（骨髄無形成発作）の発症メカニズム

● 溶血性貧血のない人

新しくつくられる
赤血球

造血が
止まる

一定量
維持される

B19感染

重症貧血には
至らない

寿命がきて脾臓で
破壊される赤血球

● 溶血性貧血のある人

造血がさかん

造血が
止まる

一定量
維持される

B19感染

破壊される
量が多い

すぐに重症貧血
となる（クリーゼ）

111

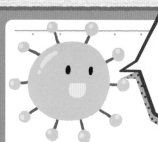

3-10 「ぶつぶつ」を起こすウイルスたち(2)
ヘルペス，突発性発疹，みずぼうそうの原因ウイルス

くちびる，性器に水疱をつくる──単純ヘルペスウイルス

- 単純ヘルペスウイルスには1型，2型がある．1型はおもに顔，口唇，眼，皮膚部位，中枢神経などの**上半身に病変をきたす**．2型はおもに**外陰部や尿道に病変をきたす**．しかしこのすみ分けは近年はっきりしなくなってきた．

- 皮膚や粘膜に水疱性病変を形成する．年齢，免疫機能の状態に応じ，ヘルペス脳炎，歯肉口内炎，口唇ヘルペス，性器ヘルペスなどを引き起こす．

- 1型，2型ともにヒトに初感染したあと，**潜伏感染が持続**し，再活性化する（3-6参照）．

- 単純ヘルペス脳炎や母子感染による新生児ヘルペスは重症化する．

突発性発疹を起こす──ヒトヘルペスウイルス6，7（HHV-6, 7）

- HHV-6はおもに1歳未満の乳児に**突発性発疹**を起こす．HHV-7による突発性発疹は，1歳過ぎにかかる二度目の突発性発疹として経験されることが多い．

- 39度以上の発熱が3〜5日間ほど続いたのち，**解熱とともに**全身に鮮紅色の細かな斑状丘疹が数日間出現する．下痢，熱性痙攣（けいれん）をともなうことがあるが，多くは発熱と発疹のみであり，高熱の割には元気な状態のまま経過する．病初期に口蓋垂（こうがいすい）の根元の両側に認められる粟粒大の紅色隆起（永山斑）がみられることがあり，有熱期中に診断が予測できる．

- 両ウイルスとも初感染以降は潜伏感染し，断続的に唾液中から排泄される．したがって，唾液中に排泄されたウイルスが，経口的または経気道的に乳児に感染すると考えられている．ウイルス排泄量はHHV-7のほうがHHV-6よりも多いが，母体からの移行抗体がHHV-7の方が長期に持続するために1歳過ぎまでかからないと考えられている．

水痘（みずぼうそう）を起こす──水痘・帯状疱疹ウイルス

- **空気感染**，飛沫感染，接触感染する．潜伏期は約2週間．

- 発疹は体幹部からはじまり，顔面・頭部（頭髪で被われた皮膚も），四肢の順番で広がっていく．高熱をともなうこともある．

- 1つの発疹は，**紅斑，丘疹，水疱，膿疱，痂皮（かさぶた）**と変化していくが，その変化は一様でないため，全体をみると**混在してみえる**．発疹出現後約1週間ですべて痂皮となる．この時点で感染性はなくなる．

- 発症初期に抗ウイルス薬を内服すると軽症ですむ．生ワクチンが2014年から定期接種化された．

- 水痘治癒後もウイルスは脊髄後根神経節に潜伏感染（3-6参照）しつづけ，宿主の免疫が低下した場合に再活性化して**帯状疱疹**を引き起こす．帯状疱疹は1つの神経節に潜伏していたウイルスが活性化されて，その神経の支配領域に沿って皮膚にウイルスが出現し，水疱をつくる．したがって必ず片側のみである．帯状疱疹が治ったあとも神経痛が残り，生活に支障をきたすこともある．

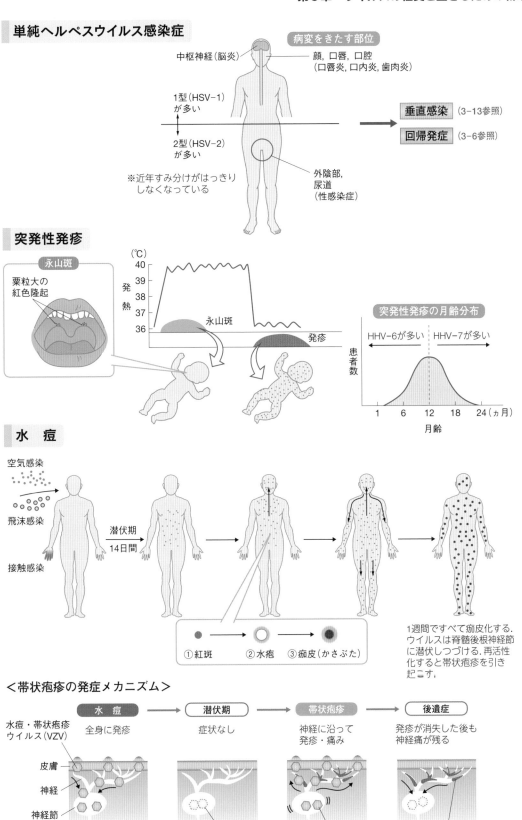

単純ヘルペスウイルス感染症

病変をきたす部位

中枢神経（脳炎）

顔, 口唇, 口腔
（口唇炎, 口内炎, 歯肉炎）

1型（HSV-1）
が多い

2型（HSV-2）
が多い

※近年すみ分けがはっきり
しなくなっている

外陰部,
尿道
（性感染症）

垂直感染（3-13参照）

回帰発症（3-6参照）

突発性発疹

永山斑

粟粒大の
紅色隆起

（℃）
40
39
38
37
36

発熱

永山斑

発疹

突発性発疹の月齢分布

HHV-6が多い｜HHV-7が多い

患者数

1　6　12　18　24（ヵ月）
月齢

水　痘

空気感染

飛沫感染

接触感染

潜伏期
14日間

①紅斑　②水疱　③痂皮（かさぶた）

1週間ですべて痂皮化する.
ウイルスは脊髄後根神経節
に潜伏しつづける. 再活性
化すると帯状疱疹を引き
起こす.

＜帯状疱疹の発症メカニズム＞

| 水　痘 | 潜伏期 | 帯状疱疹 | 後遺症 |

水痘・帯状疱疹
ウイルス（VZV）

全身に発疹

症状なし

神経に沿って
発疹・痛み

発疹が消失した後も
神経痛が残る

皮膚
神経
神経節

潜伏しているVZV

再活性化したVZV

傷ついた神経

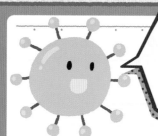

3-11 毎年冬になると大暴れ
インフルエンザウイルス

インフルエンザウイルスとは？

- インフルエンザウイルスには，A型，B型，C型の3つがあるが，世界的流行を起こすのはA型とB型である．

- A型，B型インフルエンザウイルスは，エンベロープの表面に**赤血球凝集素(HA)**と**ノイラミニダーゼ(NA)**という2種類の糖タンパク質の突起をもつ．HAは感染する細胞表面の受容体に吸着するのに必要である．NAは，増殖したウイルスが感染細胞から遊離するのに必要である．

- A型では，HAが16種類(H1～H16)，NAが9種類(N1～N9)あり，それぞれの抗原性には大きな差がある．そのため，HA，NAの組み合わせで亜系に分類される(例：H2N2：アジアかぜのウイルス／H3N2：香港かぜ／H1N1：2009年に出現したインフルエンザウイルス(pdm09)／H5N1，H7N9：鳥インフルエンザウイルス)．

- B型には，HA，NAの亜系はないが，ビクトリア系統と山形系統の2系統があり，抗原性も異なる．

インフルエンザにかかると…

- 1～3日の潜伏期間ののち，38℃以上の発熱，頭痛，呼吸器系症状(鼻水，咳，咽頭痛)，消化器系症状(吐き気，嘔吐，下痢)，関節痛，筋肉痛などの症状が出現する．
  合併症がなければ，7～10日以内に自然治癒する．

- 問題となる合併症として，**インフルエンザ関連脳症**と肺炎がある．

- インフルエンザ関連脳症は**3歳以下**の乳幼児に好発する．インフルエンザ発症(発熱)から数時間～1日以内に，痙攣をともなう意識障害が急速に進行する．発症すると致命率は30％と高く，意識障害出現後1～3日で死亡する．

- 肺炎は乳幼児と高齢者に多い．

A型が大流行するヒミツ

- A型ウイルスのHA，NAは変異を起こしやすい．抗原が変異した新しいウイルスが出現すると，免疫をもっている人はいないため，世界的大流行を起こす．

- 抗原変異には，**連続変異(小変異)**と**不連続変異(大変異)**の2種類がある．

- **連続変異**：遺伝子の**突然変異**によって起こる連続的な抗原の小変異．ワクチンが効きにくい理由である．

- **不連続変異**：HA，NAの異なる2種類のウイルスが同一細胞に混合感染し，両方の遺伝子が混じり合って(**遺伝子再集合**という)HA，NAが別の型に変わる変異である．10～40年周期で起こっている．これは，ゲノム1セットが8本に分かれているというインフルエンザウイルスの特徴(1～8巻まである大事典のようなイメージ)によって起こる現象である．8本の遺伝子を集めて再びウイルス粒子を組立てる際に2種類の遺伝子が混ざって雑種ができる．

インフルエンザウイルス　(オルトミクソウイルス科)

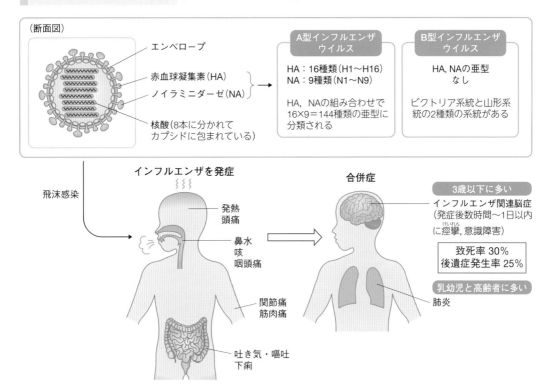

（断面図）

- エンベロープ
- 赤血球凝集素(HA)
- ノイラミニダーゼ(NA)
- 核酸(8本に分かれてカプシドに包まれている)

A型インフルエンザウイルス	B型インフルエンザウイルス
HA：16種類(H1〜H16) NA：9種類(N1〜N9) HA，NAの組み合わせで16×9＝144種類の亜型に分類される	HA, NAの亜型なし ビクトリア系統と山形系統の2種類の系統がある

飛沫感染

インフルエンザを発症

- 発熱　頭痛
- 鼻水　咳　咽頭痛
- 関節痛　筋肉痛
- 吐き気・嘔吐　下痢

合併症

3歳以下に多い
インフルエンザ関連脳症(発症後数時間〜1日以内に痙攣, 意識障害)

致死率 30%
後遺症発生率 25%

乳幼児と高齢者に多い
肺炎

A型インフルエンザウイルスの変異

1)連続変異(小変異)：頻繁に起こっている

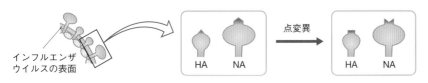

インフルエンザウイルスの表面

HA　NA　点変異　HA　NA

2)不連続変異(大変異)：10〜40年に一度起こる

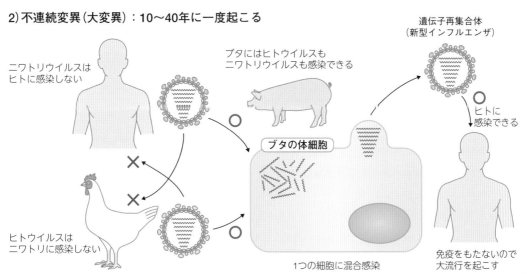

ニワトリウイルスはヒトに感染しない

ブタにはヒトウイルスもニワトリウイルスも感染できる

遺伝子再集合体(新型インフルエンザ)

ヒトに感染できる

ブタの体細胞

ヒトウイルスはニワトリに感染しない

1つの細胞に混合感染

免疫をもたないので大流行を起こす

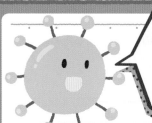

3-12
エイズを引き起こすウイルス
ヒト免疫不全ウイルス（HIV）

エイズとはどのような状態か？

- ヒト免疫不全ウイルス human immunodeficiency virus (HIV)は，人に感染すると，CD4$^+$T細胞とマクロファージに侵入・増殖して，これらの免疫細胞を破壊する.

- エイズ（後天性免疫不全症候群 acquired immunodeficiency syndrome〔AIDS〕）とは，HIVが感染している状態のうち，免疫不全が進行して病原性の弱い微生物やがん細胞の排除もできなくなり，日和見感染症や悪性腫瘍を引き起こした状態をいう.

- わが国においては，2013年の新規HIV感染者報告数は2013年の1,590件をピークとしてやや減少傾向である．一方，世界においては，年間150万人の新規感染者と68万人の死亡者が発生している．世界のHIV感染者はおよそ3,770万人（2020年）.

HIVにどのようにして感染するのか？

- HIVの感染経路は次の3つである.

  1)**性行為感染**（HIV感染の9割を占める）

  ・異性間性交渉の場合，女性は**腟粘膜**から，男性は**亀頭粘膜**から，**精液**，**腟分泌液**に含まれるHIVが侵入することで感染する.

  ・男性同性間性交渉の場合，**腸管粘膜**から**精液**中のHIVが侵入することで感染する．直腸粘膜は腟粘膜よりも傷つきやすいため，腟性交よりも感染リスクが高い．HIV感染の約6割を占める.

  2)**血液感染**

  ・輸血，注射器・注射針の共用による麻薬の回し打ち，医療現場による針刺し事故などで，感染者の血液がほかのヒトの血管中に侵入することにより感染が成立する.

  3)**母子感染**

  ・① **胎盤感染**，② **出産時の産道感染**，③ **母乳感染**の3つの感染経路がある.

  ・母親が自身のHIV感染に気づかず出産すると，児への感染率は約30％だが，妊娠初期に感染がわかり，適切な対策（① 母親，新生児への抗HIV薬投与，② 帝王切開による分娩，③ 母乳栄養の禁止）をとると，母子感染率を約2％にまで低下させることが可能.

HIVに感染したあとどうなるのか？

- 2～4週以内に，急性症状出現（悪寒，発熱，頭痛，筋肉痛，リンパ節腫脹，全身倦怠感など）.

- その後は，**数年から数十年間「無症候期」**が続く．この時期は，ウイルスの産生は抑えられているが，抗体は持続的に産生されている（ウイルス増殖と免疫応答が拮抗している状況）.

- 無症候期ののちに**エイズを発症**する．**日和見感染症**や**悪性腫瘍**により，1～3年で死亡する.

- 近年，**治療薬の開発**が飛躍的に進み，早期に治療を受ければ免疫力を落とすことなく，通常の生活を送ることが可能となってきた.

ヒト免疫不全ウイルス（HIV） （レトロウイルス科）

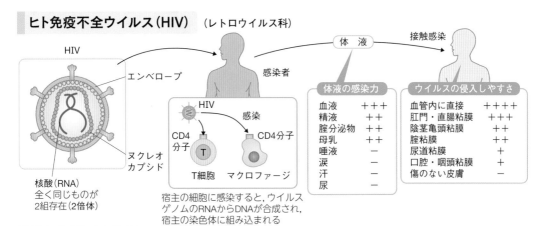

HIV
エンベロープ
ヌクレオカプシド
核酸（RNA）
全く同じものが
2組存在（2倍体）

HIV
感染
CD4分子
CD4分子
T細胞　マクロファージ
T細胞

宿主の細胞に感染すると，ウイルスゲノムのRNAからDNAが合成され，宿主の染色体に組み込まれる

感染者　体液　接触感染

体液の感染力	
血液	＋＋＋
精液	＋＋
腟分泌物	＋＋
母乳	＋＋
唾液	－
涙	－
汗	－
尿	－

ウイルスの侵入しやすさ	
血管内に直接	＋＋＋＋
肛門・直腸粘膜	＋＋＋
陰茎亀頭粘膜	＋＋
腟粘膜	＋＋
尿道粘膜	＋
口腔・咽頭粘膜	＋
傷のない皮膚	－

HIVに感染するとき （％：何の対策も行わなかった場合，1回の暴露で感染する確率）

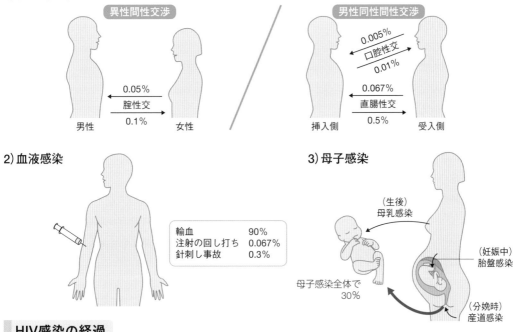

1）性行為感染

異性間性交渉
0.05％　腟性交　0.1％
男性　女性

男性同性間性交渉
0.005％　口腔性交　0.01％
0.067％　直腸性交　0.5％
挿入側　受入側

2）血液感染

輸血	90％
注射の回し打ち	0.067％
針刺し事故	0.3％

3）母子感染

（生後）母乳感染
（妊娠中）胎盤感染
（分娩時）産道感染
母子感染全体で30％

HIV感染の経過

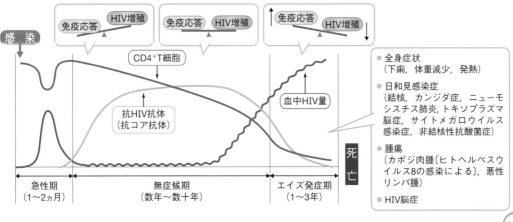

免疫応答　HIV増殖
CD4＋T細胞
抗HIV抗体（抗コア抗体）
血中HIV量
感染
死亡

急性期（1〜2ヵ月）
無症候期（数年〜数十年）
エイズ発症期（1〜3年）

● 全身症状（下痢，体重減少，発熱）
● 日和見感染症（結核，カンジダ症，ニューモシスチス肺炎，トキソプラズマ脳症，サイトメガロウイルス感染症，非結核性抗酸菌症）
● 腫瘍（カポジ肉腫〔ヒトヘルペスウイルス8の感染による〕，悪性リンパ腫）
● HIV脳症

3-12

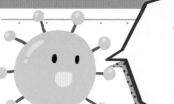

3-13
赤ちゃんに乗り移るウイルスたち
母子感染の原因ウイルス

妊娠中はこのウイルス感染に充分ご用心！

- **風疹ウイルス**

  妊娠初期3ヵ月以内の妊婦が風疹にかかると，胎児に経胎盤感染し，**先天性風疹症候群**（3大症状：**先天性心疾患，白内障，難聴**）をきたす．3大症状以外には，網膜症，肝脾腫，血小板減少，糖尿病，発育遅滞，精神発達遅滞，小眼球など多岐にわたる．

- **サイトメガロウイルス**

  胎児が感染すると，小頭症，脳室周囲石灰化，難聴，網膜炎，発育障害，精神発達遅滞などを発症することがある．

- **水痘・帯状疱疹ウイルス**

  妊娠20週までに水痘初感染を受けると，まれに胎児が**先天性水痘症候群**（発育障害，眼球異常など）を発症することがある．また，分娩前後に水痘を発症した場合は，ウイルスが胎盤を介して児に移行し，出生直後に**重症水痘**を発症する危険性があり，無治療では致死率が高い．

- **ヒトパルボウイルスB19**

  伝染性紅斑（りんご病）の原因となるウイルス．妊娠中に胎児に経胎盤感染すると，**胎児水腫，流産，死産**の原因になることがある．

- **ジカウイルス**

  ジカ熱の原因となるウイルス．中央および南アメリカ大陸，カリブ海地域では20の国や地域で患者が発生している．流行地で，ネッタイシマカ，ヒトスジシマカに刺されると感染することがある．ブラジルでは妊婦がジカウイルスに感染することで胎児が感染し，**小頭症児**が多発している．

- **単純ヘルペスウイルス：**

  性器ヘルペスの原因となるウイルス．妊婦が感染すると性器やその周辺に水疱や，潰瘍が出現するが，無症状でも性器の粘膜や分泌液中にウイルスが存在する．出産時に産道で新生児が感染し，**新生児ヘルペス**を発症する可能性がある．全身にウイルスの播種が起こり，無治療では致死率がきわめて高い．

- **B型肝炎ウイルス，C型肝炎ウイルス**

  ほとんどが分娩時に感染する．新生児がウイルスの**キャリア**になる確率は，B型肝炎が約30％，C型肝炎が約10％といわれている（無処置の場合）．キャリアの多くは無症状だが，将来，**肝炎，肝硬変，肝癌**になることがある．

- **ヒト免疫不全ウイルス（HIV）**（3-12参照）

  エイズの原因となるウイルス．母親が感染している場合，胎盤や産道，母乳を介して児に感染する．

- **ヒトT細胞白血病ウイルス（HTLV-1）**（3-17参照）

  成人T細胞白血病（ATL）の原因ウイルス．おもに母乳から新生児が感染する．キャリアになった場合，将来ATLを発症することがあるが，多くは一生無症状で経過する．潜伏期間は40年以上．

母子感染の4つのパターン

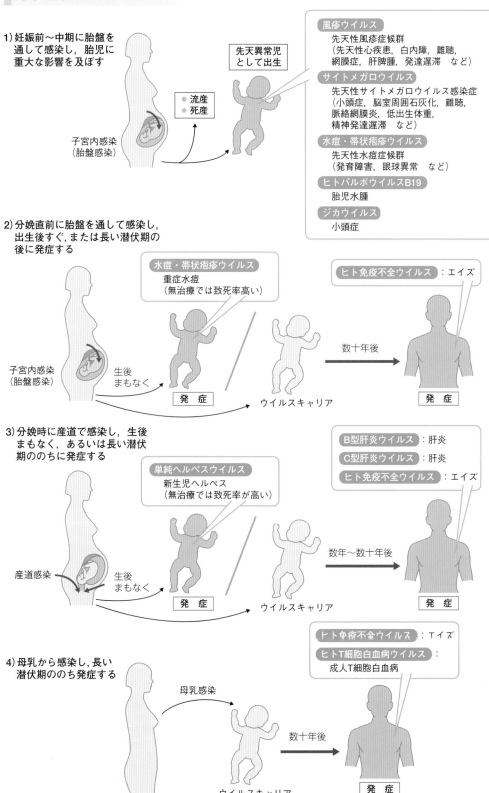

1) 妊娠前～中期に胎盤を
　通して感染し，胎児に
　重大な影響を及ぼす

子宮内感染
（胎盤感染）

● 流産
● 死産

先天異常児
として出生

風疹ウイルス
　先天性風疹症候群
　（先天性心疾患，白内障，難聴，
　網膜症，肝脾腫，発達遅滞　など）

サイトメガロウイルス
　先天性サイトメガロウイルス感染症
　（小頭症，脳室周囲石灰化，難聴，
　脈絡網膜炎，低出生体重，
　精神発達遅滞　など）

水痘・帯状疱疹ウイルス
　先天性水痘症候群
　（発育障害，眼球異常　など）

ヒトパルボウイルスB19
　胎児水腫

ジカウイルス
　小頭症

2) 分娩直前に胎盤を通して感染し，
　出生後すぐ，または長い潜伏期の
　後に発症する

子宮内感染
（胎盤感染）

生後
まもなく

水痘・帯状疱疹ウイルス
　重症水痘
　（無治療では致死率高い）

発症

ウイルスキャリア

ヒト免疫不全ウイルス：エイズ

数十年後

発症

3) 分娩時に産道で感染し，生後
　まもなく，あるいは長い潜伏
　期ののちに発症する

産道感染

生後
まもなく

単純ヘルペスウイルス
　新生児ヘルペス
　（無治療では致死率が高い）

発症

ウイルスキャリア

B型肝炎ウイルス：肝炎
C型肝炎ウイルス：肝炎
ヒト免疫不全ウイルス：エイズ

数年～数十年後

発症

4) 母乳から感染し，長い
　潜伏期ののち発症する

母乳感染

ウイルスキャリア

数十年後

発症

ヒト免疫不全ウイルス：エイズ
ヒトT細胞白血病ウイルス：
　成人T細胞白血病

野山でダニとともにあなたを狙っている

マダニ媒介性ウイルス感染症

マダニにはマダニの事情がある

- マダニが媒介する感染のうち，次の微生物はわが国に存在する（【 】のなかは感染症の病名）．

  1）スピロヘータ：**ライム病ボレリア【ライム病】**

  2）リケッチア：**リケッチア・ジャポニカ【日本紅斑熱】**，アナプラズマーファゴサイトフィルム【**ヒトアナプラズマ症**】

  3）ウイルス：**SFTSウイルス【重症熱性血小板減少症候群** severe fever with thrombocytopenia syndrome （SFTS）】

- わが国に生息していて上記の感染症を媒介するおもなマダニは以下の通り．

  ・**シュルツェマダニ**：北海道，本州中部以北，西日本の山地に生息．ライム病，ヒトアナプラズマ症を媒介．

  ・**タカサゴキララマダニ**：関東以南に分布．ヒトアナプラズマ症，SFTSを媒介．

  ・**ヤマトマダニ**：ほぼ全国に分布．ヒトアナプラズマ症を媒介．

  ・**フタトゲチマダニ**：ほぼ全国に分布．日本紅斑熱，SFTSを媒介．

  ・**キチマダニ**：ほぼ全国に分布．日本紅斑熱を媒介．

  ・**ヤマアラシチマダニ**：関東甲信越以西に分布．日本紅斑熱を媒介．

- マダニの生涯には，卵→幼虫（6本足）→若虫（8本足）→成虫（8本足）という4つのステージがある．**動物から吸血しなければ，脱皮して次のステージに進めないし，産卵もできない．**

- マダニは野山の草むらに生息している．普段は地表で生活しているが，吸血が必要になると草の先端まで登り，温血動物が近くを通るのをじっと待つ．素早く動物に飛び移ったのち，鋸歯状の口下片を動物の真皮内に刺入し，周囲をセメント物質で固めてがっちり固定し，唾液を送り込みながら数日かけて吸血する．体が大きく膨らむぐらい充分吸血したのち，ポロリと地面に落ちる．

- **唾液腺に上記の微生物が生息しているマダニに咬まれたときに，微生物の感染を受けることになる．**

新しい感染症 ― 重症熱性血小板減少症候群（SFTS）

- **2011年**に中国の研究者らによって発表された**SFTSウイルス**による感染症．

- 2013年1月には日本国内でも初症例が確認され，2020年時点で西日本を中心に年間60〜100名の患者が報告されている．70歳以上の高齢者に多い．マダニの活動期である5〜8月の発症例が多い．

- **フタトゲチマダニに刺されて感染した症例がほとんど**だが，ほかのマダニからもウイルス遺伝子が検出されている．また，患者体液の接触による感染や感染したペットからの感染も報告されている．

- SFTSの症状は，**発熱，白血球減少，血小板減少**，肝機能障害など．重症例では**出血傾向，多臓器不全**を認め，**致死率は6〜30％**といわれている．

マダニのライフサイクルと吸血時期

一生のうち3回だけ吸血する

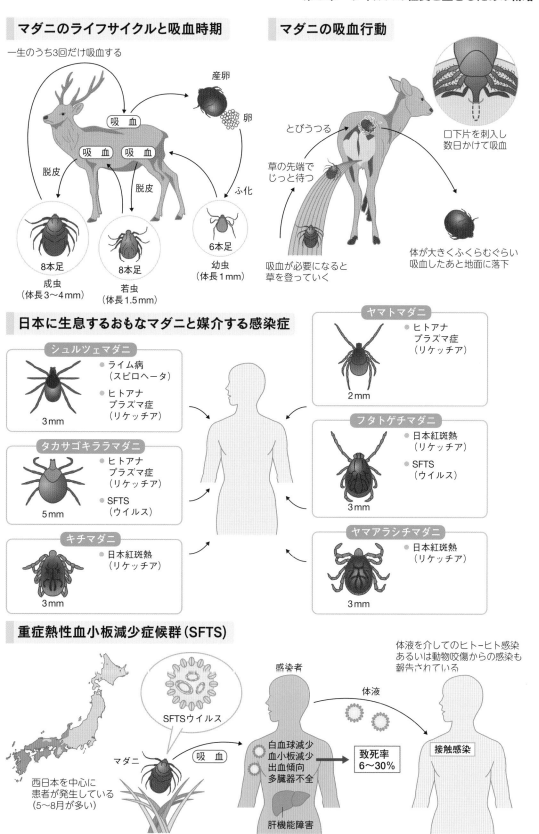

産卵

卵

吸　血

吸　血　　吸　血

脱皮

脱皮

ふ化

6本足

幼虫
（体長1mm）

8本足

成虫
（体長3〜4mm）

8本足

若虫
（体長1.5mm）

マダニの吸血行動

とびうつる

草の先端で
じっと待つ

口下片を刺入し
数日かけて吸血

吸血が必要になると
草を登っていく

体が大きくふくらむぐらい
吸血したあと地面に落下

日本に生息するおもなマダニと媒介する感染症

ヤマトマダニ
- ヒトアナ
プラズマ症
（リケッチア）

2mm

シュルツェマダニ
- ライム病
（スピロヘータ）
- ヒトアナ
プラズマ症
（リケッチア）

3mm

タカサゴキララマダニ
- ヒトアナ
プラズマ症
（リケッチア）
- SFTS
（ウイルス）

5mm

キチマダニ
- 日本紅斑熱
（リケッチア）

3mm

フタトゲチマダニ
- 日本紅斑熱
（リケッチア）
- SFTS
（ウイルス）

3mm

ヤマアラシチマダニ
- 日本紅斑熱
（リケッチア）

3mm

重症熱性血小板減少症候群（SFTS）

体液を介してのヒト−ヒト感染
あるいは動物咬傷からの感染も
報告されている

SFTSウイルス

感染者

体液

接触感染

マダニ

吸　血

白血球減少
血小板減少
出血傾向
多臓器不全

致死率
6〜30%

肝機能障害

西日本を中心に
患者が発生している
（5〜8月が多い）

3-15
蚊はウイルスの運び屋
蚊媒介性ウイルス感染症

蚊にはご用心

- 蚊によって媒介されるウイルスには，日本脳炎ウイルス，デングウイルス，ウエストナイルウイルス，黄熱ウイルス，ジカウイルス，チクングニアウイルスなどがある．
- わが国に生息している蚊のうち，ウイルス感染のベクターとなるのは次の2種である．
  1) **コガタアカイエカ**：**日本脳炎ウイルス**を媒介する．夕方から活動し，**家のなかに入ってくる**．
  2) **ヒトスジシマカ**：**デングウイルス**を媒介する．背中に縦に入っている一本の白い縦のスジと，足の関節にある白と黒の縞模様から名付けられた．昼間に活動する．いわゆる**ヤブ蚊**であり，家のなかには入らない．地面の水溜まり，古タイヤに溜まった水，鉢植えの水などに卵を産み付ける．

日本脳炎ウイルス

- **ブタ**と**コガタアカイエカ**の間でウイルスが循環しているが，たまにヒトが感染する．西日本のブタは日本脳炎抗体保有率が高い．初夏に患者が発生する．
- **不顕性感染**が多い（感染しても発症するのは約1,000人に1人）．
- 発症すると**急性脳炎**を引き起こし，18％は死亡，50％は後遺症（知能・運動障害）が残る．

デングウイルス

- 中南米，東南アジア，南アジアで流行している．
- **ヒトと蚊（ネッタイシマカ，ヒトスジシマカ）の間でウイルスが循環している．**
- わが国では2014年，約70年ぶりに代々木公園を中心に国内感染事例が発生した．海外で感染した人が公園を訪れた際に複数のヒトスジシマカに刺され，その蚊がほかの人を刺すことで感染が広がったと考えられている．
- デング熱（発熱，発疹）の予後はよい．しかし，**デング出血熱**（発熱，出血傾向，循環障害）を放置すると**デングショック症候群**に進展し，播種性血管内凝固症候群（DIC）をきたし，消化管などから大量出血して死亡する．

海外でみられる蚊媒介性ウイルス感染症

- ウエストナイルウイルス，黄熱ウイルス，チクングニアウイルス，ジカウイルスなどがある（詳細は3-16参照）．

蚊が媒介するウイルスの感染サイクル

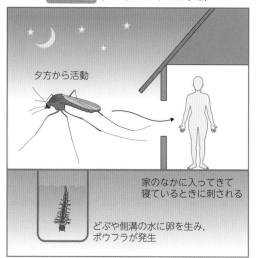

イエカ属（コガタアカイエカなど）

夕方から活動

家のなかに入ってきて
寝ているときに刺される

どぶや側溝の水に卵を生み，
ボウフラが発生

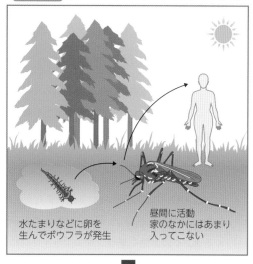

ヤブカ属（ネッタイシマカ, ヒトスジシマカなど）

水たまりなどに卵を
生んでボウフラが発生

昼間に活動
家のなかにはあまり
入ってこない

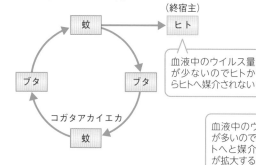

日本脳炎ウイルス
（フラビウイルス科）

（終宿主）

蚊 → ヒト

ブタ ← 蚊 → ブタ

コガタアカイエカ

血液中のウイルス量
が少ないのでヒトか
らヒトへ媒介されない

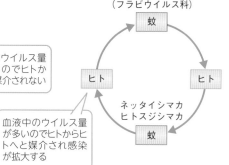

デングウイルス, ジカウイルス
チクングニアウイルス
（フラビウイルス科）

蚊

ヒト ← 蚊 → ヒト

ネッタイシマカ
ヒトスジシマカ

血液中のウイルス量
が多いのでヒトからヒ
トへと媒介され感染
が拡大する

ウエストナイルウイルス
（フラビウイルス科）

（終宿主）

蚊 → ヒト

トリ ← 蚊 → トリ

イエカ類

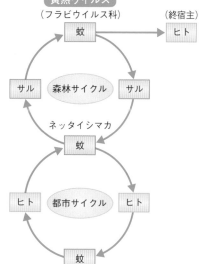

黄熱ウイルス
（フラビウイルス科）

（終宿主）

蚊 → ヒト

サル （森林サイクル） サル

ネッタイシマカ

蚊

ヒト （都市サイクル） ヒト

蚊

3-15

123

3-16
海外で出会うかもしれない ウイルスたち
蚊媒介性感染症，狂犬病，ポリオ

蚊に刺されてかかる感染症

- **ウエストナイル熱**：ウエストナイルウイルスによって起こる．アフリカ，中近東，地中海地域，西アジア，ヨーロッパなどで患者発生があったが，1999年にはアメリカ・ニューヨークから全米に拡大した．鳥とイエカ類の間でウイルスが循環しているが，たまにヒトが感染する．**脳炎を起こすと重症化する**．

- **黄熱**：黄熱ウイルスによって起こる．ウイルスは南アメリカ，アフリカの密林に生息し，**サルとネッタイシマカの間で循環している**．たまたまヒトが刺されると感染する．発症すると，発熱，**出血傾向，黄疸**（肝細胞に感染し，傷害）が出現する．予防のためのワクチンがある（任意接種の生ワクチン）．

- **チクングニア熱**：チクングニアウイルスによって起こる．アジアのほぼ全域，中東，アフリカで流行している．**ネッタイシマカ，ヒトスジシマカ**が媒介する．症状は初熱，関節痛，発疹など．**関節痛**は手首や足首に多く，急性症状が軽快した後も，**数週間から数ヵ月にわたって続く場合がある**．

- **ジカ熱**：ジカウイルスによって起こる．中南米，太平洋の島々，東南アジア，アフリカ西部で流行している．**ネッタイシマカ，ヒトスジシマカ**が媒介する．感染しても約8割は不顕性感染で終わる．症状は，発熱，発疹，関節痛，結膜充血などで，死亡することはほとんどない．妊婦が感染すると**経胎盤感染**により**小頭症の新生児**が産まれることが報告されている．性行為による伝播もある．

野犬に近付かないで…狂犬病

- 狂犬病ウイルスによって起こる．世界中のほとんどの国にみられるが，日本にはない．

- 狂犬病ウイルスに感染している動物（犬，キツネ，こうもり，アライグマなど）に**咬まれると**，唾液中のウイルスが皮膚から侵入する．ウイルスは神経細胞に感染し，2～3ヵ月後に脳まで達して増殖し脳の機能障害を起こす．脳幹が障害されると死に至る．

- **発症すると有効な治療法はなく100％死亡する**．感染を受けた後に，**不活化ワクチンを接種することにより発症を阻止することが重要**．重症の咬傷である場合は，**抗狂犬病グロブリン**（＝抗体）の投与も併用する．

根絶まであと一歩…ポリオ（＝急性灰白髄炎，小児麻痺）

- ポリオウイルスによって起こる．**経口感染**によって，腸管や咽頭上皮細胞に感染する．ウイルスが増殖すると便に排泄されて感染源となる．不顕性感染が多い（99％以上）．

- ウイルスはリンパ組織から血中に入り，**脊髄前角細胞に達する**．**運動神経細胞が破壊されると麻痺が起こる**．

- 日本国内では，1960年頃まで患者が多かったが，1981年以降患者は発生していない．世界的にもポリオが残っている国は，アフガニスタン，パキスタンのみであり，WHOによる根絶計画が進められている．

第3章　ウイルスの性質と生きるための戦略

ウエストナイル熱

流行国, 地域

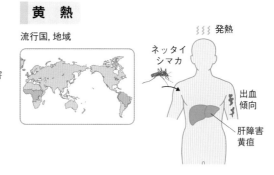

§§§ 発熱

アカイエカ

脳炎
↓
頭痛
意識障害

黄　熱

流行国, 地域

§§§ 発熱

ネッタイ
シマカ

出血
傾向

肝障害
黄疸

チクングニア熱

流行国, 地域

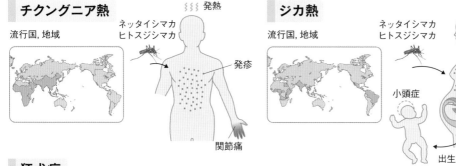

§§§ 発熱

ネッタイシマカ
ヒトスジシマカ

発疹

関節痛

ジカ熱

流行国, 地域

§§§ 発熱

ネッタイシマカ
ヒトスジシマカ

結膜充血

発疹

胎盤感染

小頭症

出生

狂犬病

狂犬病の発生がみられる国

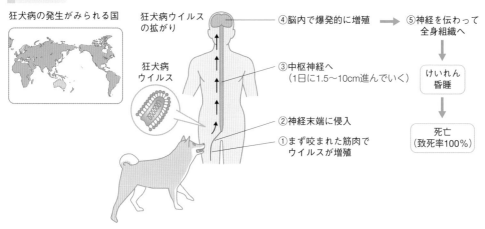

狂犬病ウイルス
の拡がり

狂犬病
ウイルス

④脳内で爆発的に増殖　→　⑤神経を伝わって
全身組織へ

③中枢神経へ
（1日に1.5〜10cm進んでいく）

②神経末端に侵入

①まず咬まれた筋肉で
ウイルスが増殖

けいれん
昏睡
↓
死亡
（致死率100%）

ポリオ

ポリオが残っている国

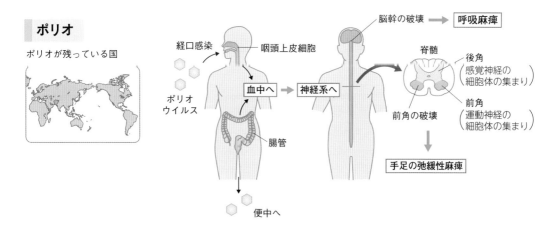

経口感染

咽頭上皮細胞

脳幹の破壊　→　呼吸麻痺

ポリオ
ウイルス

血中へ

神経系へ

脊髄

後角
（感覚神経の
細胞体の集まり）

前角
（運動神経の
細胞体の集まり）

前角の破壊

腸管

手足の弛緩性麻痺

便中へ

3-16

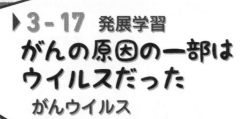

がんの原因の一部は ウイルスだった
がんウイルス

がんウイルスとは？

- がんは，細胞が正常な調節機能を失って異常な増殖をするようになり，引き起こされる病気である．
- ウイルスが感染した細胞が，死滅せずに無限に分裂を続けるように変化することがある．細胞に異常な増殖能をもつよう変化を起こすウイルスを**がんウイルス**という．

ウイルスがどのようにしてがんを引き起こすのか？

- がんウイルスが，感染細胞をがん化するおもなメカニズムは，大まかに3つに分けられる．
  1) **ウイルスががん遺伝子をもっている**．ここからつくられたタンパク質が細胞分裂を亢進させる．
  2) **ウイルスの遺伝子を宿主細胞の染色体に組み込み**，これが宿主細胞の増殖に関係している遺伝子の活性を高め，細胞分裂を亢進させる．
  3) 宿主の**がん抑制遺伝子**からつくられた**タンパク質**が，ウイルスの遺伝子からつくられたタンパク質と結合して**はたらきを失い**，結果的に細胞はがん化する．

ウイルスが引き起こすといわれているがんの例

- **子宮頸癌**
  若い女性（20～39歳）に急増しているがんで，女性の100人に1人が罹患（りかん）するといわれている．
  原因となるのは，**ヒトパピローマウイルス human papillomavirus (HPV)**．子宮頸癌の95％以上からHPVが検出される．HPVは130以上遺伝型があるが，おもに16型と18型の持続感染が子宮頸癌を引き起こす．**性行為**により，子宮頸部へHPVが感染する．
    ※なお，最近ではHPVは中咽頭がんの原因としても注目されている．
- **肝　癌**
  原因となるのは，**B型肝炎ウイルス hepatitis B virus (HBV)** と**C型肝炎ウイルス hepatitis C virus (HCV)**．**肝癌全体の70～80％がHCV，10～20％がHBVによる**といわれている．ウイルス感染後，慢性肝炎，肝硬変と進展し，20～30年かけて肝癌になる．
- **成人T細胞白血病（ATL）**
  原因となるのは，**ヒトT細胞白血病ウイルス1型（HTLV-1）**．日本国民の約1％，108万人が感染していて，そのうちの4割は九州地方（沖縄を含む）である．**潜伏期間は40年以上**．HTLV-1に感染すると，ウイルス遺伝子が宿主のCD4$^+$T細胞の染色体内に組み込まれる．この状態をキャリアといい，そのような細胞が異常増殖するとATLを発症する．1人のキャリアが一生のうちにATLを発病する確率は1～6％で，多くの人は一生無症状で経過する．発症した場合の平均余命は1年未満．おもな感染源は，精液と母乳である．したがって性行為または母子感染（3-13参照）によって感染する．
- このほか，カポジ肉腫にヒトヘルペスウイルス8型が，バーキットリンパ腫・胃がん・上咽頭がんにEBウイルス（コラム11参照）が関与していることが知られている．

がんはどのようにしてできるのか

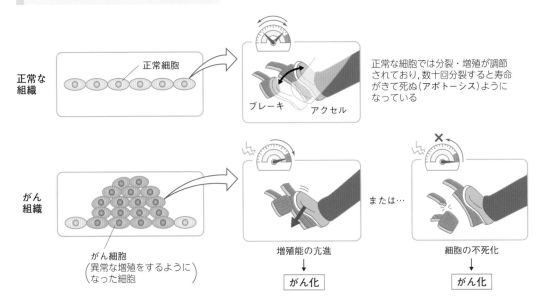

正常な細胞では分裂・増殖が調節されており，数十回分裂すると寿命がきて死ぬ（アポトーシス）ようになっている

正常な組織

正常細胞

ブレーキ　アクセル

がん組織

がん細胞
（異常な増殖をするようになった細胞）

増殖能の亢進
↓
がん化

または…

細胞の不死化
↓
がん化

ウイルスによってがんになる3つのメカニズム

① ウイルスが宿主細胞の増殖能を亢進させる遺伝子（がん遺伝子）をもちこむ

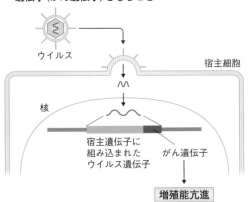

ウイルス
宿主細胞
核
宿主遺伝子に組み込まれたウイルス遺伝子
がん遺伝子

増殖能亢進

② ウイルスが感染することによって，細胞のもつ増殖能を亢進させる遺伝子を活性化する

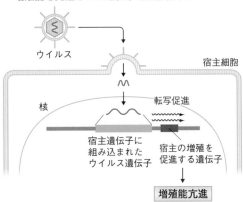

ウイルス
宿主細胞
核
転写促進
宿主遺伝子に組み込まれたウイルス遺伝子
宿主の増殖を促進する遺伝子

増殖能亢進

③ 宿主のがん抑制タンパク質にウイルスのタンパク質が結合して働きを失い，細胞が不死化する

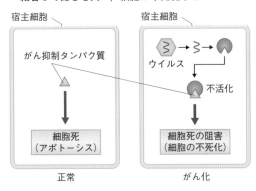

宿主細胞
がん抑制タンパク質

宿主細胞
ウイルス
不活化

細胞死
（アポトーシス）
正常

細胞死の阻害
（細胞の不死化）
がん化

※このほか，肝炎ウイルスのように，炎症と細胞再生が持続することにより，細胞ががん化することもある

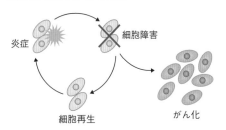

炎症
細胞障害
細胞再生
がん化

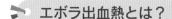

3-18
世界を震撼させたウイルスたち(1)
エボラウイルス

エボラ出血熱とは？

● エボラ出血熱は**エボラウイルス**による感染症である.

　このウイルスは**1976年**，アフリカのザイール（現コンゴ民主共和国）で発見された.

● 潜伏期は2日から最長3週間（平均7〜10日）．汚染注射器を通した感染では短く，接触感染では長い.

● 突然の発熱，頭痛，倦怠感，筋肉痛，咽頭痛などで発症する．次いで，嘔吐，下痢，胸部痛，**出血（吐血，下血）**などの症状が現れる．集団発生では**致死率は60〜90%**にも達することがある.

エボラ出血熱の感染経路

● 感染経路は，**接触感染**に限られる．空気感染や飛沫感染はない.

● 接触感染は，症状が出ている患者の体液や，患者の体液などに汚染された物質（注射針など）に触れた際，ウイルスが**傷口や粘膜から侵入**することで感染する．体液は，血液・分泌物・吐物・排泄物の順にウイルス量が多い．汗も感染性がある．症状消失とともに感染性はほぼ消失する．ただし，精液へのウイルス排泄は最長60日前後まで続く.

● 流行地では，エボラウイルスに感染した野生動物（オオコウモリ，サルなど）と接触したり，摂食したりすることで感染し，**自然界から人間社会にエボラウイルスが持ち込まれている**と考えられている.

● WHO（世界保健機関）は，以下の人々を流行地でエボラ出血熱に感染するリスクが高い集団としている.

　　・医療従事者

　　・患者の家族，近親者

　　・埋葬時の儀式の一環として遺体に直接触れる参列者

● エボラウイルスは，75〜80%エタノール，熱湯などで容易に死滅する.

エボラ出血熱アウトブレイクの概要

● 1970年代以降，中央アフリカ諸国（コンゴ民主共和国，スーダン，コンゴ共和国，ウガンダ，ガボンなど）で，20回を超える流行が発生してきた.

● 2014年〜2016年の流行は，初めて西アフリカ（シエラレオネ，ギニア，リベリア）で発生し，アフリカ大陸以外（スペイン，米国，イタリア，英国）での発生が確認されたのも初めてである.

　この流行の感染者数は過去最大で26,593人（確定患者，可能性の高い患者，疑いのある患者を含む），うち11,005人が死亡した.

● 2018年以降コンゴ民主共和国で流行があいついでいる．2018年5月に，同国の赤道州で流行が発生し，54人が罹患して33人が死亡した．2018年7月には同国の北キブ州で別の流行が発生し，2020年6月の終息までに3,470人が罹患して2,280人が死亡した．2020年6月には同国赤道州で再び流行があり，130人が罹患し，55人が死亡した.

エボラウイルス （フィロウイルス科）

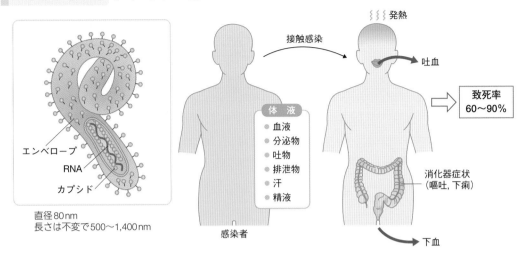

エンベロープ
RNA
カプシド

直径80nm
長さは不変で500〜1,400nm

接触感染

$$$ 発熱

吐血

致死率
60〜90%

体　液
● 血液
● 分泌物
● 吐物
● 排泄物
● 汗
● 精液

消化器症状
（嘔吐，下痢）

下血

感染者

エボラウイルスはどこからきたのか

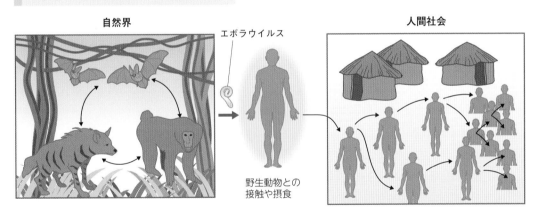

自然界

エボラウイルス

人間社会

野生動物との
接触や摂食

エボラ出血熱のアウトブレイク

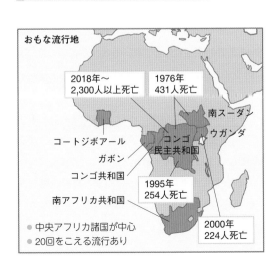

おもな流行地

2018年〜
2,300人以上死亡

1976年
431人死亡

南スーダン

コートジボアール

コンゴ
民主共和国

ウガンダ

ガボン

コンゴ共和国

1995年
254人死亡

南アフリカ共和国

2000年
224人死亡

● 中央アフリカ諸国が中心
● 20回をこえる流行あり

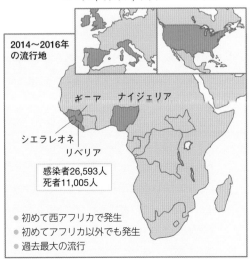

スペイン, イタリア, イギリス　アメリカ

2014〜2016年
の流行地

ギニア　ナイジェリア

シエラレオネ
リベリア

感染者26,593人
死者11,005人

● 初めて西アフリカで発生
● 初めてアフリカ以外でも発生
● 過去最大の流行

3-18

世界を震撼させたウイルスたち（2）
コロナウイルス

ヒトに感染するコロナウイルスの仲間たち

- ヒトに感染するコロナウイルスは7種類知られている．このうち4種類は**3-7**で述べたかぜのウイルスで，残りの3種類は2000年以降に新たに出現した重症肺炎を起こすウイルスである．
- コロナウイルスの感染経路は，① ウイルスを含む飛沫を吸いこむ（飛沫感染），② ウイルスが付着した手で目，鼻，口を触わる（接触感染）の2つである．

SARSコロナウイルス

- **重症急性呼吸器症候群** severe acute respiratory syndrome (SARS)とよばれる感染症が**2002年**に中国で出現し，世界各国で8,098人感染した．重症肺炎によって774人が死亡した（**致死率は約10%**）．**2003年夏に制圧**し，再流行は起こっていない．
- 患者より新型のコロナウイルスが分離され，**SARSコロナウイルス**と命名された．
- 病状として38℃以上の急な発熱（100%），咳嗽（62%），水様性下痢（10%）を認める．
- **医療従事者の感染が多いのが特徴的である**（全感染者の21%）．

MERSコロナウイルス

- **中東呼吸器症候群** middle east respiratory syndrome (MERS)は，**2012年**に初めて報告された新しい種類のコロナウイルスによる感染症である．中東地域に居住または渡航歴のある人，あるいはMERS患者との接触歴のある人からの患者発生が現在でも継続的に報告されている．
- 原因病原体は，**MERSコロナウイルス**と命名された．**ヒトコブラクダが感染源**と推定されている．
- 症状は，発熱，咳嗽，息切れ，下痢などである．ほとんどの患者が**肺炎を発症する**．**致死率は約35%**であり，SARSよりも高い．しかし，ヒト間の感染力はSARSのようには強くない．

SARSコロナウイルス2（いわゆる「新型コロナウイルス」）

- 2019年12月以降，中国湖北省武漢市において，肺炎患者の発生が報告され，患者から新型のコロナウイルス（SARSコロナウイルス2）が検出された．このウイルスによる感染症は**COVID-19** (coronavirus disease 2019)と命名された．
- COVID-19は2020年に急速に世界中に拡大した．発熱，咳嗽，咽頭痛，嗅覚・味覚異常などを発症する．ほとんどは軽症であるが，高齢者や基礎疾患（高血圧，糖尿病，心臓病，腎臓病など）がある人は肺炎を起こして重症化しやすい（致死率は60歳台以上において年齢が上がるほど高くなる）．
- COVID-19は症状出現前あるいは無症状の感染者であっても他者に感染させてしまう点が特徴である．したがって，感染を拡大させないためには，① 自分の周囲のすべての人が感染源である可能性がある，② 自分自身もたとえ自覚症状がなくても感染源である可能性がある，ということを常に意識した感染対策と生活様式が必要である．

第3章　ウイルスの性質と生きるための戦略

コロナウイルス

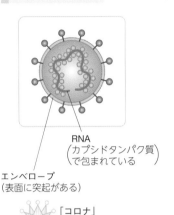

RNA
(カプシドタンパク質
で包まれている)

エンベロープ
(表面に突起がある)

「コロナ」
＝王冠(ギリシャ語)

ヒトに感染する7種類のコロナウイルスとその感染症

	かぜ症候群	SARS	MERS	COVID-19
発生年	毎年 (温帯では冬季)	2002年 ～2003年	2012年～	2019年12月～
原因 ウイルス	ヒトコロナ ウイルス (4種類)	SARS コロナウイルス (SARS-CoV)	MERS コロナウイルス (MERS-CoV)	SARS コロナウイルス2 (SARS-CoV-2)
流行地	世界中	主に中国・ 東南アジア	主に中東 (とくに サウジアラビア)	中国武漢から 世界中に拡大
感染者数	かぜ症候群の 10～15%	8,098人 (終息)	約2,600人 (2021年 7月現在)	約7億人 (2023年 1月現在)
致死率	ほぼ0%	約10%	約35%	～50歳台 約0% 60歳台 約0.3% 70歳台 約1% 80歳台 約4% 90歳以上 約6%
ヒト間の感染力 (感染者1人から 感染する人数)	多　数	2～5人	1人未満	2～3.5人

3-19

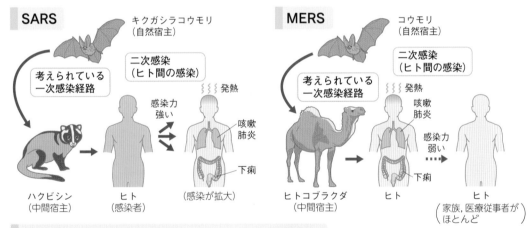

SARS

キクガシラコウモリ
(自然宿主)

考えられている
一次感染経路

二次感染
(ヒト間の感染)

§§§ 発熱

感染力
強い

咳嗽
肺炎

下痢

ハクビシン
(中間宿主)

ヒト
(感染者)

(感染が拡大)

MERS

コウモリ
(自然宿主)

考えられている
一次感染経路

二次感染
(ヒト間の感染)

§§§ 発熱

咳嗽
肺炎

感染力
弱い

下痢

ヒトコブラクダ
(中間宿主)

ヒト

ヒト
(家族,医療従事者が
ほとんど)

COVID-19(いわゆる「新型コロナウイルス感染症」)

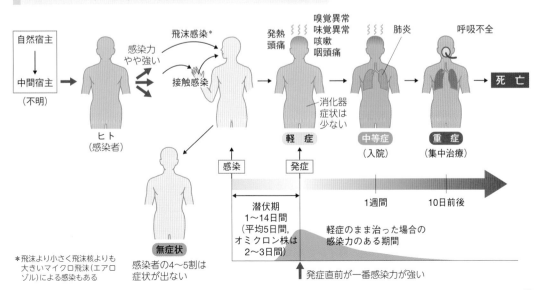

自然宿主
↓
中間宿主

(不明)

ヒト
(感染者)

感染力
やや強い

飛沫感染*

接触感染

発熱　§§§
頭痛

嗅覚異常
味覚異常
咳嗽
咽頭痛

§§§ 肺炎

呼吸不全

→ 死　亡

消化器
症状は
少ない

軽　症

中等症
(入院)

重　症
(集中治療)

感染

発症

潜伏期
1～14日間
(平均5日間,
オミクロン株は
2～3日間)

1週間

10日前後

軽症のまま治った場合の
感染力のある期間

無症状

感染者の4～5割は
症状が出ない

＊飛沫より小さく飛沫核よりも
大きいマイクロ飛沫(エアロ
ゾル)による感染もある

↑発症直前が一番感染力が強い

COLUMN 9
鳥インフルエンザ

鳥インフルエンザウイルスは，鳥類の間で感染するウイルスである．ヒトは，感染した病鳥や死鳥の排泄物，体液，羽毛への濃厚な接触，あるいはこれらからの塵埃や飛沫を吸入することにより，まれに感染することがある．アジア，中東，アフリカを中心にヒトの感染例が報告されている．

鳥において病原性を示すことはまれである．通常は感染して数代感染をくり返した後に，初めて病原性を発揮する．病原性を示しても，ほとんどは低病原性で宿主の鳥が死ぬことはないが，突然強毒株となったものが**高病原性鳥インフルエンザウイルス**である．この「高病原性」とは鳥に対する病原性を示したものである．

本来，鳥インフルエンザウイルスはヒトへは感染しないと考えられてきた．しかし，これまでに鳥からヒトへの感染事例が数例報告されており，大量暴露によっては感染しうるとみられている．なお，持続的なヒト-ヒト感染は認められておらず，**鳥インフルエンザウイルスがヒトに感染するのは偶発的である**と考えられる．

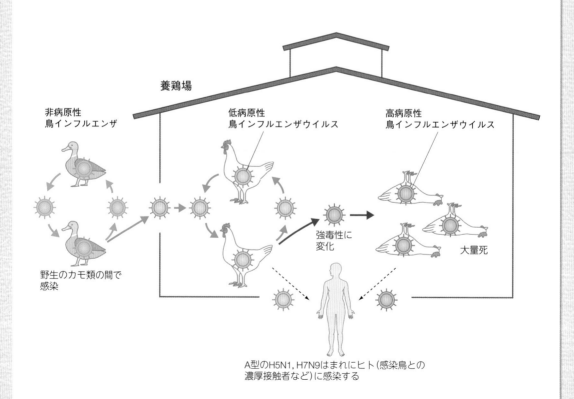

非病原性
鳥インフルエンザ

養鶏場

低病原性
鳥インフルエンザウイルス

高病原性
鳥インフルエンザウイルス

強毒性に
変化

大量死

野生のカモ類の間で
感染

A型のH5N1，H7N9はまれにヒト（感染鳥との
濃厚接触者など）に感染する

図　鳥インフルエンザAウイルスの強毒化

肝炎ウイルス

ウイルス性肝炎は，A，B，C，D，E型の肝炎ウイルスの感染によって起こる．

A型，**E型**肝炎ウイルスはおもに**食品を介して感染**し，**B型**，**C型**，**D型**肝炎ウイルスはおもに**血液を介して感染する**．いずれのウイルスも急性肝炎を起こすが，B型，C型，D型肝炎ウイルスは，慢性肝炎の原因ともなる．ワクチンによって予防できるのはA型，B型，D型肝炎，また，抗ウイルス薬によって治療可能なのはB型，C型肝炎である．

それぞれの肝炎ウイルスの特徴は次の通りである．

●A型肝炎ウイルス（HAV）

患者の糞便中に排泄されたウイルスによる経口感染が主である．汚染された食品・飲料水の摂取による感染もみられる．国内感染の原因食は，**生カキや，生の魚介類**がほとんどである．典型的症状は黄疸をともなう急性肝炎で慢性化しない．A型肝炎の約1％が劇症化し，その約4割が死亡する．小児では不顕性～軽症ですむことが多いが，成人は重症化しやすい．

●B型肝炎ウイルス（HBV）

出生時または乳幼児期にB型肝炎ウイルスに感染すると，**キャリア化**することがあるが，これ以降の時期の感染ではキャリア化することはまれである．また，B型肝炎のキャリアの場合，一部（約10～20％と推測されている）は慢性肝炎，肝硬変が起こるが，大部分は発症せずに不顕性感染のまま一生を終わる．

母子感染予防，乳児へのワクチン接種，輸血用血液・血液製剤のチェックにより，**垂直感染，血液・血液製剤を介する感染はほとんどなくなった**が，**性行為感染**，ドラッグの回し打ちによる感染が相対的に増加している．

治療は，抗ウイルス薬（ラミブジン），インターフェロン（IFN）の投与が行われる．

●C型肝炎ウイルス（HCV）

容易に**慢性化**（発症後75～85％）し，慢性肝炎から肝硬変を経て肝癌へと移行する．劇症化はまれで，黄疸などの症状も軽い．日本のC型肝炎患者の約70％が，既存の治療法では効果が得られにくいジェノタイプ1bであった．近年，待望の有効な抗ウイルス薬（巻末資料6参照）が開発され，IFNを使用せず経口薬のみでC型肝炎を治療することができるようになった．これにより，患者数の減少が期待されている．

●D型肝炎ウイルス（HDV）

単独では増殖できない欠損ウイルスで，B型肝炎ウイルスが感染した細胞でしか増殖できない．HBVおよびHDVの同時感染によって急性肝炎が劇症肝炎となり，あるいはHDVの重感染によって重症化することが知られている．B型肝炎ワクチンが有効である．

●E型肝炎ウイルス（HEV）

汚染された飲料水や，イノシシ肉の摂取によって感染する．黄疸がおもな症状で，発熱・胃腸炎症状をともなう．

COLUMN 11
ファースト・キスのそのあとで……
―EBウイルス感染症（キス病）

- 「EBウイルス」とは，「Epstein-Barrウイルス」の略で，2人の発見者の名前にちなんで名付けられた．

- 感染者の唾液との濃密な接触（キスなど）で感染する．そのため「キス病」ともよばれている．

- 一生の間にほとんどの人がEBウイルスに感染する．EBウイルスはまず咽頭の上皮細胞に感染し，そこで増えたのち，おもにリンパ球のB細胞に感染する．

- EBウイルスはひとたび感染すると，一生その宿主に潜伏感染する．ときどき再活性化して，感染者の唾液のなかに出現する（このときは無症状だが感染源となる）．

- 小児はEBウイルスに初めて感染しても無症状または軽い症状の場合が多い．

- 思春期や若者時代に初感染を受けた場合には，35〜50％が，4〜6週間の潜伏期間ののちに伝染性単核症になる．伝染性単核症にみられる症状は，発熱（発症から4〜8日目が最も高熱），咽頭炎，リンパ節腫脹，肝脾腫，急性肝炎，黄疸などで，かなりきつい状態となることがある．症状はふつう1〜2ヵ月以内に消失する．

- 血液中に多数の異型リンパ球（10％以上）の出現をともなう単核細胞の増加がみられる．

- 伝染性単核症の症状が6ヵ月以上続くことがあれば，慢性EBウイルス感染症と呼ばれる．

- わが国においては，2〜3歳までに約70％の人が感染を受け，20歳代になると90％以上の人がすでに感染して抗体を持っている．これに対して，欧米では生活習慣の違いなどにより，乳幼児期の感染は20％前後である．そのため若年青年層における抗体保有率は低く，伝染性単核症の発症は日本よりも多い．

- バーキットリンパ腫，上咽頭がん，胃がんなどの一部はEBウイルスが原因であることがわかっている．

EBウイルス感染症

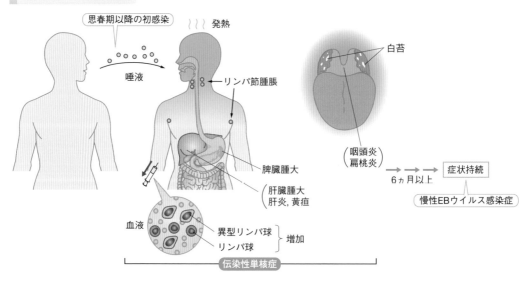

134

COLUMN 12
本当は怖いおたふくかぜ
―ムンプスウイルス感染症

- おたふくかぜはムンプスウイルスによる感染症で，**流行性耳下腺炎**，あるいは**ムンプス**ともよばれる．

- ムンプスウイルスは飛沫感染する．潜伏期は18〜21日．感染しても発症しない「不顕性感染」も約30％にみられる．

- 症状は，発熱，片方または両方の耳下腺の腫れと痛み．同じ唾液腺の顎下腺や舌下腺が腫れることもある．

- 小児に多い．成人でかかった場合，男性は精巣炎（20〜30％）を，女性は卵巣炎（5％）を合併することがある（不妊症の原因となることはめったにない）．

- **無菌性髄膜炎**（発生頻度は約10％）や**難聴**（約1,000例に1例）を合併することがある．難聴は片方だけのことが多いが，両方のこともある．多くは重度の難聴で有効な治療法はない．片方が聞こえないと，呼びかけられたときにどちらの方から声が聞こえたのかわからなかったり，がやがやした騒音のなかでの会話が聞き取れなかったりする．その結果，集団での会話に参加したがらなかったり，「無視した」と思われたり，自動車やバイクがどちらから来ているのかわからなかったりと，日常生活のうえで結構困ることが多い．

- ムンプス難聴の子をなくすために，**おたふくかぜワクチン**（生ワクチン）**の接種**が強く勧められている．また，現在は任意接種だが，定期接種化して全員ワクチン接種を目指す取り組みがなされている．

ムンプスウイルス感染症

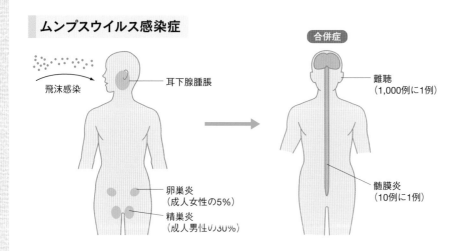

飛沫感染　　耳下腺腫脹

卵巣炎（成人女性の5％）

精巣炎（成人男性の30％）

合併症

難聴（1,000例に1例）

髄膜炎（10例に1例）

　真菌は，**病気を起こすけれどカビやキノコの仲間**である．その形と構造は個性に富んでいて，どれも美しく興味深いが，大きく分けて菌糸形と酵母形の２種類がある．**真菌の増え方**は，一個体で子をつくることができて効率がよい「無性生殖」が基本であるが，多くの真菌は「有性生殖」もできる．有性生殖のおもな目的は，遺伝子を撹拌して環境に適する新たな個体をつくることであると考えられる．

　パンやおもちにはよくカビが生えるが，**人間にもカビが生えることがある**．これを真菌感染症といい，感染部位により，深在性真菌症，深部皮膚真菌症，表在性真菌症の３つに分類される．**健康な人にも**真菌は感染することがあり，表在性真菌症の足白癬（みずむし），陰部（股部）白癬（いんきんたむし）や，深部皮膚真菌症を生じるスポロトリックス・シェンキイなどはその代表例である．しかし，一般に真菌は病原性がそれほど強くはないので，深在性真菌感染症の多くは**カビが人間の抵抗力に勝つとき**に引き起こされ，しばしば重症になる．アスペルギルス，クリプトコックス，接合菌類，ニューモシスチス・イロベチーが代表的な深在性真菌症の病原体である．

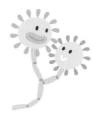

▶は発展学習を表しています．

病気を起こすけれど
カビやキノコの仲間です
真菌の形と構造

真菌とは？

- 真菌とは，カビやキノコのことである．

- 真菌にはヒトに病気を起こすものが知られている．これを**病原真菌**という．

- 真菌は細菌とつくりや増え方が大きく異なる．細菌は原核生物（核膜がない）であるが，真菌は**真核生物（核膜がある）**である．真菌には，細菌にはない**ミトコンドリア**や**小胞体**がある．細胞の大きさは真菌のほうが**細菌よりかなり大きい**（1-1参照）．

- 真菌の形態には，**菌糸形**と**酵母形**の2つがある．菌糸は胞子が発芽して紐状に長く伸びていき多核である．隔壁が形成されるものとされないものがある．酵母は球形または卵形の細胞で，出芽または二分裂で増殖する．

- 病原真菌には，環境によって菌糸形と酵母形と両方の形態をとるものもある．たとえば，スポロトリックス・シェンキイなどは，25℃で菌糸形，37℃（生体内）で酵母形となる．これとは逆に，カンジダ・アルビカンスは，25℃で酵母形，37℃（生体内）で菌糸形となる．このように2つの形態をとることを**二形性**といい，病原性に関係していると考えられている．

- 真菌のもう1つの形態に胞子がある．胞子には，**有性胞子（接合胞子，子嚢胞子，担子胞子の3種類）**と**無性胞子（胞子嚢胞子，分生子の2種類）**がある（4-2で詳述する）．

- 真菌は，有性胞子の種類を基準に分類される．すなわちそれぞれ，**接合菌類，子嚢菌類，担子菌類**とよばれる．

真菌の構造

- 最外側には強固な**細胞壁**がある．成分としては，細菌にみられるペプチドグリカンは存在せず，**キチン，β-D-グルカン，マンナン**で構成されている．

- **細胞膜**は細胞壁に内接している．細菌とは異なり，**エルゴステロール**を含む．

- 動植物と同様に，細胞質内に**小胞体，ミトコンドリア，リボソーム**が存在する．

- リボソームはタンパク質合成の工場であり，細胞質内に散在していることが多いが，小胞体の膜に付着して粗面小胞体を形成をしているものもある．

細菌と真菌の構造の違い

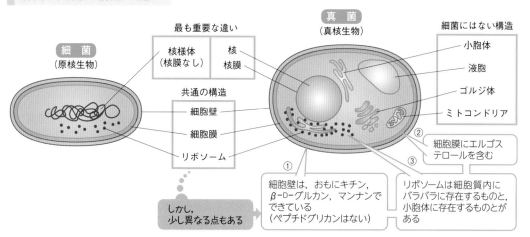

二形性真菌

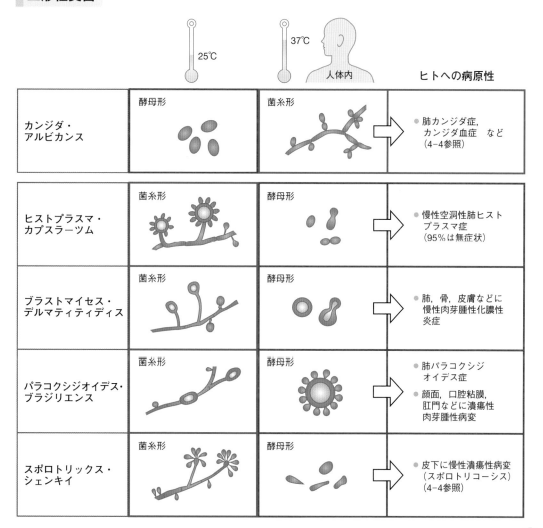

	25℃	37℃ 人体内	ヒトへの病原性
カンジダ・アルビカンス	酵母形	菌糸形	● 肺カンジダ症，カンジダ血症　など（4-4参照）
ヒストプラズマ・カプスラーツム	菌糸形	酵母形	● 慢性空洞性肺ヒストプラズマ症（95%は無症状）
ブラストマイセス・デルマティティディス	菌糸形	酵母形	● 肺，骨，皮膚などに慢性肉芽腫性化膿性炎症
パラコクシジオイデス・ブラジリエンス	菌糸形	酵母形	● 肺パラコクシジオイデス症 ● 顔面，口腔粘膜，肛門などに潰瘍性肉芽腫性病変
スポロトリックス・シェンキイ	菌糸形	酵母形	● 皮下に慢性潰瘍性病変（スポロトリコーシス）（4-4参照）

有性生殖・無性生殖とは？

● 生物の生殖様式には，**有性生殖**と**無性生殖**がある．有性生殖は，**2つの親個体の配偶子の核が合体して新しい個体ができる**生殖で，親個体とは遺伝子の組合せが異なる子ができる．一方，無性生殖は，**親個体の一部が分かれて新しい個体ができる**生殖で，親と全く同一の遺伝子の組合せをもつ子（クローン）ができる．

● 無性生殖は，1つの個体だけで子がつくれるので増殖するのに効率がよい．それなのに，わざわざ有性生殖という形式がある理由については，次のように説明されている．

　　・無性生殖だけでは有害遺伝子が徐々に蓄積していき，いつかは生殖や繁殖に支障をきたす．
　　・遺伝子が混ざり合って全く新しい組合せができる有性生殖のほうが，環境に適応するスピードが速い．
　　・病原体への抵抗力をつけるために，有性生殖による世代交代と遺伝子の更新が必要である．

真菌は有性生殖と無性生殖を使いこなす

● 真菌の増殖は**無性生殖が基本**であるが，多くの真菌は**有性生殖もできる**．

● 酵母形の真菌が**出芽**または**分裂**で増殖するのは，**無性生殖**である．

● **菌糸形の真菌の一個体の一部が分裂して形成される胞子**は，無性生殖による**無性胞子**である．**散布して子孫を増やす目的でつくられる**．無性胞子には**胞子嚢胞子**と**分生子**の2種類がある．
胞子嚢胞子は，菌糸の一部が肥大して嚢状になり（胞子嚢），この内部に数個〜多数の胞子が形成される．これ以外は分生子といい，菌糸の先端か側方に形成されることが多いが，分節した菌糸が分かれていく**分節型分生子**もある．

● **菌糸形の真菌二個体からつくられる配偶子同士が合体して形成される胞子**は，有性生殖による**有性胞子**である．環境の条件が悪くなると有性生殖の形式をとるようになることから，**遺伝子を撹拌して環境に適する新たな個体をつくる**ことがおもな目的と考えられる．有性胞子には，**接合胞子，子嚢胞子，担子胞子**の3種類がある．
接合胞子は，凹凸のある厚い膜をもつ．子嚢胞子は子嚢とよばれる袋のなかに4〜8個形成される．担子胞子は，菌糸の末端に生じた担子器の先端に通常4個形成される．

● 1つの細胞が何セットの遺伝子をもつかを核相という．ヒトをはじめとする高等生物の体細胞の核相は，「$2n$（2セットの遺伝子をもつ）」であり，配偶子をつくるときは減数分裂して「n（1セットの遺伝子をもつ）」になる．ところが，真菌の核相は，高等生物とは異なり「n（1セットの遺伝子をもつ）」である．したがって，配偶子をつくるときには減数分裂は起こらない．配偶子同士の核が合体すると，そのときだけ$2n$となるが，すぐに減数分裂してnに戻り胞子が形成される．この胞子の遺伝子の組合せは親個体のものとは異なる新しいものとなっている．

第4章　真菌の性質と生きるための戦略

真菌の有性生殖と無性生殖

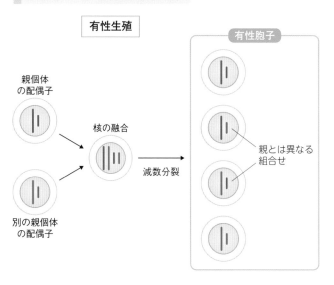

有性生殖

有性胞子

親個体
の配偶子

核の融合

別の親個体
の配偶子

減数分裂

親とは異なる
組合せ

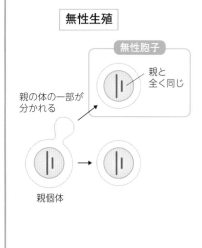

無性生殖

無性胞子

親と
全く同じ

親の体の一部が
分かれる

親個体

有性胞子の種類

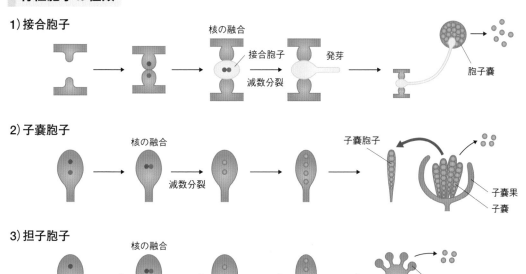

1) 接合胞子

核の融合

接合胞子

減数分裂

発芽

胞子嚢

2) 子嚢胞子

核の融合

減数分裂

子嚢胞子

子嚢果

子嚢

3) 担子胞子

核の融合

減数分裂

担子胞子

担子器

無性胞子の種類

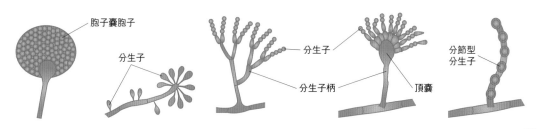

胞子嚢胞子

分生子

分生子

分生子柄

頂嚢

分節型
分生子

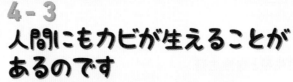

真菌感染症の分類

- 真菌感染症は，感染部位により3つに分類される.
  1. **深部皮膚真菌症(皮下真菌症)**：傷口から侵入し，菌腫を生じる型(例：スポロトリックス・シェンキイ).
  2. **表在性真菌症**：侵襲が表皮または粘膜に限局される型(例：皮膚糸状菌，カンジダ).
  3. **深在性真菌症**：深部諸臓器(肺，肝，中枢神経など)に病変を生じる型.
     1) 日和見型真菌症：がん，糖尿病，血液疾患などによる易感染性状態で感染する菌種(例：カンジダ，アスペルギルス，クリプトコックス).
     2) 新興真菌症：以前は病原真菌と考えられていなかった菌種(例：接合菌類，トリコスポロン，ニューモシスチス・イロベチー).
     3) 輸入真菌症：海外の特定地域でのみ発生する真菌症(例：コクシジオイデス，ヒストプラスマ，パラコクシジオイデス，ペニシリウム，ブラストミセス).

真菌の侵入経路

- **空気感染**：空中に浮遊する**胞子を吸入**することによって上気道，下気道に侵入する(例：アスペルギルス，クリプトコックス).
- **経皮感染**：傷口や，**とげによる刺症**によって，皮膚から皮下に侵入する(例：スポロトリックス・シェンキイ).
- **接触感染**：表在性真菌症の患者との**直接接触**，あるいは**性行為**により，ヒトからヒトへ感染する(例：皮膚糸状菌，カンジダ).
- **経口感染**：カビが生じた**食品**を摂取することにより，真菌が産生する毒素(**マイコトキシン**)によって中毒を起こす(例：アスペルギルス[毒素：アフラトキシン]，麦角菌[毒素：麦角アルカロイド]).
- **内因感染**：**常在真菌**によって，菌交代症，日和見感染症が起こる(例：カンジダ，ニューモシスチス・イロベチー).
- **母子感染(垂直感染)**：分娩時に**産道**で新生児が感染する(例：カンジダ).

真菌感染症の分類

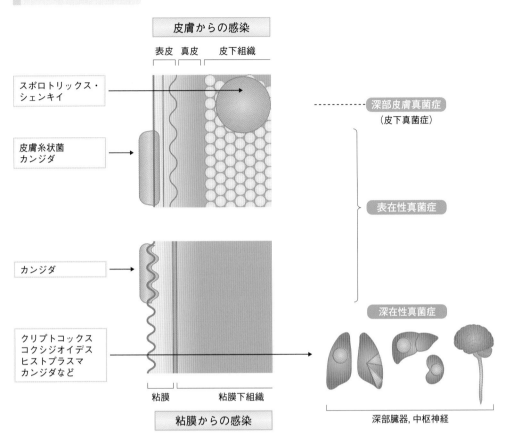

皮膚からの感染

表皮　真皮　皮下組織

スポロトリックス・
シェンキイ

皮膚糸状菌
カンジダ

カンジダ

クリプトコックス
コクシジオイデス
ヒストプラスマ
カンジダなど

深部皮膚真菌症
（皮下真菌症）

表在性真菌症

深在性真菌症

粘膜　　粘膜下組織

粘膜からの感染

深部臓器,中枢神経

真菌の侵入経路

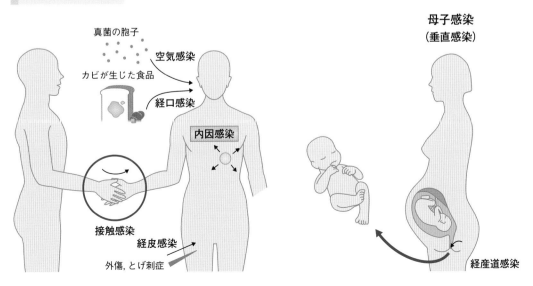

母子感染
（垂直感染）

真菌の胞子

空気感染

カビが生じた食品

経口感染

内因感染

接触感染

経皮感染

外傷,とげ刺症

経産道感染

4-4 健康な人にもお邪魔します
表在性真菌症，深部皮膚真菌症を起こす真菌たち

🐛 かゆくてたまらない─皮膚糸状菌

- トリコフィトン属，ミクロスポルム属，エピデルモフィトン属をまとめて**皮膚糸状菌**とよぶ.
- 胞子には円形または卵円形の**小分生子**と，多細胞で横隔をもつ紡錘状または棍棒状の**大分生子**がある．トリコフィトンはおもに小分生子を，ミクロスポルムはおもに大分生子をつくる．エピデルモフィトンは大分生子しかつくらない.
- **足白癬**（みずむし），**体部白癬**（ぜにたむし），**陰部（股部）白癬**（いんきんたむし），**頭部白癬**（しらくも，ケルズス禿瘡），**爪白癬**などの**皮膚糸状菌症**を引き起こす.
- **トリコフィトン・トンズランス** *Trichophyton tonsurans*は，南北アメリカやヨーロッパでは頭部白癬のおもな原因菌で，わが国ではこの菌が分離されることはまれであった．しかしながら，2001年頃から全国の柔道部員に**集団感染**の症例が多くみられるようになった．柔道の国際試合の際に**接触感染**で広がったものと考えられる．集団感染を阻止するには，身体や道場，部屋など清潔に保ち，衣類やタオル，寝具類の共用は控える.

🐛 軽症から重症まで最もよく遭遇する─カンジダ

- ヒトの口腔，腸管，腟，皮膚，爪などに常在する.
- 乳幼児の口のなかの鵞口瘡や，おむつかぶれを起こす.
- 免疫力の低下したヒトは表在性真菌症を起こしやすく，**口腔カンジダ症，皮膚カンジダ症，爪カンジダ症，腟カンジダ症（外陰部カンジダ症）**がみられる.
- さらに免疫が低下すると，全身性の感染症（深在性カンジダ症），すなわち，**肺カンジダ症，カンジダ血症，カンジダ性髄膜炎，播種性カンジダ症**などが起こってくる.
- 多くは**カンジダ・アルビカンス** *Candida albicans*によって起こる.
- 近年，抗真菌薬のフルコナゾールに低感受性の*C. glabrata*，*C. krusei*や，ミカファンギンに低感受性の*C. parapsilosis*によるカンジダ症が増加中である.

🐛 皮下に潰瘍性病変をつくる─スポロトリックス・シェンキイ

- 世界中に分布する．土壌や朽ち木，植物などに生息している.
- 菌は外傷を通して皮膚から浸入し，皮下組織に**慢性潰瘍性の病変（スポロトリコーシス）**を形成する．病変は顔面，四肢によくみられる.

皮膚糸状菌

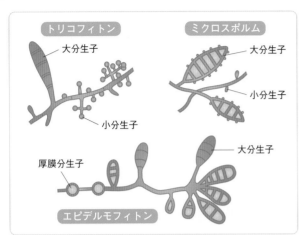

トリコフィトン
- 大分生子
- 小分生子

ミクロスポルム
- 大分生子
- 小分生子

エピデルモフィトン
- 厚膜分生子
- 大分生子

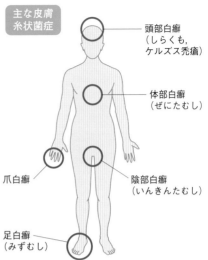

主な皮膚糸状菌症

- 頭部白癬（しらくも，ケルズス禿瘡）
- 体部白癬（ぜにたむし）
- 爪白癬
- 陰部白癬（いんきんたむし）
- 足白癬（みずむし）

カンジダ

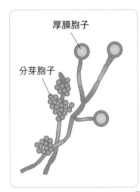

- 厚膜胞子
- 分芽胞子

表在性カンジダ症

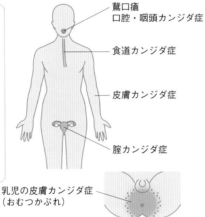

- 鵞口瘡　口腔・咽頭カンジダ症
- 食道カンジダ症
- 皮膚カンジダ症
- 腟カンジダ症

乳児の皮膚カンジダ症（おむつかぶれ）

深在性カンジダ症

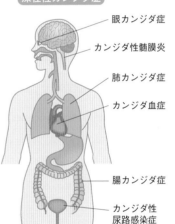

- 眼カンジダ症
- カンジダ性髄膜炎
- 肺カンジダ症
- カンジダ血症
- 腸カンジダ症
- カンジダ性尿路感染症

スポロトリックス・シェンキイ

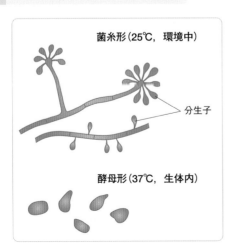

菌糸形（25℃，環境中）
- 分生子

酵母形（37℃，生体内）

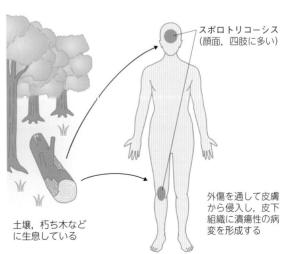

スポロトリコーシス（顔面，四肢に多い）

土壌，朽ち木などに生息している

外傷を通して皮膚から侵入し，皮下組織に潰瘍性の病変を形成する

4-5 カビが人間の抵抗力に勝つとき
深在性真菌症を起こす真菌たち

肺がん?! と思ったら，実は…… ―アスペルギルス

- アスペルギルス属は約200種以上存在する．このうち，アスペルギルス症の95％以上が *Aspergillus fumigatus*，*A. flavus*，*A. nigar*，*A. terreus* の4菌種によって引き起こされる．
- 空中に浮遊している分生子を吸い込んで，肺に感染する．
- 胸部X線写真で肺がんと間違えられるような**真菌塊（アスペルギローマ）**を形成する．

髄膜炎を起こす―クリプトコックス・ネオフォルマンス

- 土壌中に存在．鳥類，とくに**ハトの糞**中に高率に存在する．
- 酵母様細胞として増殖する．**厚い莢膜**を形成するのが特徴．
- 日和見感染症を起こす．**エイズ発症の指標疾患**である．
- 病型のなかで最多（80〜90％）なのが播種性クリプトコックス症であるクリプトコックス**髄膜炎**で，重症化することが多い．そのほか，肺クリプトコックス症，皮膚クリプトコックス症がみられる．

副鼻腔から脳へと波及することが多い―接合菌類

- コントロール不良糖尿病，白血病，造血幹細胞移植患者などに起こる**接合菌症（ムーコル症）**の原因菌．
- 病型としては，副鼻腔に初感染が起こり眼窩部，口蓋を侵しながら中枢神経に侵入する**鼻脳型**が最も多く，そのほかに，肺に初感染が起こる**肺型**，消化管潰瘍に侵入する**消化器型**，全身に散布される**汎発型**などがある．

以前は原虫に分類されていた―ニューモシスチス・イロベチー

- 免疫低下患者に発症する**ニューモシスチス肺炎**の原因菌．
- 以前は「カリニ肺炎」とよばれ，"*Pneumocystis carinii*" という原虫が原因とされていた．ところが遺伝子解析の結果により，現在では原虫ではなく子嚢菌類に近い真菌と考えられている．
- ただし，以下のように普通の真菌とは異なる点も多く，謎の多い病原体である．
  1) 細胞膜にエルゴステロールが検出されない．
  2) アゾール系などの抗真菌薬は無効．原虫に似てサルファ剤，トリメトプリムなどが有効．
  3) 原虫に似て，生活環にアメーバ様のトロホゾイド（栄養型）と球形のシスト（嚢子）がある．

アスペルギルス

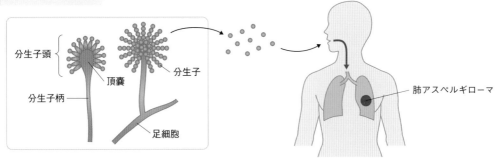

分生子頭
頂囊
分生子
分生子柄
足細胞
肺アスペルギローマ

クリプトコックス・ネオフォルマンス

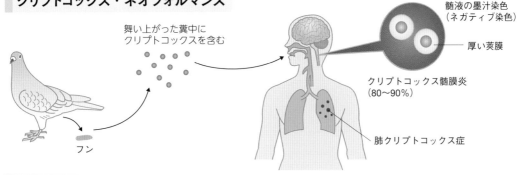

舞い上がった糞中に
クリプトコックスを含む

髄液の墨汁染色
（ネガティブ染色）

厚い莢膜

クリプトコックス髄膜炎
（80〜90％）

肺クリプトコックス症

フン

接合菌類

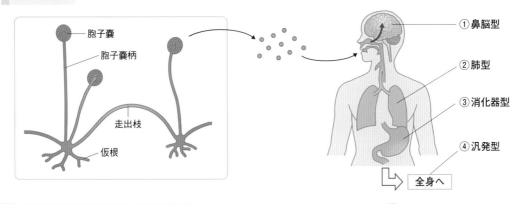

胞子囊
胞子囊柄
走出枝
仮根

① 鼻脳型
② 肺型
③ 消化器型
④ 汎発型

全身へ

ニューモシスチス・イロベチー

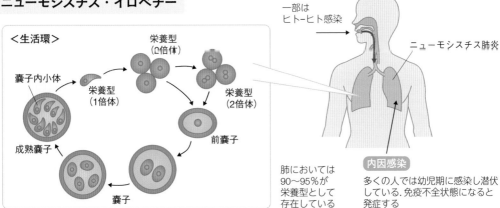

＜生活環＞

栄養型
（2倍体）

栄養型
（1倍体）

栄養型
（2倍体）

囊子内小体

前囊子

成熟囊子

囊子

一部は
ヒト−ヒト感染

ニューモシスチス肺炎

肺においては
90〜95％が
栄養型として
存在している

内因感染

多くの人では幼児期に感染し潜伏
している. 免疫不全状態になると
発症する

第5章 | 原虫の性質と 生きるための戦略

　　原虫とは何者か？　原生動物ともよばれる単細胞の真核生物で，動物としての特徴をもつ．原虫はTPOに応じて姿・形を変えていく．無性生殖モードには栄養型と嚢子（のうし）の2つの姿がある．分裂増殖するときは栄養型であるが，宿主の免疫攻撃が強まったり，外部環境が不利な状況になったりすると，抵抗力の強い嚢子に変化する．有性生殖モードではさらにダイナミックに姿を変えていく．

　　原虫が人体に侵入してくる経路にはいろいろある．**虫に刺されて侵入してくる原虫たち**，**口から飲み込まれて腸で増える原虫たち**が多い．なかには**油断ならない原虫たち**もいて，経胎盤感染で新生児に先天感染を引き起こすもの，通常は自然界で暮らしているが偶発的に水系感染を起こすもの，性感染症を引き起こすものなどがある．

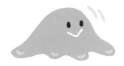

▶は発展学習を表しています．

5-1
原虫とは何者か？
原虫の構造と種類

原虫とは？

- 原虫は原生動物ともよばれる．**単細胞の真核生物**で，**動物としての特徴**をもつ．
- 細菌や真菌と違って，細胞壁はない．

原虫の分類

- 原虫は，形や運動性に基づいて次のように分類される．

 1)**根足虫類**：偽足を出し，形を自由に変える**アメーバ運動**をしながら移動するもの(例：赤痢アメーバ)．

 2)**鞭毛虫類**：長い毛(**鞭毛**)を使って運動するもの(例：腟トリコモナス，ランブル鞭毛虫，トリパノソーマ，リーシュマニア)．

 3)**胞子虫類**：複雑な生活環をもち，**有性生殖と無性生殖を行う**もの(例：マラリア原虫，トキソプラズマ，クリプトスポリジウム)．運動性はない．

 4)**繊毛虫類(有毛虫類)**：表面にある多数の細かい毛(**繊毛**)を動かして運動するもの(例：大腸バランチジウム)．

原虫の構造

- 細胞質のまわりは，**細胞膜**で包まれている．
- 細胞質は，**外質**と**内質**とに分かれている．

 外質は，**運動，食物の取り込み，排泄**を担っている．また，外質から小器官が分化している．たとえば，根足虫類では**偽足**が，鞭毛虫類では**鞭毛**および**波動膜**が，繊毛虫類では**繊毛**が存在する．

 内質はゾル状で，**核，ミトコンドリア，小胞体，リボソーム，ゴルジ体**が存在する．

- 核は，**核膜，染色質顆粒，核小体**からなる．核は1個であることが多いが，2個あるもの，大核・小核1個ずつあるものも存在する．

- トリパノソーマ，リーシュマニアには，**キネトプラスト**というDNAからなる特殊器官があるが，機能はまだよくわかっていない．

- 運動性のない細胞内寄生性の胞子虫類は，細胞へ侵入するための頂端複合構造をもつ．

人体寄生原虫の4つの代表的構造

＜根足虫類＞

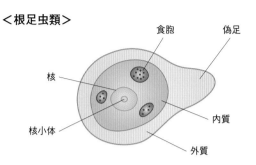

食胞　偽足

核

核小体　　内質

外質

例）赤痢アメーバ

＜鞭毛虫類＞

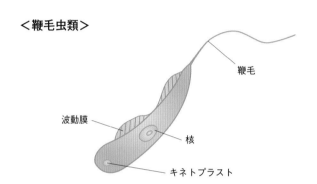

鞭毛

波動膜　　核

キネトプラスト

例）腟トリコモナス
　　ランブル鞭毛虫
　　トリパノソーマ
　　リーシュマニア

＜胞子虫類＞

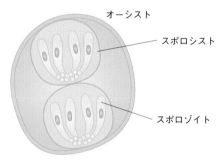

オーシスト

スポロシスト

スポロゾイト

例）マラリア原虫
　　トキソプラズマ
　　クリプトスポリジウム

＜繊毛虫類＞

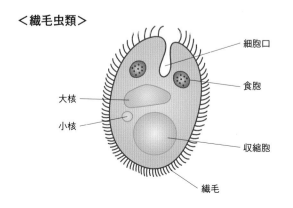

細胞口

食胞

大核

小核

収縮胞

繊毛

例）大腸バランチジウム

▶5-2 発展学習
TPOに応じて姿・形を変えていく
原虫の生殖, 増殖, 生活環

無性生殖モードでは2つの形を使いこなす

- 原虫の多くは**無性生殖**を行う. 無性生殖は, 感染急性期など**個体を急速に増加させる**のに適している.

- 無性生殖は, 通常**二分裂**による. なかには, 赤血球内で発育中のマラリア原虫のように, 核が連続的に分裂して多核細胞になったのち一度に多数の細胞に分裂する**多数分裂**を行うものや, トキソプラズマ急増虫体のように**内部出芽**するものもある.

  この状態の細胞は, 完全に1個体として機能し, 分裂増殖のほか代謝や運動など活発に活動をしている. これを**栄養型**という.

- ところが, 宿主の免疫による攻撃が強まったり, 外部環境が不利な状況になったりすると, 抵抗力の強い細胞に変化する. これが**囊子(シスト)**である.

- 囊子は感染力が強い. たとえば, ヒトの赤痢アメーバの感染は, 成熟囊子を経口摂取することによって起こる. 栄養型は胃液で死滅するが, 囊子は胃液に抵抗性である.

有性生殖モードではダイナミックに姿を変える

- 一部の原虫(胞子虫類)は**有性生殖**を行う. このような原虫は, 無性生殖モードももっていて, 決まった時期に一部が有性生殖モードに入る.

- 胞子虫類の**マラリア原虫**は, ヒトの赤血球内で無性的な多数分裂をくり返すうちに一部は有性生殖期に入り, 雌雄の**生殖母体**になる. この生殖母体がハマダラカに吸血されると, 蚊の体内で雌雄の**生殖体**になり, 両者が合体して**融合体**となる. 融合体は, **虫様体**を経て**オーシスト**に発育し, 内部に多数の**スポロゾイト**を形成する. やがてオーシストが破れると, 蚊の唾液腺にスポロゾイトが移行し, そこで発育して感染性をもつようになる(5-3参照).

  このような生殖を**胞子形成生殖**という.

- 正確には有性生殖ではないが, 繊毛虫類の**大腸バランチジウム**は, 2個体が接着して**接合**し, 核の交換を行う.

原虫の無性生殖

＜無性生殖の種類＞

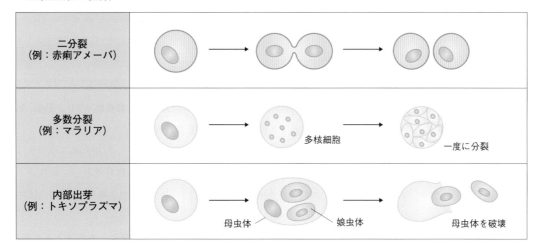

二分裂 （例：赤痢アメーバ）	
多数分裂 （例：マラリア）	多核細胞　一度に分裂
内部出芽 （例：トキソプラズマ）	母虫体　娘虫体　母虫体を破壊

＜無性生殖モードの2つの形態＞

	栄養型	囊子
運動性	○	×
増殖性	○	×*
抵抗性	弱い	強い
感染性	弱い	強い

＊トキソプラズマの囊子は，内部で虫体がゆっくり
と増えて，徐々に囊子が大きくなる．

原虫の有性生殖 （マラリア原虫の場合）

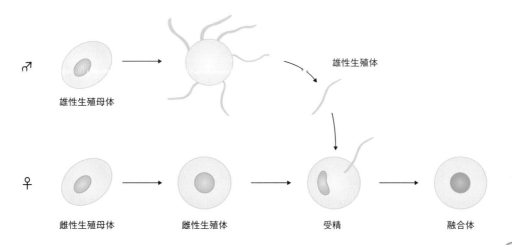

雄性生殖母体　雄性生殖体

雌性生殖母体　雌性生殖体　受精　融合体

5-3
虫に刺されて侵入してくる原虫たち
節足動物媒介性原虫感染

ハマダラカが媒介—マラリア原虫

- マラリアの病原体である. アジア, アフリカ, 中南米の熱帯・亜熱帯に広く分布する.

- ヒトに感染するマラリア原虫には, **三日熱マラリア原虫, 四日熱マラリア原虫, 熱帯熱マラリア原虫, 卵形マラリア原虫**, の4種がある. すべて, **ハマダラカ**によって媒介される.

- 世界で年間2億人感染し, 40万人が死亡している. わが国にはハマダラカがいないためマラリアはないが, 流行地で感染してわが国に帰国する「輸入症例」が年間100～200人存在する.

- マラリア原虫は, ヒト(中間宿主)の体内で**無性生殖**, 蚊(終宿主)の体内で**有性生殖**を行う(蚊の体内での有性生殖については**5-2**参照).

  ハマダラカがヒトを刺したときに, 蚊の唾液腺で増殖した**スポロゾイト**が唾液とともに注入される. スポロゾイトはヒトの肝臓に運ばれ, **肝細胞内に侵入して多数分裂**を行い, **メロゾイト**を生じる. この肝細胞内での増殖を, **赤外型発育**という.

  肝細胞を破壊して血中に放出されたメロゾイトは, **赤血球内に侵入し多数分裂によりメロゾイト**を生じる. これは血球を破壊して放出され, 新しい赤血球に侵入して同様に多数分裂をくり返す. この赤血球内での増殖を, **赤内型発育**という.

  メロゾイトの一部は**有性生殖期**に入り, 雌雄の**生殖母体**に分化して, 蚊に刺されるのを待つ.

- マラリアの3大症状と, そのメカニズムについては次の通りである.

  1)**周期的発熱**:赤血球内で増殖したメロゾイトが, 同時期に多数の赤血球を破壊するときに発熱する.
  2)**貧血**:多数の赤血球が破壊されるため, 貧血が進行する.
  3)**脾腫**:脾臓は破壊された赤血球を処理する臓器で, 多量に処理するうちに腫大し, 巨大化する.

- 熱帯熱マラリアは, **脳マラリア**という致死性の合併症を起こす. これは, 感染赤血球による脳内の毛細血管の閉塞が原因である.

- 最近, サルマラリア原虫の一種である二日熱マラリア原虫がまれにヒトに感染することが報告されている.

ツェツェバエ, サシガメが媒介—トリパノソーマ属

- **ガンビアトリパノソーマ, ローデシアトリパノソーマ**は, **ツェツェバエ**によって媒介される. アフリカの赤道近くに広く分布する. **アフリカ睡眠病**(髄膜脳炎, 嗜眠)を引き起こす.

- **クルーズトリパノソーマ**は, **サシガメ**の吸血時に糞中に排出され, かゆくてひっかくことにより感染する. ラテンアメリカに広く分布する. **シャーガス病**(リンパ節炎, 心筋炎, 脳髄膜炎)を引き起こす.

サシチョウバエが媒介—リーシュマニア

- リーシュマニアは**サシチョウバエ**に刺されて感染する. 原虫の種類により多彩な症状を示す.

マラリア原虫

＜マラリアの熱型＞

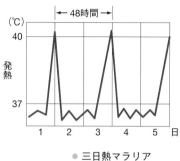

- 三日熱マラリア
- 卵形マラリア

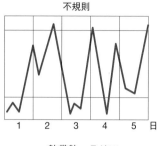

- 熱帯熱マラリア

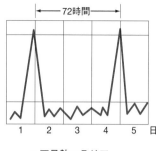

- 四日熱マラリア

＜マラリア原虫の蚊・人体内における生活環＞

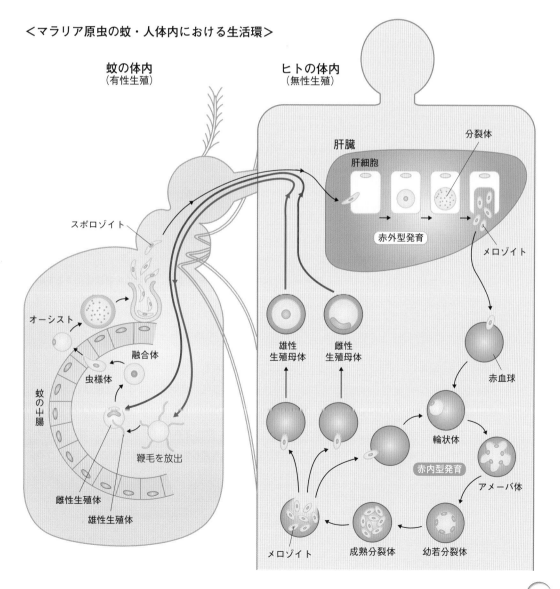

5-4
口から飲み込まれて腸で増える原虫たち
食物・水媒介性原虫感染

「イチゴゼリー状粘血便」を起こす―赤痢アメーバ

- **アメーバ赤痢**の病原体である．全世界に分布し，熱帯・亜熱帯に多い．
- **栄養型**と**嚢子（シスト）**の2種類の形態をとる．
  1）**栄養型**：偽足を形成し，活発に運動する．赤血球を貪食する．
  2）**嚢子**：栄養型が被嚢期虫体を経て1核嚢子となり，2回の核分裂後に4核の成熟嚢子となる．
- ヒトへの感染は，**成熟嚢子の経口摂取**により起こる．
  嚢子で汚染された**食品，飲料水の摂取**だけでなく，口腔肛門性交により感染する**性感染症**，イヌ・ネコ・サルから感染する**人獣共通感染症**でもある．
- 摂取された嚢子は小腸で栄養型となり，**大腸に寄生**する．腸管粘膜組織に侵入して傷害し，腹痛・**イチゴゼリー状粘血便**をきたす．
- 大腸から血流に乗って門脈を通り肝臓に達すると，**アメーバ性肝膿瘍**を引き起こすことがある．

脂肪吸収障害で下痢を起こす―ランブル鞭毛虫（ジアルジア）

- 全世界に分布し，衛生状態の悪い発展途上国で蔓延している．
- **栄養型**と**嚢子（シスト）**の2種類の形態をとる．
  1）**栄養型**：扁平な紡錘状．2核．左右に半円形の吸着円盤がある．4対8本の鞭毛をもち活発に運動する．
  2）**嚢子**：成熟嚢子は4核である．
- ヒトへの感染は，**成熟嚢子の経口摂取**により起こる．
- 栄養型が**十二指腸，小腸上部**，ときに胆道系の粘膜に吸着して寄生する．**脂肪の吸収障害による下痢**が生じる（**ジアルジア症**）．組織には侵入しないので，血便は起こらない．

水道の塩素消毒が全く効かない―クリプトスポリジウム

- ヒトは，**オーシストに汚染された水，食品の摂取**により感染する．
- **小腸の粘膜上皮細胞の微絨毛内に寄生**して激しい**水様性下痢**，嘔吐，発熱を起こす．血便は起こらない．エイズ，免疫不全者では下痢が遷延し，死亡することがある．
- 近年，先進国も含め各国で**水系伝播**が多発している．体外に排出されたオーシストは，湿潤な場所や水中では半年〜1年間生存し，上水道用の**塩素殺菌では全く死滅しない**ので，集団発生が起こりうる．

免疫不全者に難治性下痢を起こす―戦争イソスポーラ

- クリプトスポリジウムと同様に，**オーシストを摂取**して感染する．
- 小腸の粘膜上皮細胞に寄生して下痢をきたす（**イソスポーラ症**）．エイズをはじめとする**免疫不全者**では**難治性の水様性下痢**をくり返し，死亡することがある．

第5章　原虫の性質と生きるための戦略

赤痢アメーバ

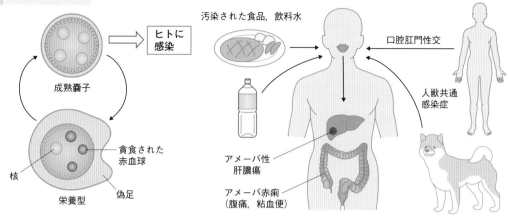

成熟嚢子

→ ヒトに感染

核

貪食された赤血球

栄養型　偽足

汚染された食品，飲料水

口腔肛門性交

人獣共通感染症

アメーバ性肝膿瘍

アメーバ赤痢（腹痛，粘血便）

ランブル鞭毛虫

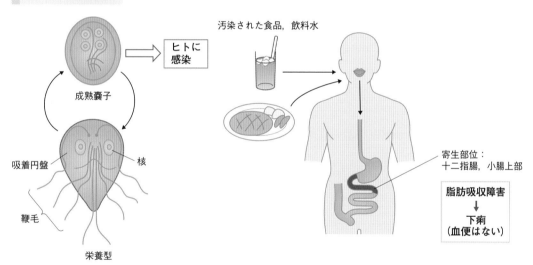

成熟嚢子

→ ヒトに感染

汚染された食品，飲料水

吸着円盤　核

鞭毛

栄養型

寄生部位：十二指腸，小腸上部

脂肪吸収障害
↓
下痢
（血便はない）

クリプトスポリジウム

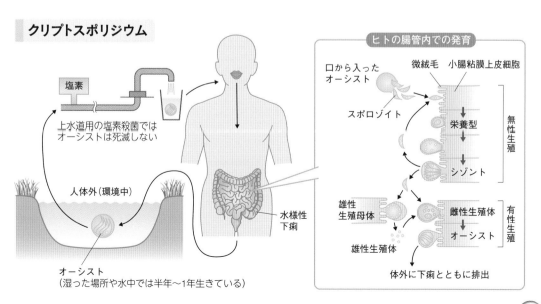

塩素

上水道用の塩素殺菌ではオーシストは死滅しない

人体外（環境中）

水様性下痢

オーシスト
（湿った場所や水中では半年～1年生きている）

ヒトの腸管内での発育

口から入ったオーシスト　微絨毛　小腸粘膜上皮細胞

スポロゾイト

栄養型　無性生殖

↓

シゾント

雄性生殖母体　雌性生殖体

オーシスト　有性生殖

雄性生殖体

体外に下痢とともに排出

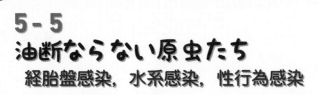

5-5
油断ならない原虫たち
経胎盤感染，水系感染，性行為感染

妊婦さん，生肉摂取とネコは危険です─トキソプラズマ

- トキソプラズマの**終宿主**はネコである．一方，ヒトを含め多くの哺乳類，鳥類が中間宿主となる．

- 終宿主のネコの小腸粘膜上皮細胞内では**有性生殖**が行われ，形成された**オーシスト**が糞便中に排泄される．

- 中間宿主の体内では，**栄養型**（タキゾイト〔急増虫体〕ともいう）が**内部出芽**によって増殖する．宿主免疫の攻撃を受け住みづらくなると**嚢子（シスト）**となり，**筋肉や脳内**に密かに寄生し続ける．

- ヒトは，ブタ，ヒツジなど中間宿主の**食肉中にいる嚢子を経口摂取**するか，あるいは，**ネコの糞便中のオーシストが口から入って感染する**．

- 健康な人が感染してもほとんど症状が出ない．ところが，エイズなど免疫不全状態になると，筋肉や脳内に嚢子として潜んでいたトキソプラズマが活発に分裂をはじめ，**脳炎，網脈絡膜炎**などを発症する．

- 妊婦が初感染を受けると，母体は無症状であるが，急増虫体が胎盤を通って胎児に移行する．妊娠前期だと流産，妊娠中期〜後期だと新生児に**先天性トキソプラズマ症**を引き起こし，脳に重度の障害をもたらす（4大徴候：**網脈絡膜炎，水頭症，脳内石灰化，精神運動障害**）．

自由をこよなく愛する─病原性自由生活アメーバ

- 自然界にはアメーバが多く生息しており，普通は病原性をもたない．

- たまたま人体に入り込み，そこが免疫応答の起こりにくい場所であれば増殖をはじめ，病気を起こす．そのような場所のうち重要なのが，**中枢神経**と，**目の角膜**である．

- 湖沼などの淡水中で泳いでいるときに，アメーバ虫体が鼻粘膜に感染すると，嗅神経を伝って脳に達することがある．その結果，脳内で増殖して**髄膜脳炎**を発症し，1週間以内に死亡する．

- コンタクトレンズ保存液にアメーバが混入すると，装着時に眼に感染し，**角膜炎**をきたす．

5本の毛をもち男女間を行ったり来たり─腟トリコモナス

- 栄養型のみ存在し，嚢子はない．5本の鞭毛をもち，このうち1本は波動膜を形成する．

- **性感染症**であり，性交により接触感染する．

- 女性の腟内には本来デーデルライン桿菌がいて，グリコーゲンから乳酸を産生し，腟内を酸性に保って雑菌の侵入を防いでいる（1-4参照）．ところが，腟トリコモナスは，乳酸の原料のグリコーゲンを横取りしてしまう．そのため乳酸がつくれなくなり，雑菌が増えて**腟炎**を発症する．

- 男性にも寄生するが，無症状であることが多い．したがって，女性だけ治療しても，パートナーの男性に寄生したままだと，再び女性に感染が起こる（いわゆる**ピンポン感染**）．

第5章　原虫の性質と生きるための戦略

トキソプラズマ

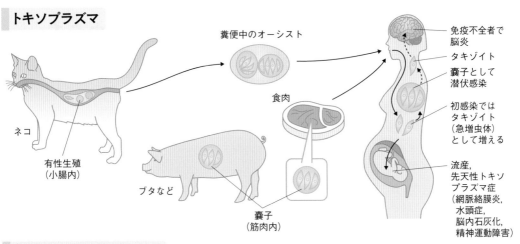

病原性自由生活アメーバ

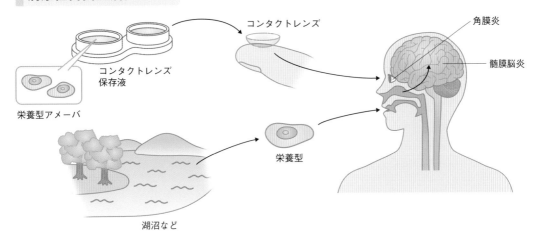

腟トリコモナス

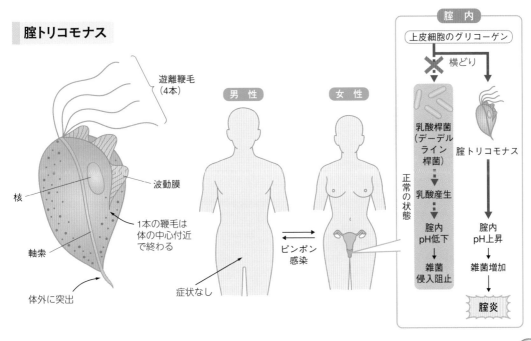

COLUMN 13
口から飲み込まれて「ひと暴れ」する原虫たち

　最近注目されている原虫のなかまを2つ紹介する。これらの原虫は食物とともに飲み込まれて食中毒を引き起こすが、ヒトに寄生することはなく、一過性の嘔吐と下痢をきたすのみである。

● **養殖ヒラメの刺身に潜む ―クドア・セプテンプンクタータ**(いわゆる「クドア」)

・ヒラメをはじめ，マグロ，タイ，カンパチなど，いろいろな魚の筋肉に寄生している.

・ヒトは，クドアが寄生した魚を生食すると粘液胞子が感染する．感染量が多い場合のみ，食中毒を起こす.

・養殖ヒラメの生食による感染率・感染量は多く，クドア食中毒の原因食材の6割がヒラメである.

・ヒトに感染したクドアは一過性の嘔吐や下痢を引き起こすだけで，ヒトに寄生することはない.

● **馬刺しに潜む ―フェイヤー住肉胞子虫**(ザルコシスティス・フェアリー)

・これまで馬肉は寄生虫感染が少なく安全とされてきたが，2011年に熊本県で本原虫による食中毒が発生して注目されるようになった.

・この原虫はウマとイヌに感染する．イヌが感染するとふん便中に**スポロシスト**を排出する．ウマは，そのふん便に汚染された飼料や水を摂取して感染し，筋肉中にシストが形成される．シストが形成されたウマの肉を食べたイヌが再び感染する.

・ヒトは，この原虫が多数寄生した馬肉を生で食べると，早ければ1時間，平均4〜8時間たったあと，下痢，おう吐，腹痛などが起きる．症状は軽く，1〜2日で回復する.

・外国産馬肉には寄生頻度が高いが，国内産馬肉にも約3割ほど寄生が認められる.

クドア・セプテンプンクタータ

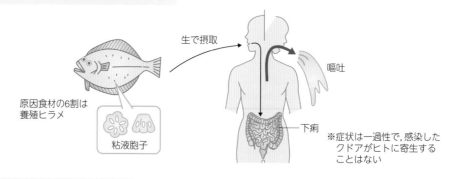

生で摂取

嘔吐

原因食材の6割は
養殖ヒラメ

粘液胞子

下痢

※症状は一過性で，感染した
クドアがヒトに寄生する
ことはない

フェイヤー住肉胞子虫

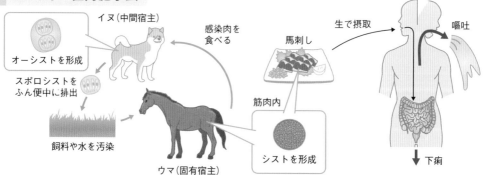

イヌ（中間宿主）

感染肉を
食べる

馬刺し

生で摂取

嘔吐

オーシストを形成

スポロシストを
ふん便中に排出

筋肉内

飼料や水を汚染

シストを形成

ウマ（固有宿主）

下痢

COLUMN 14
肉眼で見えるので「微生物」ではありませんが……
─近ごろお騒がせなムシたち（蠕虫とヒゼンダニ）

- ●「寄生虫」とよばれるムシたちがいる．「寄生」とは，ある生物（寄生体）が別の生物（宿主）に取りつき，そこから栄養を摂ったりして一方的に利益を得つづける状態をいう．寄生体のうち，**動物としての特徴をもち，宿主の体内に寄生するムシたちを寄生虫**という．
- ●寄生虫は，単細胞生物の**原虫**と多細胞生物の**蠕虫**とに分けられる．
    1）**原虫**：目では見えない「微生物」のなかまであり，第5章で説明した．
    2）**蠕虫**：くねくねと蠕動運動するひものようなムシで，その成虫は肉眼で見える大きさなので「微生物」のなかまではないが，ヒトに病気を起こす困りモノなので，このコラムで紹介する．
- ●蠕虫は，**線虫類，吸虫類，条虫類**の3つに分けられる．
- ●蠕虫は卵から生まれ，幼虫から成虫へと発育する．どの時期にヒトに感染するかは，線虫類，吸虫類，条虫類で異なっている．
    1）**線虫類**：幼虫が経口または経皮感染する場合と，中で幼虫が育っている卵（幼虫包蔵卵）が経口感染する場合とがある．
    2）**吸虫類**：成虫になって有性生殖するための宿主を**終宿主**という．吸虫類は終宿主に移る前に，**2段階の中間宿主**を必要とする．まず卵がかえって第1中間宿主に取り込まれると，体内で増殖して**セルカリア**という幼虫が発生する．これが第2中間宿主に取り込まれ，**メタセルカリア**という幼虫になる．このメタセルカリアが体内にいる第2中間宿主をヒトが食べると感染がおこる．
    3）**条虫類**は，さらに**擬葉目**（日本海裂頭条虫など）と**円葉目**（有鉤条虫・エキノコックスなど）に分けられる．
    　擬葉目：**2段階の中間宿主**を必要とする．卵からかえって第1中間宿主に摂取されたのちに**プロセルコイド**という幼虫になり，これが第2中間宿主内で**プレロセルコイド**となる．このプレロセルコイドが体内にいる第2中間宿主をヒトが食べると感染がおこる．
    　円葉目：**中間宿主は1段階だけ必要**であり，ヒトへは卵が経口感染する場合と，中間宿主内の幼虫が経口感染する場合がある．

人体に寄生する蠕虫の3つの代表的構造

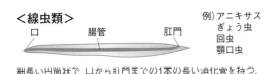

＜線虫類＞
口　　腸管　　肛門

例）アニサキス
　　ぎょう虫
　　回虫
　　顎口虫

細長い円筒状で，口から肛門までの1本の長い消化管を持つ．

＜吸虫類＞
腸管
口吸盤　　腹吸盤

例）肺吸虫
　　住血吸虫

平べったい木の葉のようで，口とお腹に吸盤をもち，消化管は盲端になっていて肛門がない．

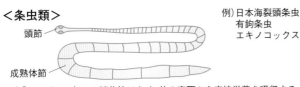

＜条虫類＞
頭節
成熟体節

例）日本海裂頭条虫
　　有鉤条虫
　　エキノコックス

別名「サナダムシ」．口や消化管はなく，体の表面から直接栄養を吸収する．

日本では寄生虫の感染は著しく減少したものの，決して忘れてはならない．なぜなら，海外で感染したり，ペットから感染したり，グルメブームやジビエブームで加熱不十分な魚介類や肉から感染する事例が発生しているからである．

以下では，近頃お騒がせなムシたち(蠕虫)を紹介する．

最後に紹介する節足動物のヒゼンダニは，蠕虫とは異なり宿主の体内ではなく体表に寄生する「外部寄生虫」であるが，重要なムシなので記載した．

● **ヒトの消化管にもぐり込み激痛を引き起こす ―アニサキス**

・アニサキスの終宿主はイルカ，クジラ，オットセイなどの海洋哺乳類で，胃内に成虫が寄生している．糞と一緒に卵が排出され，第1中間宿主のオキアミの体内で幼虫が育つ．次にオキアミが第2中間宿主のサバ，イカ，タラなどに食べられ，幼虫は筋肉内や，腹腔内臓器の被膜下に被嚢をつくって寄生していることが多い．これを終宿主が食べて，胃内で成虫になる．

・ヒトは第2中間宿主の魚介類(とくにサバ)を生食することにより幼虫(長さ2〜3cm)が感染する．

・魚の生食後2〜8時間後に，幼虫が胃壁や腸壁へもぐり込むことによって，激烈な腹痛，心窩部痛，悪心，嘔吐が出現する．症状は一過性で，人に寄生し続けることはない．

● **サケ，マスの刺身に潜む「サナダムシ」 ―日本海裂頭条虫**

・プレロセルコイドが寄生しているサクラマス，カラフトマス，シロサケなどの刺身，寿司を食べることによって感染する．

・ヒトに摂取されたプレロセルコイドは小腸内の壁に寄生して長い成虫に発育し(4〜7m，ときに10m)，虫卵を排泄するようになる．

・症状は腹部不快感，下痢，食欲不振など．排便時，虫体の一部が排泄されて気づくことも多い．

● **豚肉，イノシシ肉に潜む「サナダムシ」 ―有鉤条虫**

・ブタ，イノシシの筋肉に，有鉤条虫の幼虫である**嚢虫**が寄生している．これをヒトが加熱不十分の状態で摂取すると感染する．

・感染した嚢虫はヒトの小腸で**長い成虫**になる(2〜5m)．成虫による症状はほとんどない．体節がちぎれて便中に排泄されると，**体外で体節に含まれる虫卵がばらまかれる**(1つの体節に約10万個の卵が含まれる)．

・その虫卵を自分自身または周囲の人が口から摂取すると，**小腸内で孵化し**，**嚢虫が小腸から血流に乗って体内にばらまかれる**．皮下や筋肉であればしこりができるだけだが，**脳，脊髄，眼球**などに寄生すると，重大な症状を引き起こす(けいれん，意識障害，麻痺，失明など)．

● **淡水産カニ類やイノシシ肉，シカ肉に潜む肺吸虫 ―ウエステルマン肺吸虫**

・イヌ，ネコ，ヒトの肺に寄生する寄生虫．

・卵が痰や便と一緒に排出され，孵化したあと，第1中間宿主の貝(カワニナ)，第2中間宿主のモクズガニ，サワガニで発育する．このカニ類をヒトが生食すると感染する．

・メタセルカリアという幼虫の状態で体内に入ったあと，小腸壁から腹膜に出て，横隔膜を通って肺内に侵入する．肺で成虫となり，咳，呼吸困難，血痰を引き起こす．

・脳に寄生することがあり，頭痛，嘔吐，精神障害，運動感覚障害，けいれんなどを引き起こす．

・イノシシやシカの体内では幼虫が筋肉に入って成虫になれない．ヒトがそのイノシシやシカの肉を生食した場合にも感染する．

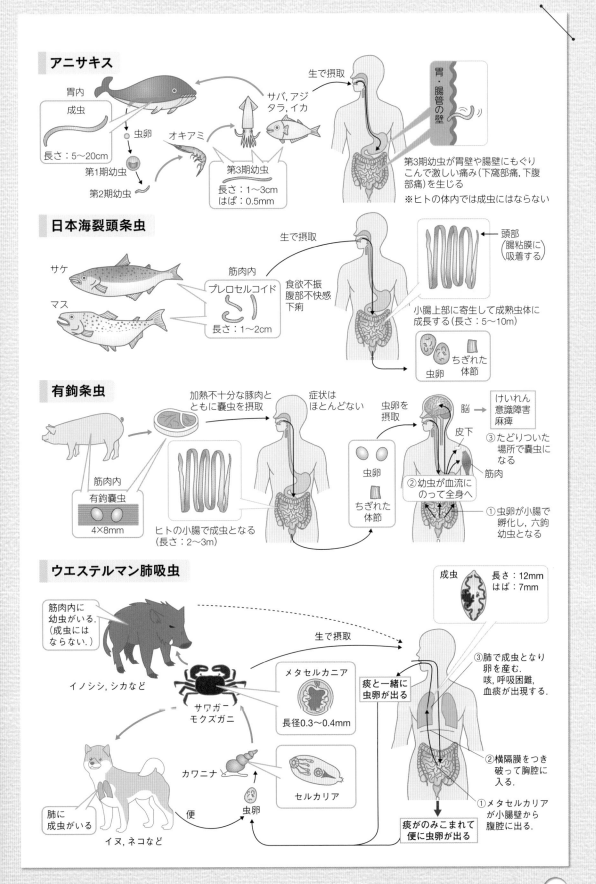

アニサキス

胃内
成虫
長さ：5〜20cm

虫卵

第1期幼虫

第2期幼虫

オキアミ

サバ,アジ
タラ,イカ

第3期幼虫
長さ：1〜3cm
はば：0.5mm

生で摂取

胃・腸管の壁

第3期幼虫が胃壁や腸壁にもぐりこんで激しい痛み（下窩部痛,下腹部痛）を生じる
※ヒトの体内では成虫にはならない

日本海裂頭条虫

サケ

マス

筋肉内
プレロセルコイド
長さ：1〜2cm

生で摂取

食欲不振
腹部不快感
下痢

頭部
（腸粘膜に）
吸着する

小腸上部に寄生して成熟虫体に成長する（長さ：5〜10m）

虫卵

ちぎれた
体節

有鉤条虫

加熱不十分な豚肉とともに嚢虫を摂取

症状はほとんどない

虫卵を摂取

脳

けいれん
意識障害
麻痺

③たどりついた場所で嚢虫になる

皮下

筋肉

筋肉内
有鉤嚢虫
4×8mm

ヒトの小腸で成虫となる
（長さ：2〜3m）

虫卵

ちぎれた
体節

②幼虫が血流にのって全身へ

①虫卵が小腸で孵化し,六鈎幼虫となる

ウエステルマン肺吸虫

成虫
長さ：12mm
はば：7mm

筋肉内に幼虫がいる.（成虫にはならない.）

イノシシ,シカなど

生で摂取

メタセルカニア
長径0.3〜0.4mm

サワガ—
モクズガニ

痰と一緒に虫卵が出る

③肺で成虫となり卵を産む.咳,呼吸困難,血痰が出現する.

②横隔膜をつき破って胸腔に入る.

①メタセルカリアが小腸壁から腹腔に出る.

カワニナ

セルカリア

虫卵

便

肺に成虫がいる

イヌ,ネコなど

痰がのみこまれて便に虫卵が出る

- ● **かわいいキタキツネにはご用心！ ―エキノコックス（単包条虫，多包条虫）**
  - ・エキノコックス属条虫の幼虫である「**包虫**」によって引き起こされる疾患．
  - ・ヒトは，成虫が感染しているキツネ，イヌなどの糞便内の**虫卵**を**経口摂取**することで感染する．
  - ・人体の各臓器，とくに肝臓，肺，腎臓，脳などで包虫が発育し，さまざまな症状を引き起こす．潜伏期間は5〜15年で，発症すると病巣を完全に切除する以外に有効な治療法はない．
  - ・わが国のエキノコックス症には，単包条虫による**単包性エキノコックス症**と，多包条虫による**多包性エキノコックス症**の2種類がある．近年，多包性エキノコックス症が，北海道東部から北海道全域へと伝播域を拡大しつつあり，本州への拡大が心配されるなど脅威が拡がっている．
- ● **真夜中に肛門から出てきて卵を産みつける ―ぎょう虫**
  - ・ぎょう虫の成虫の体長は，メスで8〜13mm，オスで2〜5mm．肉眼では白い糸の短い切れ端のように見える．
  - ・ヒトはぎょう虫の**卵が口から入ってきて感染する**．卵の大きさは50×25μmで，顕微鏡で見ると柿の種のような形をしている．十二指腸で孵化して約1ヵ月で成虫となり，メスが卵を産みはじめる．
  - ・**成虫は大腸・直腸で生活している**．メスは**夜間に肛門から体外に出てきて肛門周囲の皮膚に卵を産みつける**（1匹が平均1万個産む）．卵は粘着性の物質により皮膚に付着しているが，この粘着性の物質およびメスが肛門周囲を動き回ることによって**かゆみ**を感じる．夜間のかゆみにより寝不足となり，落ち着きがなくなったり，短気になったりすることがある．しかし，ふつうはそれらの症状は軽く，全く症状が見られない人も多い．
  - ・肛門周囲に産みつけられた卵は，衣類・寝具・カーペットなどに付着して2〜3週間生きている．卵が手に付いて飲み込んだり，舞い上がった卵を吸い込んで口から入ったりすると感染する．
- ● **皮膚にトンネルを掘って卵を産みつける ―ヒゼンダニ**
  - ・非常に小さいダニで，メスは体長0.4mm，オスは体長の約0.25mm．
  - ・皮膚の角質層に寄生することにより痒みの強い**疥癬**（かいせん）という皮膚感染症をきたす．
  - ・ヒゼンダニ成虫のメスはオスと交尾したあと，手首や手のひら，指間，足，肘，腋の下，外陰部などで角質層に横穴を掘り進みながら前進し，後方に卵や糞を残す．これは細い曲がりくねった1本の線状のあととして認められ，**疥癬トンネル**と呼ばれる．産卵数は1日2〜4個で，4〜6週間は卵を産み続ける．
  - ・卵は3〜5日で孵化して幼虫になり，トンネルから出て歩き回るようになる．幼虫は若虫を経て成虫となる．卵から孵化し，幼虫，さらに成虫となり卵を産むまでの期間は10〜14日．
  - ・疥癬の病型は臨床症状から**通常疥癬**と，灰色から黄白色の鱗屑が厚く付く**角化型疥癬**の二つに大別される．通常疥癬では，重症の場合でも1人の患者に寄生するダニの数は1,000匹程度だが，**角化型疥癬では100万〜200万匹**（ときには1,000万匹）である．宿主が健康であれば通常疥癬になるが，**免疫力が低下している場合には角化型疥癬になる**．通常疥癬では寄生数が少ないため感染力はそれほど強くないが，角化型疥癬では角質層内に多数のヒゼンダニを含んでおり，**皮膚から剥がれ落ちた角質に接触するだけでも感染する**．そのため，角化型疥癬の患者は**個室隔離**し，**接触感染予防策**が必要になる（**7-4**参照）．

エキノコックス（単包条虫, 多包条虫）

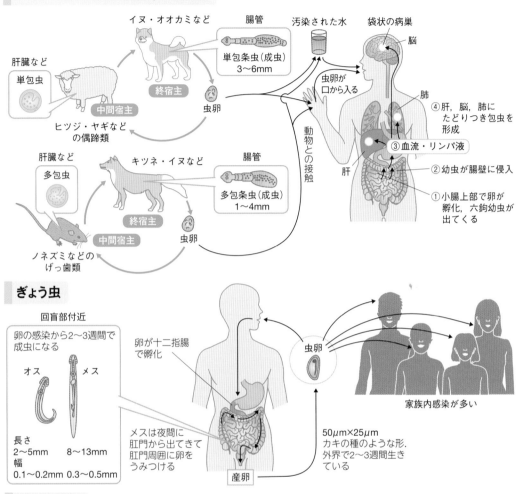

イヌ・オオカミなど

腸管

単包条虫（成虫）
3～6mm

終宿主

汚染された水

袋状の病巣

脳

肝臓など

単包虫

中間宿主

ヒツジ・ヤギなど
の偶蹄類

虫卵

虫卵が
口から入る

肺

④ 肝, 脳, 肺に
たどりつき包虫を
形成

③ 血流・リンパ液

② 幼虫が腸壁に侵入

① 小腸上部で卵が
孵化, 六鈎幼虫が
出てくる

肝

肝臓など

多包虫

キツネ・イヌなど

腸管

多包条虫（成虫）
1～4mm

終宿主

中間宿主

ノネズミなどの
げっ歯類

虫卵

動物との接触

ぎょう虫

回盲部付近

卵の感染から2～3週間で
成虫になる

オス　　メス

卵が十二指腸
で孵化

虫卵

長さ
2～5mm　　8～13mm
幅
0.1～0.2mm　0.3～0.5mm

メスは夜間に
肛門から出てきて
肛門周囲に卵を
うみつける

産卵

家族内感染が多い

50μm×25μm
カキの種のような形.
外界で2～3週間生き
ている

ヒゼンダニ

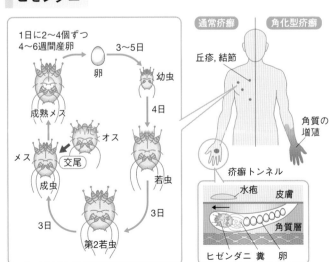

1日に2～4個ずつ
4～6週間産卵

3～5日

卵

幼虫

成熟メス

オス

4日

メス

交尾

成虫

若虫

3日

3日

第2若虫

通常疥癬　　角化型疥癬

丘疹, 結節

角質の
増殖

疥癬トンネル

水疱　皮膚

角質層

ヒゼンダニ　糞　卵

通常疥癬と角化型疥癬の違い

	通常疥癬	角化型疥癬
ダニの寄生数	1,000以下	100万～200万
感染者の免疫力	正常	低下
症状	丘疹, 結節	角質増殖（灰白～黄白色, カキ殻様）
かゆみ	あり	なし
場所	顔・頭部を除く全身	全身
病棟での感染対策	● 標準予防策のみ	● 標準予防策＋接触感染予防策 ● 個室隔離

第6章 プリオンのなぞ

プリオンは生き物ではないが感染する病原体である．すなわち，核酸（遺伝子）はもたずタンパク質だけでできているのに増殖し，ヒトや動物の脳をスポンジ状に変化させて死に至らしめる．正常な細胞でもプリオンタンパク質はつくられている．しかし，正常型プリオンタンパク質と，スポンジ状脳症から採った異常型プリオンタンパク質は，アミノ酸配列は同じだがその折りたたみ方（立体構造）が違っている．正常型プリオンタンパク質が異常型に接触すると，立体構造が変化して次々と異常型プリオンタンパク質に変わっていく，と考えられているが，依然として謎は多い．

プリオン病とは，ヒトの場合「クロイツフェルト・ヤコブ病（CJD）」を指す．CJDには，100万人に1人発症する原因不明の弧発性CJD，遺伝性の家族性CJD，ウシのプリオン病である狂牛病（BSE）に罹患したウシを食べたヒトなどに起こる獲得性CJDがある．BSEのウシは1986年に英国で初めて報告され，その後英国を中心に世界中に拡大した．いわゆる「BSE問題」である．さまざまな対策や規制強化の甲斐あって，BSEは1992年をピークとして激減した．

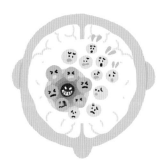

6-1 **プリオンは生き物ではないが感染する** ─異常型プリオンの構造と性質

6-2 **プリオン病とはこんな病気** ─いわゆる狂牛病問題

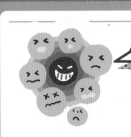

6-1
プリオンは生き物ではないが感染する
異常型プリオンの構造と性質

脳がスポンジのようになる奇病

- **ヒツジ**の神経疾患である**スクレイピー**という病気が18世紀より知られていた．スクレイピーとは，発病した動物が体を岩や木などにこすりつける（scrape）症状に由来する．そのほかの症状として，舌打ちをするような動作，ふらつきなどがみられ，衰弱をきたして死亡する．

- 一方，パプア・ニューギニアの住民の間では**クールー**という奇妙な風土病があった．これにかかった人は，歩行ができなくなり，激しい震えが現れ，重度の運動失調，嚥下障害をきたし，発症から1年前後で死亡する．「クールー kuru」とは現地語で「震える」という意味である．

- 1959年，アメリカのW. J. ハドローは，ヒツジのスクレイピーとパプア・ニューギニアの人々のクールーの症状が非常によく似ていることを報告した．どちらの病気においても，脳細胞が死滅し**脳組織がスポンジ（海綿）のように穴だらけになる**，病変部に**炎症反応が起こっていない**，という共通の特徴がある．

異常型タンパク質が「感染」して奇病を起こす

- スクレイピーとクールーの病原体は，核酸（遺伝子）はもたずタンパク質だけでできているのに増殖する，という生物学の常識では信じ難い事実が明らかにされた．スタンリー・プルシナーは，この病原体に**プリオン prion**という名を提唱した．これはタンパク質 protein と感染 infection とを合わせた造語である．

- プリオンは，細菌やウイルスが死滅する温度である121℃でも感染力は消滅しない．また，消毒用エタノールやフェノールなどの消毒薬，紫外線，ホルマリン，エチレンオキサイドなどを使用しても病原性は消えない．

- 1982年，プリオンタンパク質が分離された．その結果，実は正常な細胞でも普通につくられているタンパク質であることが判明した．さらなる解析によって，正常型プリオンタンパク質と，スポンジ状脳症から採った異常型プリオンタンパク質は，アミノ酸配列は同じだがその折りたたみ方（立体構造）が違っていることがわかった．異常型の立体構造は，熱や消毒薬に強いと考えられる．

- 現在では，正常型プリオンが異常型に接触すると，**立体構造が変化**して異常型プリオンに変わってしまう，という説が受け入れられている．これをくり返すことで，脳内には異常型が次々に蓄積する．異常型は水に溶けにくく，それ同士でくっつき合って沈着し，これが脳細胞を破壊してスポンジ状になると考えられている．すなわち，異常型プリオンが増殖するのではなく，元から生体内にある正常型プリオンを次々と異常型に変化させるためにあたかも増殖しているかのようにみえたのである．

- 依然として謎は多い．どのようにして異常型プリオンは正常型プリオンを変形させるのか？正常型プリオンの役割は何か？ 異常型プリオンは，どのようにして脳に到達するのか？正常型プリオンは全身に分布するのになぜ脳だけが破壊されるのか？ など，解明が待たれる．

第6章 プリオンのなぞ

ヒツジとヒトの両方に見つかった奇病

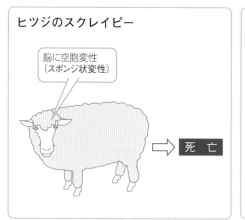

ヒツジのスクレイピー

脳に空胞変性
(スポンジ状変性)

⇒ 死亡

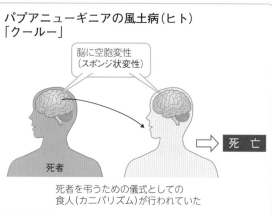

**パプアニューギニアの風土病(ヒト)
「クールー」**

脳に空胞変性
(スポンジ状変性)

死者

⇒ 死亡

死者を弔うための儀式としての
食人(カニバリズム)が行われていた

1959年

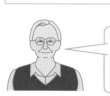

W. J. ハドロー

どちらの病気も
● 脳がスポンジ状になる
● 病変部に炎症反応が起こっていない
という点が共通している.

異常型プリオンが感染するメカニズム

⟨ほとんどの正常組織でつくられている
(脳で一番多い)⟩

正常型プリオンタンパク質
prion protein cellular isoform (PrP^C)

水に溶ける

● アミノ酸配列は同じ
● 立体構造だけが違う

⟨伝達性海綿状脳症の脳からだけ
見つかる⟩

異常型プリオンタンパク質
prion protein scrapie isoform (PrP^Sc)

← βシート
構造

水に溶けにくく, くっつきやすい

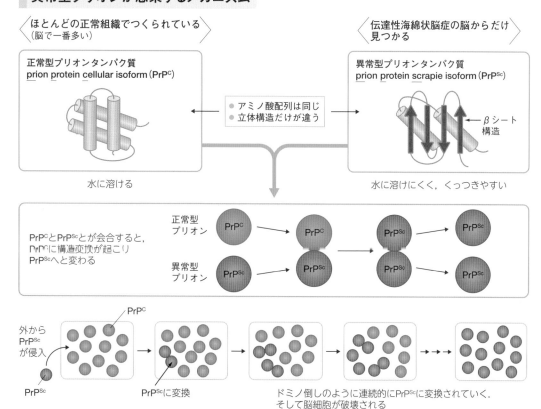

PrP^CとPrP^Scとが会合すると,
PrP^Cに構造変換が起こり
PrP^Scへと変わる

正常型
プリオン   PrP^C → PrP^C   PrP^Sc → PrP^Sc

異常型
プリオン   PrP^Sc → PrP^Sc   PrP^Sc → PrP^Sc

外から
PrP^Sc
が侵入

PrP^Sc

PrP^Scに変換

ドミノ倒しのように連続的にPrP^Scに変換されていく.
そして脳細胞が破壊される

PrP^C

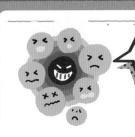

6-2 プリオン病とはこんな病気
いわゆる狂牛病問題

ヒトにみられるプリオン病

- **クロイツフェルト・ヤコブ病(CJD)**：記憶障害，歩行障害，認知症，ミオクローヌス(筋肉の不随意収縮)と進行し，2～8ヵ月で死亡する．1)原因不明の**孤発性CJD**(100万人に1人，中年以降)，2)遺伝性の**家族性CJD**，3)プリオンへの暴露によって起こる**獲得性CJD**に分類できる．
- 獲得性CJD
  - **クールー**：死者の脳を食べる風習によって，ヒトからヒトに広がった．
  - **変異型CJD**：1996年に英国で初めて報告された．20歳代の若者に好発し，不安，精神異常，行動異常を発症し，その後全身衰弱，呼吸麻痺，肺炎などで死亡する．発症から死亡まではゆっくり進行し，平均1年半ほどである．

  これまでのCJDとは臨床像が異なるので変異型という．次に述べる**牛海綿状脳症(BSE，いわゆる狂牛病)**のプリオンが，感染牛を食べたヒトに感染したと考えられている．

BSE問題(狂牛病問題)と対策

- BSEは，**ウシにみられるプリオン病**である．ウシの脳がスポンジ状になり，異常行動，運動失調などをきたして死亡する．
- 1986年に英国で初めてBSEのウシが報告されて以降，英国を中心に世界中に拡大した．わが国でも2001年以降，36頭の感染牛が発見された．BSEに感染したウシの脳や脊髄などを含む部位を原料とした**肉骨粉**が，ほかのウシに与えられたことが原因と考えられている．
- その後，わが国や海外でウシの脳や脊髄などの組織を家畜のえさに混ぜないといった規制が行われた結果，BSEの発生は，世界で約3万7千頭(1992年：発生のピーク)から21頭(2012年)へと激減した．わが国では，2003年以降に出生したウシからは，BSEは確認されていない．
- BSEの潜伏期は平均5年で，4歳以下のウシにBSEの発生は確認されていない．
- 現在わが国では，**4歳(48ヵ月齢)を超えるウシ**をBSE検査対象としている．また，ウシを解体する際に除去することが義務づけられている**特定危険部位(プリオンが多く含まれる部位)**は，全月齢の扁桃，回腸末端部と，30ヵ月齢超の頭部(舌・頬肉・皮以外)，脊髄，脊柱となっている．

ヒトのプリオン病（クロイツフェルト・ヤコブ病〔CJD〕）

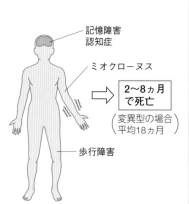

記憶障害
認知症

ミオクローヌス

⇨ 2～8ヵ月
で死亡

（変異型の場合
平均18ヵ月）

歩行障害

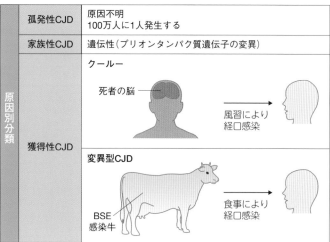

原因別分類	孤発性CJD	原因不明 100万人に1人発生する
	家族性CJD	遺伝性（プリオンタンパク質遺伝子の変異）
	獲得性CJD	クールー 死者の脳 → 風習により経口感染
		変異型CJD BSE感染牛 → 食事により経口感染

牛海綿状脳症（BSE，「狂牛病」）問題

＜ウシのプリオン病：BSE＞

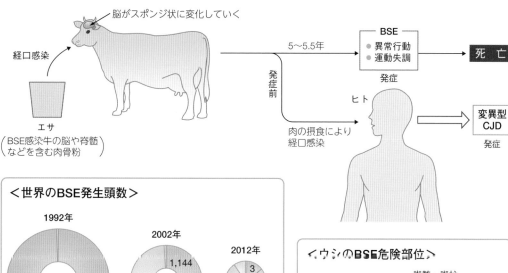

脳がスポンジ状に変化していく

経口感染

エサ
（BSE感染牛の脳や脊髄
などを含む肉骨粉）

5～5.5年

発症前

┌── BSE ──┐
● 異常行動
● 運動失調
発症

死　亡

ヒト

肉の摂食により
経口感染

変異型
CJD
発症

＜世界のBSE発生頭数＞

1992年

37,280

37,316頭

2002年

1,144

1,032

2,179頭

2012年

3

16

21頭

牛の脳や脊髄などを飼料に混ぜ
ない，といった規制が行われ，
BSEは激減した

| | イギリス |
| | ヨーロッパ（イギリス以外） |

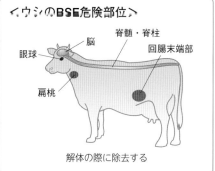

＜ウシのBSE危険部位＞

脊髄・脊柱

脳

回腸末端部

眼球

扁桃

解体の際に除去する

感染症からヒトを守る戦略と微生物の利用

　これまでの章は，微生物と感染のしくみを「微生物目線」でみてきたが，この最終章は「ヒト目線」で微生物と人間との関係を述べることにする．

　微生物たちだけでなく私たち人間もこの地球上で生き延びる必要があり，その結果当然ながら微生物たちとのにらみ合いも起こる．できることなら近頃の**感染症事情を知って備え**，人間側から**微生物を避ける**ことが賢明である．すなわち，感染症の法整備，医療関連感染を防ぐための滅菌と消毒，感染予防策（標準予防策，感染経路別予防策）を行って微生物を人間に近付けず，感染症の発生や蔓延を防止することが大切である．しかしながら，微生物にいったん攻め込まれてしまった場合には徹底的に**微生物と戦う**しか道はない．たとえば，細菌に対しては抗菌薬で攻撃するが，これに対して細菌側は薬剤耐性を獲得して応戦してきた．代表的抗菌薬である細胞壁合成阻害薬の開発の歴史は，薬剤耐性菌との戦いの歴史でもある．細胞壁合成阻害薬のほかにもさまざまな作用機序の抗菌薬が開発されてきたが，抗菌薬の抗菌スペクトルは限られており，それを充分に把握したうえで抗菌薬の適正使用に努めなければならない．微生物に対する薬剤としては抗菌薬以外に，抗ウイルス薬，抗真菌薬，抗原虫薬が開発され，感染症から多くの命を救っている．さらには侵入してきた微生物たちに対して，抗体を注射することによって治療する血清療法や，あらかじめ病原性を失わせたり完全に殺したりした微生物を，「ワクチン」として注射して免疫をつけておく予防接種という手段も微生物と戦うための強力な武器である．

　一方，私たち人間は，微生物を活用したり悪用したり，と**微生物を操る**手段も身につけた．前者の例としてウイルスを活用したベクターの医療応用が，後者の微生物の悪用の例として生物兵器テロ（バイオテロ）があげられる．

　以上のように，ヒトと微生物とがこの地球上で共存共栄を目指すには，ヒトは不必要な衝突や先制攻撃を避けつつ，微生物から攻撃を仕掛けられたときへの備えは十分に行っておくことが大切である．**未来に向かって**，「ヒトと病原微生物との正しいおつきあい」を真剣に模索する取り組みが，わが国，そして全世界ですでにはじまっている．

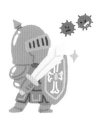

▶は発展学習を表しています．

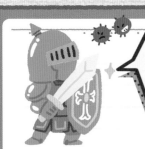

7-1
感染症の実情を知って備える
感染症動向と「感染症法」

近ごろの感染症事情

- この数十年間の感染症の動向に関して，次のような点が注目される．

  1) 新たな感染症が出現した（**新興感染症**）．また，征服できたと考えられていた感染症が再び流行しはじめた（**再興感染症**）．この原因としては，① 科学技術の進歩により新しい微生物が見つかるようになった，② 化学療法に耐性の微生物が出現した，③ 開発が進んで人と野生動物の生活範囲が接近したことにより動物間でのみ感染していた微生物が人にも感染するようになった，などが考えられている．

  2) 交通機関の発達により，人と物の国間の行き来が盛んになり，大量にしかも短時間で移動できるようになった．これにともない，感染症の病原体も短時間のうちに世界中に運ばれるようになり，流行地からの**輸入感染症**，**地球規模のアウトブレイク**がしばしばみられるようになった（2-24，3-16参照）．

  3) 衛生状態が改善したにもかかわらず，**食品を介した感染症**は期待するほど減少してはいない．これは，食品生産の集中化，大量化にともない，微生物に汚染された食品が大量に出回るようになったからである．これまでは食中毒事件の発生は小売店，飲食店が中心であったが，全国規模の発生も稀ではなくなった．

  4) **生物兵器**，**生物テロ**として，微生物が拡散される危険性が指摘されている（7-8参照）．

  5) 病院，長期療養施設，在宅ケアなどでの**医療関連感染**が増加し，とくに**薬剤耐性菌による感染症**が問題となっている（2-16参照）．

100年ぶりに新しくなった感染症の法律

- 1897年制定の伝染病予防法が1999年に約100年ぶりに改訂され，**感染症の予防及び感染症の患者に対する医療に関する法律**（いわゆる**感染症法**）が制定された．この法律のなかでは，感染症患者の人権の尊重，良質で適切な医療の提供，迅速・的確な対応，施設における感染症の発生・蔓延防止への措置などが謳われている．

- 「感染症法」のなかで，感染症が一類～五類に分類された．

  - **一類感染症**：全員の入院が必要な感染症
  - **二類感染症**：状況に応じて入院が必要な感染症
  - **三類感染症**：入院は求めないが特定の業務への就業制限が必要な感染症
  - **四類感染症**：消毒，動物への措置が必要な感染症
  - **五類感染症**：届出で情報収集を行う感染症

- 感染症の発生を国が把握するため，診断した医師は最寄りの保健所に届出るよう定められた．届出方法の違いから，全数把握疾患と定点把握疾患とに分かれている．

  - **全数把握疾患**：診断したすべての医師が届け出る疾患．患者が発生するたびごとに届け出る．
  - **定点把握疾患**：指定された医療機関（定点）のみが届け出る疾患．それぞれの医療機関ごとに，週または月ごとに取りまとめて届け出る．小児科定点，インフルエンザ定点，眼科定点，性感染症定点，基幹定点がある．

第7章　感染症からヒトを守る戦略と微生物の利用

感染症法のおもな届出疾患

（　）はその疾患についての参照項目

（すべての届出疾患・最新情報は厚生労働省ホームページ「感染症法に基づく医師の届出のお願い」を参照のこと）

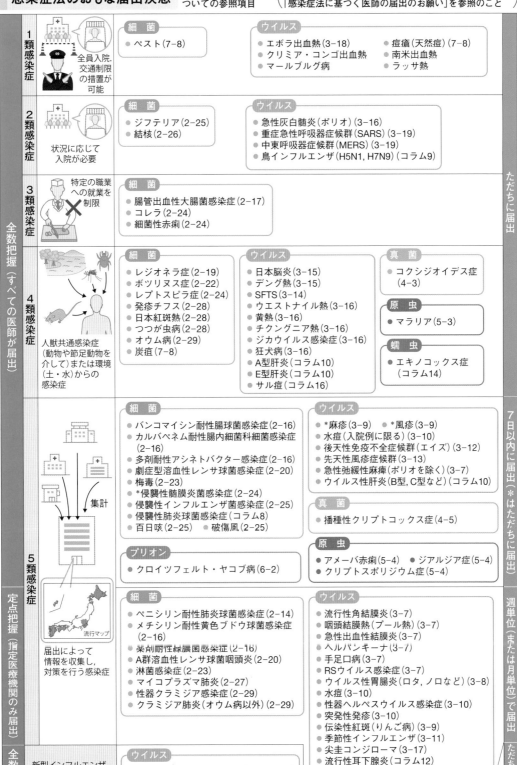

1 類感染症（全員入院，交通制限の措置が可能）

細　菌
- ペスト（7-8）

ウイルス
- エボラ出血熱（3-18）
- クリミア・コンゴ出血熱
- マールブルグ病
- 痘瘡（天然痘）（7-8）
- 南米出血熱
- ラッサ熱

2 類感染症（状況に応じて入院が必要）

細　菌
- ジフテリア（2-25）
- 結核（2-26）

ウイルス
- 急性灰白髄炎（ポリオ）（3-16）
- 重症急性呼吸器症候群（SARS）（3-19）
- 中東呼吸器症候群（MERS）（3-19）
- 鳥インフルエンザ（H5N1, H7N9）（コラム9）

3 類感染症（特定の職業への就業を制限）

細　菌
- 腸管出血性大腸菌感染症（2-17）
- コレラ（2-24）
- 細菌性赤痢（2-24）

4 類感染症（人獣共通感染症（動物や節足動物を介して）または環境（土・水）からの感染症）

細　菌
- レジオネラ症（2-19）
- ボツリヌス症（2-22）
- レプトスピラ症（2-24）
- 発疹チフス（2-28）
- 日本紅斑熱（2-28）
- つつが虫病（2-28）
- オウム病（2-29）
- 炭疽（7-8）

ウイルス
- 日本脳炎（3-15）
- デング熱（3-15）
- SFTS（3-14）
- ウエストナイル熱（3-16）
- 黄熱（3-16）
- チクングニア熱（3-16）
- ジカウイルス感染症（3-16）
- 狂犬病（3-16）
- A型肝炎（コラム10）
- E型肝炎（コラム10）
- サル痘（コラム16）

真　菌
- コクシジオイデス症（4-3）

原　虫
- マラリア（5-3）

蠕　虫
- エキノコックス症（コラム14）

5 類感染症（届出によって情報を収集し，対策を行う感染症）

細　菌
- バンコマイシン耐性腸球菌感染症（2-16）
- カルバペネム耐性腸内細菌科細菌感染症（2-16）
- 多剤耐性アシネトバクター感染症（2-16）
- 劇症型溶血性レンサ球菌感染症（2-20）
- 梅毒（2-23）
- *侵襲性髄膜炎菌感染症（2-24）
- 侵襲性インフルエンザ菌感染症（2-25）
- 侵襲性肺炎球菌感染症（コラム8）
- 百日咳（2-25）
- 破傷風（2-25）

ウイルス
- *麻疹（3-9）
- *風疹（3-9）
- 水痘（入院例に限る）（3-10）
- 後天性免疫不全症候群（エイズ）（3-12）
- 先天性風疹症候群（3-13）
- 急性弛緩性麻痺（ポリオを除く）（3-7）
- ウイルス性肝炎（B型，C型など）（コラム10）

真　菌
- 播種性クリプトコックス症（4-5）

プリオン
- クロイツフェルト・ヤコブ病（6-2）

原　虫
- アメーバ赤痢（5-4）
- ジアルジア症（5-4）
- クリプトスポリジウム症（5-4）

（定点把握（指定医療機関のみ届出））

細　菌
- ペニシリン耐性肺炎球菌感染症（2-14）
- メチシリン耐性黄色ブドウ球菌感染症（2-16）
- 薬剤耐性緑膿菌感染症（2-16）
- A群溶血性レンサ球菌咽頭炎（2-20）
- 淋菌感染症（2-23）
- マイコプラズマ肺炎（2-27）
- 性器クラミジア感染症（2-29）
- クラミジア肺炎（オウム病以外）（2-29）

ウイルス
- 流行性角結膜炎（3-7）
- 咽頭結膜熱（プール熱）（3-7）
- 急性出血性結膜炎（3-7）
- ヘルパンギーナ（3-7）
- 手足口病（3-7）
- RSウイルス感染症（3-7）
- ウイルス性胃腸炎（ロタ，ノロなど）（3-8）
- 水痘（3-10）
- 性器ヘルペスウイルス感染症（3-10）
- 突発性発疹（3-10）
- 伝染性紅斑（りんご病）（3-9）
- 季節性インフルエンザ（3-11）
- 尖圭コンジローマ（3-17）
- 流行性耳下腺炎（コラム12）

新型インフルエンザ等感染症（全数把握）

ウイルス
- 新型コロナウイルス感染症（COVID-19）（3-19）注）

全数把握（すべての医師が届出）／定点把握（指定医療機関のみ届出）

（右側欄）ただちに届出／7日以内に届出（*はただちに届出）／週単位（または月単位）で届出／ただちに届出

注）新型コロナウイルス感染症は2023年5月に5類感染症に変更される予定である．

（2023年1月現在）

7-1

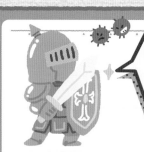

7-2
微生物を避ける(1)
医療関連感染を防げ！ 〜 滅菌と消毒

医療関連感染成立の３つの要素

- 医療関連感染(2-16参照)は，一般の感染症と同じように，次の３要素がそろった場合に起こる.
  - ① 感染源：病原体を含むもの，あるいは病原体に汚染されているもの.
  - ② 感染経路：感染源から病原体が生体(宿主)に侵入するまでの途中の経路.
  - ③ 宿主：医療を受ける患者のほか，医療従事者，訪問者なども含まれる. 感染が成立するかどうかは，病原体の病原性の強さとヒトの生体防御力(免疫力)との力関係によって決まる(2-15参照).

医療関連感染を防ぐには？

- 医療関連感染を防ぐには，３要素のうち，「感染源」を消滅させるか，「感染経路」を遮断することが必要.
- 感染源を消滅させることは病原体を元からたつことである. 感染源を滅菌，消毒して病原体を死滅させる.
- 感染経路を遮断することは，病原体を感染源から拡げないことである. 標準予防策を行ったうえで，必要に応じて感染経路別予防策を追加する，という２段構えの予防対策を行う(7-4参照).

感染源を元からたつ！──滅菌と消毒

- 滅菌とは，すべての微生物を完全に死滅させるか，または除去することである. 次のような方法がある.
  - ・火炎滅菌：炎のなかで直接あぶる方法. 白金耳などの特殊な金属製品に限られる.
  - ・高圧蒸気滅菌：２気圧，121℃，15〜20分間. オートクレーブを用いる(圧力釜と同じ原理).
  - ・乾熱滅菌：180℃，30分間. 乾熱滅菌器を用いる(オーブンと同じ原理).
  - ・放射線滅菌：おもにγ線が使用される. プラスチック器具など熱に弱い物品に用いる.
  - ・紫外線による殺菌：陰になったところには全く作用せず，プラスチック製品を劣化させるので注意する.
  - ・ガス滅菌：おもに酸化エチレン(エチレンオキシド)が使用される. 発がん性があるので作業者は注意する.
  - ・過酸化水素低温プラズマ滅菌：金属，プラスチック器具，電子機器などに用いる. 紙類，布類には不適.
- 消毒とは，対象物中の病原性の微生物を死滅させて感染能力を消滅させることである. 滅菌よりも緩やかな方法であり，細菌芽胞(2-1参照)などは残る場合がある. 次のような方法がある.
  - ・煮沸消毒：100℃，30分間. シンメルブッシュの煮沸消毒器などを用いる(煮鍋と同じ原理).
  - ・パスツリゼーション：牛乳など液状の食品の味や栄養素を損なうことなく殺菌する目的で用いられる. 60〜70℃で30〜60分間の低温殺菌，132℃で2〜10秒間の超高温短時間殺菌などがある.
  - ・各種消毒薬による消毒：病原体によって消毒薬の有効性が異なるので注意が必要. たとえば，結核菌に塩化ベンザルコニウム，クロルヘキシジンは無効. 細菌芽胞にはエタノールが効かない. エンベロープがないウイルス(ノロウイルスなど)はエタノールが効きにくく，次亜塩素酸ナトリウムを用いる必要がある.
    また，消毒薬のなかで最も殺菌力が強いグルタルアルデヒド，次亜塩素酸ナトリウムは，皮膚・粘膜には使用できない. 次に殺菌力が強いポビドンヨードは皮膚・粘膜に，エタノールは皮膚に使用できる.
- 〈参考〉濾過除菌：熱に弱い液体試薬などに用いる. ウイルスは除去できない.

医療関連感染成立の3要素

宿主(患者,医療従事者など)

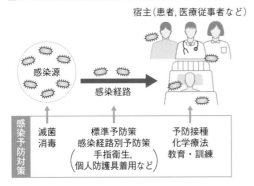

感染源　感染経路

| 感染予防対策 | 滅菌 消毒 | 標準予防策 感染経路別予防策 (手指衛生, 個人防護具着用など) | 予防接種 化学療法 教育・訓練 |

医療関連感染対策

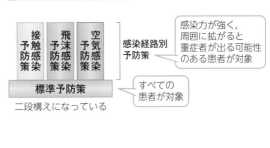

感染力が強く,周囲に拡がると重症者が出る可能性のある患者が対象

すべての患者が対象

二段構えになっている

滅菌

滅菌とは…

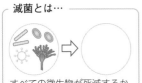

すべての微生物が死滅するか除去されること

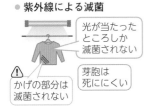

光が当たったところしか滅菌されない

芽胞は死ににくい

かげの部分は滅菌されない

<滅菌の方法>

● 火炎滅菌　炎のなかで直接あぶる

● 乾熱滅菌　オーブンと同じ　160℃,60分間または180℃,30分間

● 過酸化水素低温プラズマ滅菌

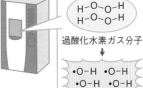

H-O~O-H H-O~O-H

過酸化水素ガス分子

•O-H •O-H •O-H •O-H

殺菌力の強いヒドロキシラジカル発生

H-O-H H-O-H O=O

水と酸素になる(無毒化)

● 高圧蒸気滅菌　圧力なべと同じ　2気圧 121℃ 15～20分間　オートクレーブ

● 放射線滅菌　γ線

● 酸化エチレンガス(EOG)滅菌　EOG

消 毒

消毒とは…

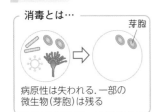

芽胞

病原性は失われる.一部の微生物(芽胞)は残る

<各種消毒液>(詳細はp.196巻末資料2 参照)

皮膚に使用可

粘膜に使用可

排泄物に使用可

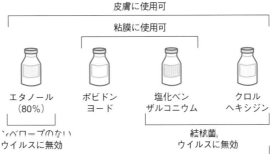

次亜塩素酸ナトリウム／エタノール(80%)／ポビドンヨード／塩化ベンザルコニウム／クロルヘキシジン

エンベロープのないウイルスに無効

結核菌,ウイルスに無効

細菌の芽胞に無効

<消毒の方法>

● 煮沸消毒

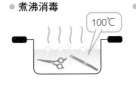

100℃

● パスツリゼーション

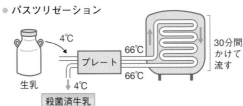

4℃　プレート　66℃　66℃　30分間かけて流す

生乳　4℃　殺菌済牛乳

● 濾過除菌

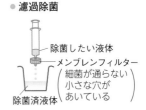

除菌したい液体

メンブレンフィルター(細菌が通らない小さな穴があいている)

除菌済液体

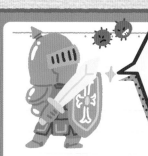

7-3
微生物を避ける(2)
医療関連感染を防げ！ ～標準予防策

すべての患者に対して「標準予防策」を！

- 医療施設内では，患者と医療従事者の双方を感染から守るために**標準予防策（スタンダード・プリコーション）**という感染予防対策を行うのが基本である．

- 感染予防策の基本的な考え方は，医療施設内の全患者の**血液**，**汗を除く体液**※，**排泄物（糞便・尿）**，**傷のある皮膚・粘膜**などには，すべて何らかの病原微生物が含まれている可能性があるとみなして，直接接触しないようにすることである．もし接触した場合には，速やかに洗浄するか消毒をすることが大切である．

  ※「汗を除く体液」とは：唾液，気管支分泌液，鼻腔・副鼻腔の分泌物，腹水，胸水，羊水，精液，膣分泌物，粘膜からの分泌物，母乳，脳脊髄液，膿，創傷からの浸出液，嘔吐物など．

- 標準予防策の4つのポイント

  ① **手洗い（手指衛生）**の励行：（詳細については次の項を参照）

  ② **個人防護具（PPE）**の着用：血液，体液，排泄物（はいせつぶつ），傷がある皮膚粘膜に触れるときには手袋を使用する．血液，体液，排泄物が飛散する恐れがある場合は，ガウン（エプロン），マスク，ゴーグルを着用する．

  ③ **環境管理**：患者周囲の高頻度接触表面（よく触れる部分）を日常的に消毒し，汚染時は適切に清掃する．

  ④ **感染性廃棄物の区別**：血液・体液が付着した廃棄物は，「感染性廃棄物」としてしっかりと区別する．使用した針は再キャップをせずに，針が突き抜けない頑丈な専用容器に直接廃棄する．

手洗い（手指衛生）は感染対策の基本中の基本！

- 医療従事者の手指の表面には多くの微生物が存在しているが，それらには次の2種類がある．

  1）**一時的に付着した微生物**：患者の体液，排泄物や，患者周囲の環境に直接手で触れたときに手に付着する微生物（病原微生物や薬剤耐性菌のこともある）．通常，長期間は定着しない（いわゆる「通過菌」）．

  2）ふだんから医療従事者自身の皮膚表面，毛包，汗腺などに定着している**常在微生物**（1-4参照）．

- 手指衛生を行う目的は，上記のうちの「一時的に付着した微生物」を除去または殺すことである．

- 手指衛生を行うタイミングは，① **患者に触れる前**，② **患者に触れた後**，③ **清潔・無菌操作の前**，④ **血液・体液に曝露された恐れがある時**，⑤ **患者周辺の物品に触れた後**　の5つである（WHOの推奨）．

- 手洗い（手指衛生）の方法には，次の2種類がある．

  1）**洗浄法（スクラブ法）**：流水と石鹸を使って，手の表面の汚れと微生物を洗い流す方法．

  2）**擦式法（ラビング法）**：エタノールが主成分の消毒薬を手に擦り込んで，表面の微生物を殺す方法．

- 手荒れを防ぐためにも，目にみえる汚れがない場合には**原則として擦式法を選ぶ**．しかし，手に明らかな汚れがある場合は洗浄法が必要．また，エンベロープをもたないウイルス（ノロウイルスなど）や細菌芽胞などにはエタノールが効かないので，これらの病原体が付着しているかもしれない場合には洗浄法を選ぶ．

- たとえ手袋をしていた場合も，手袋に穴があいているかもしれないので，**外した後には必ず手洗いをする**．

第7章　感染症からヒトを守る戦略と微生物の利用

標準予防策の考え方

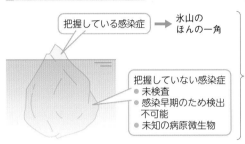

把握している感染症 → 氷山のほんの一角

把握していない感染症
● 未検査
● 感染早期のため検出不可能
● 未知の病原微生物

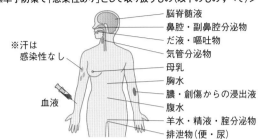

＜標準予防策で「感染性あり」として取り扱うもの（以下のものすべて）＞

※汗は感染性なし

血液

脳脊髄液
鼻腔・副鼻腔分泌物
だ液・嘔吐物
気管分泌物
母乳
胸水
膿・創傷からの浸出液
腹水
羊水・精液・腟分泌物
排泄物（便・尿）

標準予防策の4つのポイント

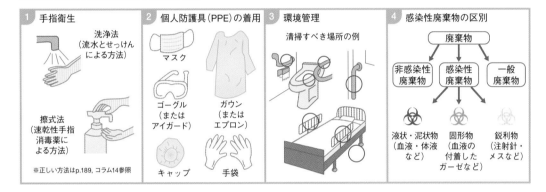

1 手指衛生
洗浄法（流水とせっけんによる方法）
擦式法（速乾性手指消毒薬による方法）
※正しい方法はp.189, コラム14参照

2 個人防護具（PPE）の着用
マスク
ゴーグル（またはアイガード）
ガウン（またはエプロン）
キャップ
手袋

3 環境管理
清掃すべき場所の例

4 感染性廃棄物の区別
廃棄物
非感染性廃棄物　感染性廃棄物　一般廃棄物
液状・泥状物（血液・体液など）　固形物（血液の付着したガーゼなど）　鋭利物（注射針・メスなど）

手洗い（手指衛生）の概念

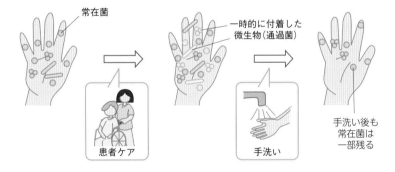

常在菌

一時的に付着した微生物（通過菌）

患者ケア

手洗い

手洗い後も常在菌は一部残る

手洗いが必要な5つのタイミング（WHO）

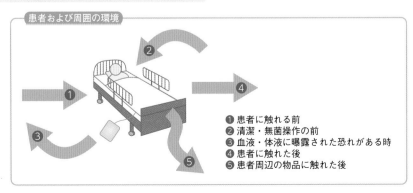

患者および周囲の環境

❶ 患者に触れる前
❷ 清潔・無菌操作の前
❸ 血液・体液に曝露された恐れがある時
❹ 患者に触れた後
❺ 患者周辺の物品に触れた後

7-3

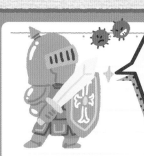

7-4
微生物を避ける(3)
医療関連感染を防げ！ ～感染経路別予防策

とくに感染性の強い病原体には「感染経路別予防策」を追加！

- **感染経路別予防策**は，標準予防策(7-3参照)に加えて行うもので，とくに感染性の強い病原体をもっている患者に対して，病原体がほかの人に伝播していく感染経路を遮断する対策である．次の3種類がある．
  ① **空気感染予防策**：病原体を含む空気(**飛沫核**)を吸ってうつる感染症を防ぐための対策．
  ② **飛沫感染予防策**：患者から2m以内で咳やくしゃみの**飛沫**を吸ってうつる感染症を防ぐための対策．
  ③ **接触感染予防策**：直接患者に**接触**してうつる感染症を防ぐための対策．

空気感染予防策

- 対象疾患：**結核**，**水痘**(播種性帯状疱疹含む)，**麻疹**．
- 空気感染対策のポイント
  1) 患者は**陰圧個室**に収容する．
  2) 医療スタッフ・面会者は病室に入るときには**N95マスク**を装着する(対象が水痘，麻疹の場合，これらに対する抗体を獲得している人は必ずしも必要としない)．
  3) 患者が検査などでやむを得ず病室を出るときには**サージカルマスク**を装着する．

飛沫感染予防策

- 対象疾患：インフルエンザ，マイコプラズマ肺炎，アデノウイルス呼吸器系感染症，A型溶連菌による咽頭炎，風疹，流行性耳下腺炎(おたふくかぜ)，百日咳，新型コロナウイルス感染症など．
- 飛沫感染対策のポイント
  1) **個室管理**，または同じ感染症の患者を集める**集団管理**(**コホーティングという**)が原則である．
  2) 個室隔離できない場合は，**ベッド間隔は1～2m**離してカーテンで仕切る．
  3) 患者から2m以内に入る場合には**サージカルマスク**を装着する．気管内吸引や気管カニューレの交換時など，飛沫に曝露される可能性があるときには，**手袋**，**ガウンまたはエプロン**，**ゴーグルまたはアイシールドまたはフェイスシールド**の着用も考慮する．

接触感染予防策

- 対象疾患：多剤耐性菌(MRSA，VRE，MDRP，CREなど)による感染症，腸管出血性大腸菌感染症，角化型疥癬，感染性胃腸炎(ノロウイルスなど)，偽膜性大腸炎，流行性角結膜炎など．
- 接触感染対策のポイント
  1) **個室管理**，または同じ感染症の患者を集める**集団管理**が原則である．
  2) 個室隔離できない場合は，カーテン内を隔離区域とし，個室隔離に準じた対応を行う．
  3) 患者および環境に接する場合に，**手袋**，**ガウンまたはエプロン**，(**マスク**)を装着する．
  4) 手袋，ガウンまたはエプロンの使用後は，**部屋を出る前に脱ぎ**，**感染性廃棄物として捨てる**．

3つの主要な感染経路

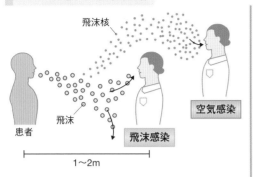

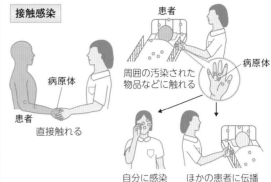

空気感染予防策

対象疾患（3疾患）

＜細菌感染症＞
● 結核

＜ウイルス感染症＞
● 水ぼうそう（水痘）
● はしか（麻疹）

● 患者は陰圧個室に収容
● 患者が検査などでやむを得ず病室を出る場合は，患者は必ずサージカルマスクを着用する

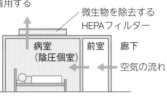

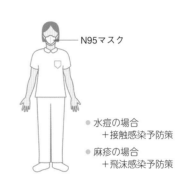

● 水痘の場合
　＋接触感染予防策

● 麻疹の場合
　＋飛沫感染予防策

飛沫感染予防策

おもな対象疾患

＜細菌感染症＞
● A群溶連菌性咽頭炎
● 百日咳
● マイコプラズマ肺炎

＜ウイルス感染症＞
● インフルエンザ
● アデノウイルス呼吸器系感染症
● コロナウイルス感染症

● 患者は個室管理
　またはコホーティング
　（同病者同室）

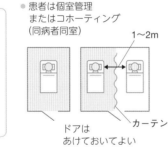

ドアはあけておいてよい

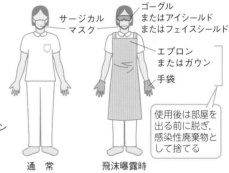

接触感染予防策

おもな対象疾患

＜細菌感染症＞
● 多剤耐性菌感染症（MRSA，VRE，MDRP，CREなどによる）
● 腸管出血性大腸菌感染症などの細菌性腸炎
● 偽膜性大腸炎（クロストリディオイデス・ディフィシルによる）

＜ウイルス感染症＞
● 感染性胃腸炎（ノロウイルスなどによる）
● 流行性角結膜炎（アデノウイルスによる）

＜その他＞
● 角化型疥癬（ヒゼンダニによる）

● 患者は個室管理
　またはコホーティング
　またはカーテン内隔離
● 聴診器，ペンライトなどは個別化して使用する

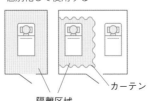

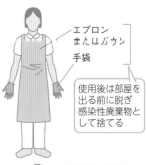

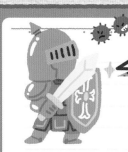

微生物と戦う(1)
ヒトと微生物との飽くなき戦い 〜抗菌薬

▶ 細菌に作用する薬 ─ 抗菌薬の開発の歴史と抗菌スペクトル

- 今や人類は，多くの種類の抗菌薬(細菌感染症の治療薬)を手に入れた(2-13参照)．抗菌薬のなかでもとくに細胞壁合成阻害薬の開発の歴史は長い．

- 1929年にフレミングによって発見された**ペニシリンG (ベンジルペニシリン)**は，有効な菌種の範囲(**抗菌スペクトル**という)が狭く，グラム陽性菌，グラム陰性球菌，スピロヘータにのみ有効だった．そのうえ，酸に弱いため内服できない不便さが欠点であった．しかしその後，**耐酸性ペニシリン**(内服可能)，耐性菌が産生する**ペニシリナーゼ**(2-14参照)**に抵抗性のペニシリン**，緑膿菌を含むグラム陰性桿菌にも有効となった**広域ペニシリン**などが開発され，非常に多くの感染症に用いられるようになった．ペニシリナーゼと結合しその作用を阻害する，クラブラン酸，スルバクタム，タゾバクタムも発見され，これらを広域ペニシリンと併用あるいは結合させることにより，ペニシリナーゼ産生菌に対しても有効な治療薬ができた．

- ペニシリンに似た構造をもつ**セファロスポリン**は，1955年に発見された．初めのころ(**第一世代セフェム**)は，ほぼグラム陽性球菌にしか効かないうえに，セファロスポリナーゼで分解されることが欠点であった．しかし薬の構造を変えることによって，グラム陰性桿菌にも有効，またはセファロスポリナーゼに耐性になった(**第二世代セフェム**)．さらには両方の性質を兼ね備えたセフェムも開発された(**第三世代セフェム**)．一方でグラム陽性菌に対しては弱くなり，グラム陽性球菌(とくにMRSA)による感染症が再び増えた．そこで，ブドウ球菌にも緑膿菌にも抗菌力が強いセフェム系の開発が行われ，**第四世代セフェム**が誕生した．

- このほかの細胞壁合成阻害薬として，**モノバクタム系**(グラム陰性菌に優れた抗菌力を示す)，**カルバペネム系**(抗菌スペクトルが最も広く，グラム陽性菌〔腸球菌を含む〕，グラム陰性球菌，グラム陰性桿菌〔緑膿菌を含む〕，嫌気性菌に有効)の開発が行われた．

- **バンコマイシン**は高分子の抗生物質であり，グラム陰性菌の外膜は通過できない．したがって，グラム陰性菌には無効であるが，グラム陽性菌(MRSA，腸球菌を含む)や嫌気性菌には強い抗菌力を示す．

- 核酸合成阻害薬のうち，**キノロン系**(DNA合成阻害薬)は，細胞移行性は良好で，グラム陽性菌，陰性菌(緑膿菌含む)に有効であり，広域抗菌スペクトルを有する．**リファンピシン**(RNA合成阻害薬)も多くのグラム陽性，陰性菌に幅広い抗菌活性を示すほか，結核菌，らい菌にも有効である．

- **細胞内寄生菌**(レジオネラ，リステリア，サルモネラ，リケッチア，クラミジアなど)に対しては，細胞内に入りやすい薬剤を投与する必要がある．ペニシリン系，セフェム系は細胞内にほとんど入らないため，細胞内寄生菌には無効である．タンパク質合成阻害薬の**マクロライド系**，**クロラムフェニコール**は良好な細胞内移行性を，**テトラサイクリン系**は中等度の移行性を示すため，細胞内寄生菌に有効である．

- **マイコプラズマ**は**細胞壁をもっていない**ので，ペニシリン系，セフェム系などの細胞壁合成阻害薬は全く無効であり，マクロライド系，テトラサイクリン系が有効である．

- とくに抗菌薬が効きにくい菌に対しては抗菌薬選択に注意を要する．**緑膿菌**にはタゾバクタム / ピペラシリンやセフェピムを，**MRSA**にはバンコマイシン，テイコプラニン，アルベカシン，リネゾリド，ダプトマイシンなどを，**ESBL産生菌**にはカルバペネム系抗菌薬を，**CRE**にはコリスチン，チゲサイクリンを選択する．

第7章　感染症からヒトを守る戦略と微生物の利用

抗菌スペクトル

□は「抗菌活性あり」

			グラム陽性菌			グラム陰性菌				細胞内寄生菌		細胞壁なし	細胞内寄生菌	
			ブドウ球菌属	レンサ球菌属	腸球菌	大腸菌	ナイセリア属	セラチア属	緑膿菌	レジオネラ属	結核菌	マイコプラズマ	リケッチア	クラミジア
ペニシリン系		天然ペニシリン												
	広域ペニシリン	アンピシリン												
		タゾバクタム/ピペラシリン												
セフェム系		第1世代セフェム												
		第2世代セフェム												
		第3世代セフェム							*					
		第4世代セフェム												
カルバペネム系														
バンコマイシン														
アミノグリコシド系			*								*			
テトラサイクリン系														
マクロライド系														
クロラムフェニコール(注)														
キノロン系														

＊　薬剤によっては有効.
注）一般的な感染症に第1選択となることはない.

7-5

薬が効きにくい菌に対する抗菌薬

もともと抗菌薬が効きにくい細菌

緑膿菌

結核菌

- タゾバクタム/ピペラシリン
- セフェピム
- カルバペネム系抗菌薬（メロペネム,ドリペネムなど）
- アミノグリコシド系抗菌薬（アミカシンなど）
- キノロン系抗菌薬（シプロフロキサシン,レボフロキサシンなど）

- イソニアジド
- エタンブトール
- ピラジナミド
- ストレプトマイシン
- リファンピシン

（2-13参照）

薬剤耐性を獲得して抗菌薬が効きにくくなった細菌

メチシリン耐性黄色ブドウ球菌（MRSA）

基質特異性拡張型β-ラクタマーゼ（ESBL）産生菌

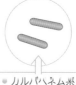

カルバペネム耐性腸内細菌科細菌（CRE）

- バンコマイシン
- テイコプラニン
- アルベカシン
- リネゾリド
- ダプトマイシン
- テジゾリド

- カルバペネム系抗菌薬

- コリスチン
- チゲサイクリン

使用すべき抗菌薬

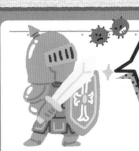

▶7-6 発展学習
微生物と戦う(2)
抗ウイルス薬，抗真菌薬，抗原虫薬

ウイルスに作用する薬―抗ウイルス薬

- ウイルスは宿主の細胞のなかでしか増殖せず，しかも増殖に必要なものはほとんど宿主細胞のものを利用する．そのため，ウイルスだけに影響を及ぼす薬の標的を見つけるのがとても難しい．

- したがって，ウイルス感染症に対してはすべてに治療薬があるわけではない．
  現在有効な抗ウイルス薬のあるウイルス感染症は，インフルエンザ，単純ヘルペスウイルス(HSV)感染症，サイトメガロウイルス(CMV)感染症，水痘(VZV)，B型肝炎(HBV)，C型肝炎(HCV)，HIV感染症などに限られる．代表的な抗ウイルス薬とその作用は次の通りである．

  1)**インターフェロン**：ウイルスが感染する前の細胞に抗ウイルス性を発揮する．

  2)**抗ウイルス薬**

  ■**侵入阻害薬**：マラビロクは，HIVのおもなコレセプターであるCCR5と結合し，侵入を阻止する．

  ■**脱殻阻害薬**：アマンタジンは，A型インフルエンザウイルスの脱殻を阻害する．

  ■**核酸合成阻害薬**：これには，抗HIV薬のジドブジン，抗HBV薬のラミブジンのように逆転写酵素を阻害するもの，抗HSV,VZV薬のアシクロビル，抗CMV薬のガンシクロビル，ホスカルネットのように遺伝子複製を阻害するもの，抗HCV薬のリバビリンのようにRNA合成を阻害するものがある．

  ■**インテグラーゼ阻害薬**：抗HIV薬のラルテグラビル，ドルテグラビルなどは，宿主の染色体DNAにウイルスゲノムを組み込む「インテグラーゼ」を阻害する．

  ■**タンパク質成熟，修飾阻害薬**：抗HIV薬のダルナビル，抗HCV薬のグラゾプレビル，グレカプレビルなどは，タンパク質成熟に必要なプロテアーゼを阻害する．

  ■**ウイルス粒子放出阻害薬**：抗インフルエンザ薬のザナミビル，オセルタミビル，ペラミビル，ラニナミビルなどは，ウイルスのノイラミニダーゼに結合してウイルスの細胞外への放出を阻害する．

真菌に作用する薬―抗真菌薬

- 真菌はヒトと同じ真核生物であるため，真菌のみに傷害を与えてヒトに副作用が生じないように戦うのは難しい．それでも数少ない真菌特有の成分を標的とした抗真菌薬がつくられ，使用されている．

- 現在用いられている抗真菌薬には，細胞壁合成阻害薬，細胞膜破壊薬，エルゴステロール合成阻害薬，核酸合成阻害薬がある．

原虫に作用する薬―抗原虫薬

- 原虫も真菌と同じく真核生物であるため，ヒトに副作用が生じないように戦うのは難しい．

- 現在用いられている抗原虫薬には，赤痢アメーバ，腟トリコモナス，ランブル鞭毛虫に対するメトロニダゾールやチニダゾール，腸管内の栄養型の赤痢アメーバに対するパロモマイシン，トキソプラズマに対するスピラマイシン，マラリア原虫に対するアトバコン-プログアニル合剤，キニーネ，メフロキン，プリマキンなどがある．

第7章　感染症からヒトを守る戦略と微生物の利用

抗ウイルス薬の種類・作用点

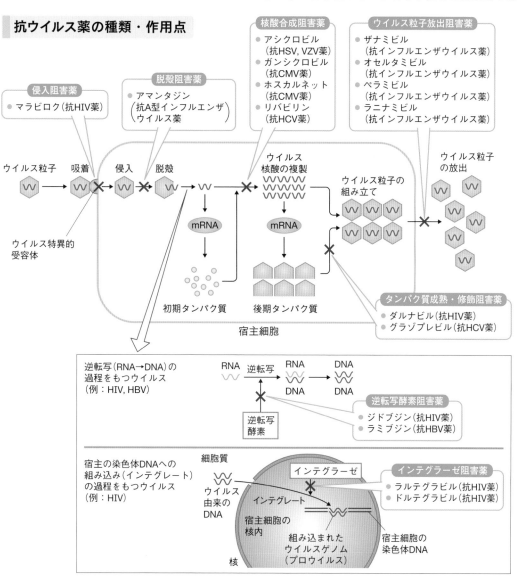

核酸合成阻害薬
- アシクロビル（抗HSV, VZV薬）
- ガンシクロビル（抗CMV薬）
- ホスカルネット（抗CMV薬）
- リバビリン（抗HCV薬）

ウイルス粒子放出阻害薬
- ザナミビル（抗インフルエンザウイルス薬）
- オセルタミビル（抗インフルエンザウイルス薬）
- ペラミビル（抗インフルエンザウイルス薬）
- ラニナミビル（抗インフルエンザウイルス薬）

侵入阻害薬
- マラビロク（抗HIV薬）

脱殻阻害薬
- アマンタジン（抗A型インフルエンザウイルス薬）

ウイルス粒子　吸着　侵入　脱殻　ウイルス核酸の複製　ウイルス粒子の組み立て　ウイルス粒子の放出

ウイルス特異的受容体

mRNA

mRNA

初期タンパク質

後期タンパク質

宿主細胞

タンパク質成熟・修飾阻害薬
- ダルナビル（抗HIV薬）
- グラゾプレビル（抗HCV薬）

逆転写（RNA→DNA）の過程をもつウイルス（例：HIV, HBV）

RNA　逆転写　RNA　DNA
DNA　DNA

逆転写酵素

逆転写酵素阻害薬
- ジドブジン（抗HIV薬）
- ラミブジン（抗HBV薬）

宿主の染色体DNAへの組み込み（インテグレート）の過程をもつウイルス（例：HIV）

細胞質

インテグラーゼ

ウイルス由来のDNA

インテグレート

宿主細胞の核内

組み込まれたウイルスゲノム（プロウイルス）

核

宿主細胞の染色体DNA

インテグラーゼ阻害薬
- ラルテグラビル（抗HIV薬）
- ドルテグラビル（抗HIV薬）

7-6

抗真菌薬の種類・作用点

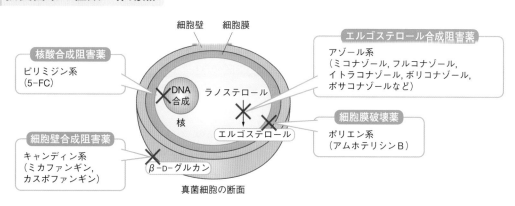

細胞壁　細胞膜

核酸合成阻害薬
ピリミジン系（5-FC）

エルゴステロール合成阻害薬
アゾール系（ミコナゾール, フルコナゾール, イトラコナゾール, ボリコナゾール, ポサコナゾールなど）

DNA合成

核

ラノステロール

エルゴステロール

細胞膜破壊薬
ポリエン系（アムホテリシンB）

細胞壁合成阻害薬
キャンディン系（ミカファンギン, カスポファンギン）

β-D-グルカン

真菌細胞の断面

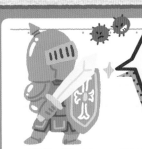

7-7
微生物と戦う(3)
血清療法，ワクチン

🗡 免疫の利用① : 侵入者めがけて抗体を投下する — 血清療法

- ヒトの体に病原微生物が侵入して増殖し，場合によっては毒素が産生されると，適応免疫が誘導されて微生物に対する抗体や毒素に対する抗体(抗毒素)がつくられる．しかし，それには時間がかかるので，その前に微生物にやられてしまう可能性もある．

- そのような場合，ヒト，もくしはほかの動物(ウマなど)であらかじめつくらせておいた**抗体**(免疫グロブリン)**を含む血清成分を注射**して，微生物や毒素を中和する治療法がある．これを**血清療法**といい，他者からもらう免疫なので**受動免疫**という．受動免疫の効果は即効性であるが，数ヵ月しか続かない．

- 狂犬病ウイルス，B型肝炎ウイルス，破傷風毒素，ジフテリア毒素などに対して，免疫グロブリン製剤が治療に用いられている．

🗡 免疫の利用② : 侵入者に備え特殊部隊を配備しておく — 予防接種

- ある病原体を生きたまま病原性を失わせるか，または，完全に殺したもの，もしくは細菌の毒素を無毒化したものをヒトに注射すると，発症はしないが，樹状細胞によってその病原体もしくは毒素の抗原が「非自己」と認識されてヘルパーT細胞に提示され，適応免疫が発動される．その結果，**免疫の一次応答が起こり，記憶細胞が獲得される**(1-9参照)．その後に本物の病原体もしくは毒素が侵入してきた場合，記憶細胞の働きによって**直ちに強力な二次応答が起こり**，発症しないか軽症ですむことになる．

- この免疫反応(「能動免疫」という)を利用して，来たるべき本物の病原体の侵入に備え，前もって人工的に記憶細胞を誘導しておく予防法を**予防接種**といい，注射する抗原を**ワクチン**という．

- ワクチンによって，死に至る感染症や重い後遺症を残す感染症を予防できるようになった．

🗡 3つのワクチンの種類

- ワクチンには大きく分けて3種類がある．
  1)**生ワクチン**：**病原性を弱めた生きた病原体**を接種し，**生体のなかで病原体が増える**ことによって，持続の長い強力な液性免疫と細胞性免疫を誘導するもの．
  2)**不活化ワクチン**：**病原性をなくした病原体**(またはその一部)などを接種し，抗体の産生を誘導するもの．免疫の持続は短く，充分な免疫を獲得するには複数回の接種が必要．
    ① **全粒子ワクチン**：**病原体全体**をホルマリンや加熱で殺したもの．
    ② **成分ワクチン**：副反応を減らす目的で，**感染に直接関与する成分だけ**を取り出すか，組み換え技術によって人工的に作成してワクチンにしたもの．
    ③ **トキソイド**：細菌が産生する**毒素の活性をなくした**もの．
  3)**核酸ワクチン**：新しいタイプのワクチンで，**病原体の遺伝情報が載った核酸**(mRNA または DNA)を接種するもの．接種した核酸は細胞に取り込まれてその遺伝情報をもとに**細胞内で病原体のタンパク質がつくられ**，それに対する免疫(液性，細胞性)が誘導される．

第7章　感染症からヒトを守る戦略と微生物の利用

血清療法

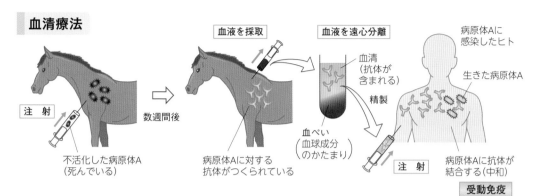

血液を採取

血液を遠心分離

病原体Aに
感染したヒト

注　射

数週間後

不活化した病原体A
（死んでいる）

病原体Aに対する
抗体がつくられている

血清
（抗体が
含まれる）

精製

血ぺい
（血球成分
のかたまり）

生きた病原体A

注　射

病原体Aに抗体が
結合する（中和）

受動免疫

予防接種（液性免疫の誘導のみを示している）

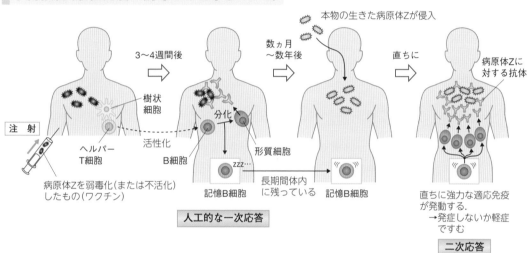

本物の生きた病原体Zが侵入

3〜4週間後

数ヵ月後
〜数年後

直ちに

病原体Zに
対する抗体

注　射

樹状
細胞

分化

活性化

病原体Zを弱毒化（または不活化）
したもの（ワクチン）

ヘルパー
T細胞

B細胞

形質細胞

zzz…

記憶B細胞

長期間体内
に残っている

記憶B細胞

人工的な一次応答

直ちに強力な適応免疫
が発動する.
→発症しないか軽症
ですむ

二次応答

7-7

ワクチンの種類

- 定期接種（A類疾病：こどもの感染予防, 集団予防）　　● 任意接種（個人予防）
- 定期接種（B類疾病：高齢者の重症化予防）　　● 臨時接種（緊急のまん延予防）

生ワクチン		弱毒化（生きている）	接種後体内で増殖	● BCG（ウシ型結核菌） ● 麻疹　● 風疹　● 水痘　● ムンプス ● ロタウイルス感染症	
不活化ワクチン	全粒子ワクチン（狭義の不活化ワクチン）	不活化（死んでいる）		● 日本脳炎　● ポリオ ● A型肝炎	
	成分ワクチン（スプリット, サブユニット, 多糖体, ウイルス様粒子, 組換えタンパク質など）	必要な成分のみ		● 百日咳 ● ● 肺炎球菌感染症 ● インフルエンザ菌b型感染症 ● B型肝炎　● インフルエンザ ● ヒトパピローマウイルス感染症	
	トキソイド	毒素　無毒化		● ジフテリア ● 破傷風	
	核酸ワクチン（mRNA, DNA）	遺伝情報が載った核酸	体内で核酸の遺伝情報をもとに, 病原体を構成するタンパク質がつくられる	● 新型コロナウイルス感染症（COVID-19）	

参考）いくつかの種類を混合したワクチンもある.
　　　4種混合ワクチン＝ジフテリア＋百日咳＋破傷風＋ポリオ, 2種混合ワクチン＝ジフテリア＋破傷風,
　　　MRワクチン＝麻疹＋風疹

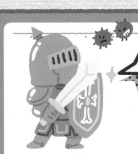

▶7-8 発展学習
微生物を操る
微生物の活用と悪用

ウイルスを活用したベクターの医療応用——微生物の活用

- 細胞や生体に外から遺伝子を入れる技術は，遺伝子の機能解析，タンパク質の大量生産，正常タンパク質の発現による機能修復などに用いられている．なかでも，遺伝子異常によって正常なタンパク質が産生されない疾患の治療への応用が進んできている．

- 遺伝子導入の方法はいくつかあるが，ウイルスがもともともっている細胞に侵入する性質を利用して，ウイルスの助けを借りて細胞内に遺伝子を導入する方法が，「ウイルスベクター」による遺伝子導入法である．「ウイルスベクター」はウイルスがもつ病原性遺伝子を取り除き，細胞につくらせたいタンパク質の遺伝子を組み込んだものである．レトロウイルスベクター，アデノウイルスベクター，レンチウイルスベクター，アデノ随伴ウイルスベクターなどが現在使用されている．

生物兵器テロ（バイオテロ）——微生物の悪用

- 取扱いが比較的簡単で，広い範囲に散布することができ，ヒトが感染すると非常に重い症状が出る病原体や毒素は，**生物兵器**として利用される危険性がある．

- 厚生労働省は，生物兵器テロによって罹患する可能性がある感染症として，次の4疾患をあげている．

  1) **炭疽症：炭疽菌**による感染症．感染部位により，肺炭疽，皮膚炭疽，腸炭疽の3種類に分けられる．このうち**肺炭疽**は，**炭疽菌芽胞を吸入した場合に起こる**．肺炭疽を発症すると**無治療では90%以上の致死率**である．炭疽菌芽胞がテロに用いられる可能性は非常に高い．これまでに実際に発生したテロ事件として，①日本の炭疽菌テロ未遂事件（1993年），②アメリカの炭疽菌テロ事件（2001年，炭疽菌芽胞入りの郵便物が送付され皮膚炭疽12名，肺炭疽11名の被害者を出した）の2つの事件がよく知られている．

  2) **天然痘（痘瘡）：天然痘ウイルス**による感染症．**無治療では30%程度が死に至る**．ワクチンがきわめて有効であり1980年には世界保健機関（WHO）が撲滅宣言を出した．そのため現在ではワクチン接種は行われておらず，抗体をもっていない人も多いため，テロに用いられると多数の死者が出ることが予想される．

  3) **ペスト（黒死病）：ペスト菌**による感染症．日本では1926年以来，ペスト患者の報告はない．生物兵器として散布された場合については，肺ペストを発症する可能性が高く，**無治療であるとほぼ100%が死亡する**．

  4) **ボツリヌス症（2-22参照）：**ボツリヌス菌の産生する**ボツリヌス毒素**により起こる．この毒素は，以前米軍でも兵器化されたことがあるほか，イラクでも保有していることが判明している．生物兵器としては，空気中に散布することによって直接吸入させる方法のほか，水・食料へ混入することで，これらの供給を妨害する手段も考えられる．毒素を吸入した場合，呼吸筋に麻痺が及ぶと**呼吸困難となり死に至る**．

第7章　感染症からヒトを守る戦略と微生物の利用

ウイルスベクターによる遺伝子導入の概要

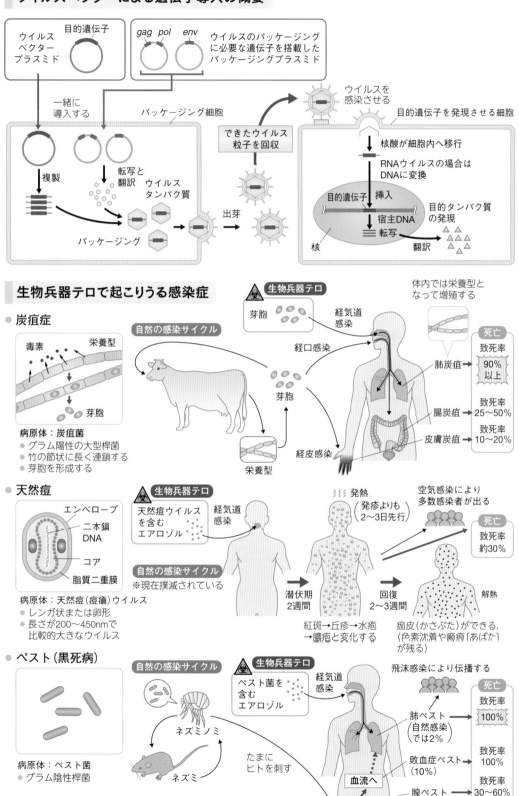

生物兵器テロで起こりうる感染症

● 炭疽症

病原体：炭疽菌
- グラム陽性の大型桿菌
- 竹の節状に長く連鎖する
- 芽胞を形成する

自然の感染サイクル

🔬 生物兵器テロ

体内では栄養型となって増殖する

	死亡
肺炭疽 →	致死率 90%以上
腸炭疽 →	致死率 25〜50%
皮膚炭疽 →	致死率 10〜20%

● 天然痘

病原体：天然痘（痘瘡）ウイルス
- レンガ状または卵形
- 長さが200〜450nmで比較的大きなウイルス

🔬 生物兵器テロ
天然痘ウイルスを含むエアロゾル

自然の感染サイクル
※現在撲滅されている

潜伏期2週間
紅斑→丘疹→水疱→膿疱と変化する

発熱（発疹よりも2〜3日先行）

空気感染により多数感染者が出る

	死亡
	致死率 約30%

回復2〜3週間
痂皮（かさぶた）ができる.（色素沈着や瘢痕〔あばた〕が残る）
解熱

● ペスト（黒死病）

病原体：ペスト菌
- グラム陰性桿菌

自然の感染サイクル
ネズミノミ
ネズミ
たまにヒトを刺す

🔬 生物兵器テロ
ペスト菌を含むエアロゾル

経気道感染

飛沫感染により伝播する

血流へ

	死亡
肺ペスト（自然感染）では2% →	致死率 100%
敗血症ペスト（10%）→	致死率 100%
腺ペスト（80〜90%）→	致死率 30〜60%

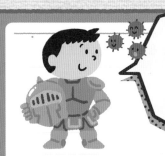

7-9
未来に向かって
ヒトと病原微生物との正しいおつきあい

薬剤耐性(AMR)対策アクションプラン

- 1929年，フレミングがペニシリンを発見した．ヒトがそれまで苦しめられ続けてきた細菌と戦うための抗菌薬というものを手に入れたとき，感染症は制圧できるかのように思えた．

- 抗菌薬に限らず，ウイルス，真菌，原虫，寄生虫に対抗するための治療薬も次々と開発され，多くの人々の命を救った．2015年には，大村智・北里大学特別栄誉教授が，感染者の2割が失明する寄生虫症のオンコセルカ症，ならびに象皮病などを引き起こすリンパ系フィラリア症の特効薬「イベルメクチン」の発見，開発の偉業に対してノーベル生理学・医学賞を受賞した．

- フレミングは，ペニシリン発見の業績に対して1945年にノーベル医学生理学賞を受賞したが，そのときすでに薬剤耐性菌の出現を危惧する講演を行っている．実際，その後予測通り薬剤耐性菌が出現し，ヒトと細菌との「いたちごっこ」が始まった．現在までの抗菌薬開発の歴史は薬剤耐性菌との戦いの歴史といっても過言ではない．

- 薬剤耐性の問題は細菌にとどまらず，すべての微生物に拡がりつつある．その一方で，最近では新しい感染症治療薬の開発は停滞気味である．さらには動物においても薬剤耐性微生物が出現している．これらが畜産物などを介してヒトに感染症を引き起こし治療に難渋するようになることも懸念されている．

- こうした事実から，ヒト，動物といった垣根を越えた世界規模での取り組み（ワンヘルス・アプローチ）が必要，との認識が共有されるようになり，2011年，世界保健機関(WHO)はその必要性を国際社会に訴えた．2015年には「薬剤耐性(AMR)に関するグローバル・アクション・プラン」が採択され，WHO加盟各国に2年以内の自国の行動計画の策定を求めた．

- わが国においても5年間で集中的に取り組むべき対策を「薬剤耐性(AMR)対策アクションプラン（2016-2020）」としてとりまとめた．このアクションプランには次の6つの枠組みが示されている．

  1) **普及啓発・教育**：国民の薬剤耐性に関する知識や理解を深め，専門職等への教育・研修を推進する．

  2) **動向調査・監視**：薬剤耐性および抗微生物薬の使用量を継続的に監視し，薬剤耐性の変化や拡大の予兆を適確に把握する．

  3) **感染予防・管理**：適切な感染予防・管理の実践により，薬剤耐性微生物の拡大を阻止する．

  4) **抗微生物薬の適正使用**：医療，畜水産などの分野における抗微生物薬の適正な使用を推進する．

  5) **研究開発・創薬**：薬剤耐性の研究や薬剤耐性微生物に対する予防・診断・治療手段を確保するための研究開発を推進する．

  6) **国際協力**：国際的視野で多分野と協働し，薬剤耐性対策を推進する．

- ヒトにとっても微生物にとっても，この地球上の住民として共存共栄を目指すことが理想である．そのために私たち人間としては，不必要な衝突や先制攻撃を避けつつも，もし微生物から攻撃を仕掛けられたときへの備えは十分に行っておくことが大切なのである．わが国，そして全世界をあげて「ヒトと病原微生物の正しいおつきあい」を真剣に模索する取り組みが始まったところである．

COLUMN 15
手洗いはキホンだけど案外むずかしい

　新型コロナウイルス感染症(COVID-19)の世界的流行によって，感染症予防における手洗い(手指衛生)の重要性があらためて注目されるようになった．しかしながら，実際に手洗いを「正しく」行うことは案外と難しい．

　指先，爪，指の間，親指，手のひらのシワは洗い残しやすいことが知られており，とくに意識して洗う必要がある．擦り込み式のアルコール消毒薬を使うときは，消毒薬を必要量を手のひらにとった後，まず初めに指先と爪を消毒薬に浸して擦り込み，反対の手のひらに消毒薬を移し替えてもう片方の手の指先と爪も同じように消毒することがポイントである．

　ところで，手洗いを頻繁に行うと手荒れや皮膚炎を起こすことがある．こうなると，そこには多量の微生物が住み着き，せっかく手を洗っても充分な効果が期待できなくなる．ハンドクリームで保湿するなどして手荒れや皮膚炎を予防することも大切である．

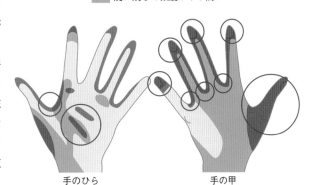

■ 洗い残しの頻度が高い
■ 洗い残しの頻度がやや高い

手のひら　　　　　手の甲

手洗い(手指衛生)の正しい方法

● 洗浄法(流水とせっけんによる方法)：
　30秒間を目標に！

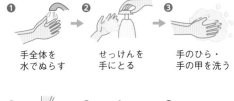

❶ 手全体を水でぬらす　❷ せっけんを手にとる　❸ 手のひら・手の甲を洗う

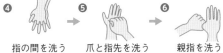

❹ 指の間を洗う　❺ 爪と指先を洗う　❻ 親指を洗う

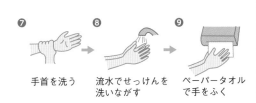

❼ 手首を洗う　❽ 流水でせっけんを洗いながす　❾ ペーパータオルで手をふく

● 擦式法(速乾性手指消毒薬による方法)：
　乾くまで擦り合わせる！

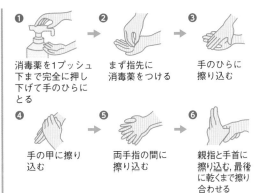

❶ 消毒薬を1プッシュ下まで完全に押し下げて手のひらにとる　❷ まず指先に消毒薬をつける　❸ 手のひらに擦り込む

❹ 手の甲に擦り込む　❺ 両手指の間に擦り込む　❻ 親指と手首に擦り込む，最後に乾くまで擦り合わせる

COLUMN 16
WHOの緊急事態宣言
―7回目はサル痘

　7-1で述べたように，近頃では新興感染症や再興感染症が世界各地で発生し，人の国間移動の大量化・高速化により，これまでのやり方では感染症の拡大を抑えられなくなってきた．2002～2003年に重症急性呼吸器症候群（SARS）の流行が発生したのちの2005年，WHOは国際保健規則を改定し，国際的に急拡大している感染症が世界の人々の健康を脅かす危険性があると判断した場合，「国際的に懸念される公衆衛生上の緊急事態（Public Health Emergency of International Concern / PHEIC）」を宣言できるようになった．

　この宣言が出されると，WHO加盟国はその感染症の発生状況をWHOに報告し，感染拡大防止勧告を実施する義務が生じる．

　2022年までにこの宣言が出されたのは次の7回である．

1) 2009年4月　新型インフルエンザ（**3-11**参照）の流行
2) 2014年5月　ポリオ（**3-16**参照）の世界的拡大
3) 2014年8月　エボラ出血熱（**3-18**参照）の西アフリカでの流行
4) 2016年2月　ジカ熱（**3-16**参照）の中南米での流行
5) 2019年7月　エボラ出血熱（**3-18**参照）のコンゴ民主共和国での流行
6) 2020年1月　新型コロナウイルス感染症（**3-19**参照）の世界的流行
7) 2022年7月　サル痘のヒトからヒトへの伝播

　7回目に出された「サル痘」とはどのような疾患なのか，その流行はどのような状況なのか，以下に述べる．

● **サル痘**

・サル痘ウイルス（痘瘡ウイルス〔**7-8**参照〕のなかま）による感染症．もともと動物の感染症で，アフリカに生息するリスなどの齧歯類がおもに感染している．サルやウサギなど多くの哺乳類も感染することがある（決してサルだけが感染しているわけではない）．

・ヒトも，サル痘ウイルスを持っている動物と接触することによって感染する．ヒトへの感染は，1970年にザイール（現在のコンゴ民主共和国）で初めて確認された．その後，中央アフリカから西アフリカにかけて発生している．

・ヒトからヒトへの感染が起こることもある．感染した人の皮膚病変・体液・血液との接触（性的接触を含む），患者との接近した対面での飛沫への長時間の曝露，患者が使用した寝具等との接触などによって感染する．

・2022年5月以降，サル痘流行国への海外渡航歴のないサル痘患者が，欧米などで5万人以上報告されている．そのような患者の大部分は男性で，そのほとんどが男性同士の性的接触のある男性である．わが国でも数例の患者が報告されている．

・潜伏期間は5～21日（通常7～14日）．発熱，頭痛，リンパ節腫脹，筋肉痛などが1～5日続き，その後発疹が出現する．発疹は天然痘に似ており，顔面から始まって体幹部へと広がる．発症から2～4週間で治癒する．発疹は皮膚だけではなく，口腔，陰部の粘膜，結膜や角膜にも生じることがある．致死率：1～10%．

・天然痘ワクチンがサル痘予防にも有効であるとされている．

サル痘

● サル痘ウイルス

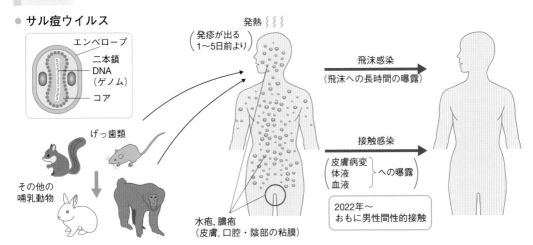

エンベロープ
二本鎖
DNA
（ゲノム）
コア

げっ歯類

その他の
哺乳動物

発熱 ⸽ ⸽ ⸽

（発疹が出る
1〜5日前より）

飛沫感染
（飛沫への長時間の曝露）

接触感染

（皮膚病変
体液　　への曝露）
血液

2022年〜
おもに男性間性的接触

水疱, 膿疱
（皮膚, 口腔・陰部の粘膜）

COLUMN 17
目では見えない微生物を見つけ出せ！
―感染症の検査

　感染症を診断するための検査には，感染症の原因である**病原体を直接検出・同定する方法**と，感染症患者の**生体の反応(適応免疫反応)**から**間接的に診断する方法**とがある．

● **病原体を検出，同定する方法**

　検体の採取は，原則として化学療法開始前に無菌的に行う．適切な容器に採取した後，例外を除き冷蔵保存する．

　1)細菌を検出し同定する：色素を用いた染色(グラム染色，抗酸性染色など[2-2参照])，分離培養(分離菌の生化学的性状検査，薬剤感受性試験を含む)，PCR法，血清学的検査(直接標識抗体法，イムノクロマト法*)など

　2)真菌を検出し同定する：色素を用いた染色(ラクトフェノール-コットンブルー染色など)，分離培養

　3)原虫を検出し同定する：顕微鏡を用いた直接観察

　4)ウイルスを検出し同定する：分離培養，PCR法，血清学的検査(直接標識抗体法，イムノクロマト法*)

● **適応免疫の反応から間接的に診断する方法**

　1)病原体に対する**液性免疫**が発動しているかどうかを検査する(**抗体検査**)：酵素免疫法(EIA)，補体結合反応(CF)，赤血球凝集抑制反応(HI)，中和反応(NT)など

　2)病原体に対する**細胞性免疫**が発動しているかどうかを検査する：インターフェロンγ遊離試験(クォンティフェロン検査，T-SPOT検査)

*イムノクロマト法を用いたおもな抗原迅速検査

病原体		用いるおもな検体	参照項目
細菌	溶連菌(化膿レンサ球菌)	咽頭ぬぐい液	2-20
	肺炎球菌	尿	
	レジオネラ	尿	2-19
	大腸菌O157	便	2-17
ウイルス	インフルエンザウイルス	鼻咽頭ぬぐい液	3-11
	アデノウイルス	咽頭ぬぐい液，結膜ぬぐい液	3-7
	RSウイルス	鼻咽頭ぬぐい液	3-7
	ヒトメタニューモウイルス	鼻咽頭ぬぐい液	3-7
	ノロウイルス	便	3-8
	ロタウイルス	便	3-8
	新型コロナウイルス(SARS-CoV-2)	鼻咽頭ぬぐい液・鼻腔ぬぐい液	3-19

病原体そのものを検出するための代表的検査法

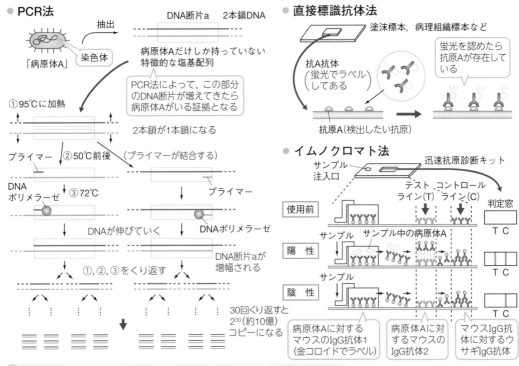

PCR法

抽出

「病原体A」 染色体

DNA断片a 2本鎖DNA

病原体Aだけしか持っていない特徴的な塩基配列

PCR法によって，この部分のDNA断片が増えてきたら病原体Aがいる証拠となる

①95℃に加熱

2本鎖が1本鎖になる

プライマー ②50℃前後 （プライマーが結合する）

DNAポリメラーゼ ③72℃ プライマー

DNAが伸びていく DNAポリメラーゼ

①，②，③をくり返す DNA断片aが増幅される

30回くり返すと 2^{30}（約10億）コピーになる

直接標識抗体法

塗抹標本，病理組織標本など

抗A抗体（蛍光でラベルしてある）

蛍光を認めたら抗原Aが存在している

抗原A（検出したい抗原）

イムノクロマト法

迅速抗原診断キット

サンプル注入口

テストライン（T）　コントロールライン（C）　判定窓

使用前 T C

陽性 サンプル サンプル中の病原体A T C

陰性 サンプル T C

病原体Aに対するマウスのIgG抗体1（金コロイドでラベル）

病原体Aに対するマウスのIgG抗体2

マウスIgG抗体に対するウサギIgG抗体

感染症にかかった証拠を検出するための代表的検査法

酵素免疫法（EIA）

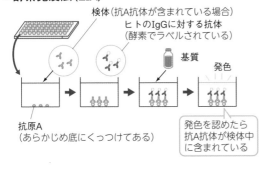

検体（抗A抗体が含まれている場合）
ヒトのIgGに対する抗体（酵素でラベルされている）

基質 発色

抗原A（あらかじめ底にくっつけてある）

発色を認めたら抗A抗体が検体中に含まれている

赤血球凝集抑制反応（HI）

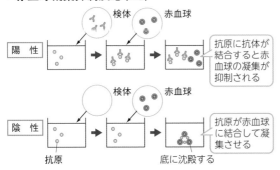

検体 赤血球

陽性

抗原に抗体が結合すると赤血球の凝集が抑制される

検体 赤血球

陰性

抗原

底に沈殿する

抗原が赤血球に結合して凝集させる

補体結合反応（CF）

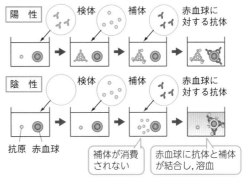

陽性 検体 補体 赤血球に対する抗体

陰性 検体 補体 赤血球に対する抗体

抗原 赤血球

補体が消費されない

赤血球に抗体と補体が結合し，溶血

インターフェロンγ（IFN-γ）遊離試験

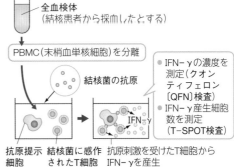

全血検体（結核患者から採血したとする）

PBMC（末梢血単核細胞）を分離

結核菌の抗原

IFN-γ

抗原提示細胞 結核菌に感作されたT細胞 抗原刺激を受けたT細胞からIFN-γを産生

- IFN-γの濃度を測定（クオンティフェロン〔QFN〕検査）
- IFN-γ産生細胞数を測定（T-SPOT検査）

巻末資料1 おもな食中毒病原体とその原因食品

病原微生物			おもな原因食品	参照項目
細菌	感染型食中毒	カンピロバクター	生や加熱不足の肉（とくに鶏肉や鶏レバー）	2-21
		サルモネラ	生卵，オムレツ，自家製マヨネーズ，洋生菓子，牛肉のたたき，レバ刺し	2-21
		腸炎ビブリオ	魚介類の刺身や寿司	2-21
		腸管出血性大腸菌	生や加熱不足の肉（とくに牛肉），よく洗っていない野菜，井戸水	2-17
		ウェルシュ菌	深鍋でつくって室温で保存した煮物，カレー，シチュー，スープ	2-22
		リステリア	未殺菌乳，ナチュラルチーズなどの乳製品，野菜，生ハム，スモークサーモン	2-22
		エルシニア	肉（とくに豚肉），殺菌されてない井戸水や湧き水	
		コレラ菌	海外産の冷凍海産物	2-24
		赤痢菌	海外産の冷凍海産物	2-24
		ボツリヌス菌（乳児ボツリヌス症）	ハチミツ	2-22
	毒素型食中毒	黄色ブドウ球菌（腸管毒を産生）	おにぎり，お弁当，巻きずし，調理パン	2-22
		ボツリヌス菌（ボツリヌス毒素を産生）	いずし，瓶詰，缶詰，ハム，ソーセージ	2-22
		セレウス菌（嘔吐毒を産生）	チャーハン，ピラフ，焼きそば，スパゲッティ	
ウイルス		ノロウイルス	十分に加熱されていないカキ，アサリ，シジミ	3-8
		A型肝炎	生または加熱不足の魚介類	コラム10
		E型肝炎	生または加熱不足のブタ，イノシシ，シカなどの肉や内臓	コラム10
真菌毒素（マイコトキシン）		アフラトキシン（アスペルギルスが産生）	汚染されたピーナッツ，豆類，香辛料，木の実類	4-3
		麦角アルカロイド（麦角菌が産生）	汚染されたライ麦，小麦	4-3
原虫・蠕虫		クリプトスポリジウム	飲料水	5-4
		アニサキス	サバ，サンマ，アジ，イワシ，イカ等の海産魚介類の刺身	コラム14
		クドア-セプテンプンクタータ	ヒラメ（とくに養殖ヒラメ）の刺身やマリネ	コラム13
		フェイヤー住肉胞子虫（ザルコシスティス-フェアリー）	馬刺し	コラム13

巻末資料2 各種消毒液

消毒薬の適応[*1]						区分	消毒薬	微生物[*2]				ウイルス	
環境	器具		皮膚手指	粘膜	排泄物			一般細菌	結核菌	真菌	芽胞	エンベロープあり	エンベロープなし
	金属	非金属											
×	○	○	×	×	△	高水準	グルタールアルデヒド	○	○	○	○	○	○
○	×	○	×	×	○	中水準	次亜塩素酸ナトリウム	○	○	○	△	○	○
○	○	○	○	×	×		消毒用エタノール	○	○	○	×	○	△
×	×	×	○	○	×		ポピドンヨード	○	○	○	×	○	○
○	○	○	○	○	△	低水準	塩化ベンザルコニウム	○	×	△	×	×	×
○	○	○	○	×	×		クロルヘキシジン	○	×	△	×	×	×
○	○	○	○	○	△		塩酸アルキルジアミノエチルグリシン	○	△	△	×	×	×

*1：○；使用可能，△；注意して使用，×；使用不可.
*2：○；有効，△；効果が得にくいが，高濃度や長時間処理で有効となる場合がある，×；無効.

（吉田眞一，他（編）：戸田新細菌学（改訂34版）．南山堂，2013）

巻末資料3　おもな節足動物媒介感染症

媒介する節足動物		感染症	病原微生物	参照項目
ノミ		ペスト	ペスト菌（細菌）	7-8
		発疹熱	発疹熱リケッチア（細菌）	
シラミ		発疹チフス	発疹チフスリケッチア（細菌）	2-28
		塹壕熱	バルトネラ-クインターナ（細菌）	
		回帰熱	回帰熱ボレリア（細菌）	
ダニ	マダニ	ライム病	ライム病ボレリア（細菌）	
		日本紅斑熱	リケッチア-ジャポニカ（細菌）	2-28
		重症熱性血小板減少症候群（SFTS）	SFTSウイルス	3-14
	ツツガムシ	つつが虫病	つつが虫病オリエンチア（細菌）	2-28
蚊	イエカ	日本脳炎	日本脳炎ウイルス	3-15
		ウエストナイル熱	ウエストナイルウイルス	3-16
	ヤブカ	デング熱	デングウイルス	3-15
		ジカ熱	ジカウイルス	3-16
		黄熱	黄熱ウイルス	3-16
	ハマダラカ	マラリア	マラリア原虫	5-3
吸血ハエ	サシチョウバエ	オロヤ熱，ペルー疣（カリオン病）	バルトネラ-バシリフォルミス（細菌）	
		リーシュマニア症	リーシュマニア（原虫）	5-3
	ツェツェバエ	アフリカ睡眠病	ガンビアトリパノソーマ（原虫），ローデシアトリパノソーマ（原虫）	5-3
サシガメ		シャーガス病	クルーズトリパノソーマ（原虫）	5-3

巻末資料4　おもな性感染症

	病原微生物	感染症	参照項目
細菌	淋菌	淋疾	2-23
	梅毒トレポネーマ	梅毒	2-23
	軟性下疳菌	軟性下疳	
	クラミジア-トラコマティス（トラコーマクラミジア）	性器クラミジア感染症	2-29
ウイルス	単純ヘルペスウイルス	性器ヘルペス	3-10
	サイトメガロウイルス	不顕性感染（ときに伝染性単核症類似の症状）妊婦が初感染すると胎児に先天性巨細胞封入体症	3-13
	EBウイルス	伝染性単核症，バーキットリンパ腫，上咽頭がん，胃がん	コラム11
	ヒトT細胞白血病ウイルス（HTLV-1）	成人T細胞白血病	3-17
	ヒト免疫不全ウイルス（HIV）	後天性免疫不全症候群（AIDS）	3-12
	B型肝炎ウイルス	B型肝炎	コラム10
	C型肝炎ウイルス	C型肝炎	コラム10
	ヒトパピローマウイルス	尖圭コンジローマ，子宮頸がん，中咽頭がん	3-17
真菌	カンジダ-アルビカンス	腟カンジダ症	4-4
原虫	腟トリコモナス	腟トリコモナス症（トリコモナス腟炎）	5-5
	ランブル鞭毛虫	ジアルジア症	5-4
	赤痢アメーバ	アメーバ赤痢	5-4
節足動物	ケジラミ	ケジラミ症	
	ヒゼンダニ	疥癬	コラム14

巻末資料5　学校感染症と出席停止期間

学校感染症の第1種，第2種，第3種の分類は，p.173に示した感染症法の1〜5類の分類とは全く関連はない．

＜第1種感染症＞		参照項目
エボラ出血熱	完全に治癒するまで	3-18
クリミア・コンゴ出血熱	〃	
痘　瘡	〃	7-8
南米出血熱	〃	
ペスト	〃	7-8
マールブルグ熱	〃	
ラッサ熱	〃	
急性灰白髄炎（ポリオ）	〃	3-16
ジフテリア	〃	2-25
重症急性呼吸器症候群（SARS）	〃	3-19
鳥インフルエンザ（H5N1）	〃	コラム9
新型インフルエンザ等感染症	〃	3-11
指定感染症，新感染症	〃	
＜第2種感染症＞		参照項目
インフルエンザ（鳥インフルエンザH5N1・新型インフルエンザを除く）	発症後5日を経過し，かつ，解熱した後2日（幼児にあたっては3日）を経過するまで	3-11
百日咳	特有の咳が消失するまで，または5日間の適正な抗菌性物質製剤による治療が完了するまで	2-25
麻疹（はしか）	解熱した後3日を経過するまで	3-9
流行性耳下腺炎（おたふくかぜ）	耳下腺，顎下腺または舌下腺の腫脹が発現した後5日間を経過し，かつ，全身状態が良好となるまで	コラム12
風　疹	発疹が消失するまで	3-9
水痘（みずぼうそう）	すべての発疹が痂皮化するまで	3-10
咽頭結膜熱（プール熱）	主要症状が消失した後2日を経過するまで	3-7
結　核	病状により学校医その他の医師が感染の恐れがないと認めるまで	2-26
髄膜炎菌性髄膜炎	病状により学校医その他の医師が感染の恐れがないと認めるまで	2-24
＜第3種感染症＞		参照項目
コレラ	症状により学校医その他の医師が感染の恐れがないと認めるまで	2-24
細菌性赤痢	〃	2-24
腸管出血性大腸菌感染症	〃	2-17
腸チフス	〃	
パラチフス	〃	
流行性角結膜炎	〃	3-7
急性出血性結膜炎	〃	3-7
溶連菌感染症	〃	2-20
ウイルス性肝炎	〃	コラム10
手足口病	〃	3-7
伝染性紅斑（りんご病）	〃	3-9
ヘルパンギーナ	〃	3-7
マイコプラズマ感染症	〃	2-27
感染性胃腸炎（流行性嘔吐下痢症）	〃	3-8
アタマジラミ	〃	
伝染性軟属腫（水いぼ）	〃	
伝染性膿痂疹（とびひ）	〃	

巻末資料6　おもな病原体に対する標準的な治療薬

病原体		主に使われる治療薬	参照項目
細菌	黄色ブドウ球菌	ペニシリナーゼ抵抗性ペニシリン系，第1世代セフェム系(セファゾリン)，(MRSAの場合)バンコマイシン，テイコプラニン，アルベカシン，リネゾリド，ダプトマイシン，テジゾリド	2-14
	化膿レンサ球菌	ペニシリン系	2-20
	ストレプトコッカス・アガラクティエ(GBS)	ペニシリン系	コラム6
	肺炎球菌	ペニシリン系，(PRSPの場合)βラクタマーゼ阻害薬配合ペニシリン系，セフェム系(セフトリアキソン，セフォタキシム)	コラム7, 8
	淋菌	セフェム系(セフトリアキソン)，アミノグリコシド系(スペクチノマイシン)	2-23
	緑膿菌	ダゾバムタム/ピペラシリン，セフェピム，カルバペネム系，フルオロキノロン系，アミノグリコシド系	2-16
	モラクセラ・カタラーリス	βラクタマーゼ阻害薬配合ペニシリン系，セフェム系，マクロライド系，キノロン系	コラム7
	レジオネラ属菌	マクロライド系，リファンピシン，キノロン系	2-19
	百日咳菌	マクロライド系	2-25
	大腸菌	(尿路感染症の場合)βラクタマーゼ阻害薬配合セフェム系，(髄膜炎の場合)第3世代セフェム系，(腸管感染症の場合)重症の場合のみキノロン系，ホスホマイシン	2-17
	赤痢菌	キノロン系	2-24
	ペスト菌	アミノグリコシド系(ゲンタマイシン，ストレプトマイシン)，テトラサイクリン系(ドキシサイクリン)	7-8
	コレラ菌	キノロン系(シプロフロキサシン)，テトラサイクリン系(ドキシサイクリン)	2-24
	インフルエンザ菌	βラクタマーゼ阻害薬配合ペニシリン系，セフェム系(セフトリアキソン，セフォタキシム)	2-25
	カンピロバクター・ジェジュニ	マクロライド系，キノロン系	2-21
	ヘリコバクター・ピロリ	アモキシシリン+クラリスロマイシン(+プロトンポンプ阻害剤)	2-18
	炭疽菌	ペニシリン系	7-8
	リステリア・モノサイトゲネス	アンピシリン+アミノグリコシド系	2-22
	ジフテリア菌	マクロライド系(エリスロマイシン，クリンダマイシン)，ペニシリン系	2-25
	結核菌	イソニアジド，エタンブトール，ピラジナミド，ストレプトマイシン，リファンピシン	2-26
	クロストリディオイデス・ディフィシル	メトロニダゾール，バンコマイシン，フィダキソマイシン	2-16
	梅毒トレポネーマ	ペニシリン系(アモキシシリン，ペニシリンG)	2-23
	レプトスピラ属菌	ペニシリン系(アモキシシリン，ペニシリンG)，ドキシサイクリン，アジスロマイシン	2-24
	マイコプラズマ	マクロライド系，キノロン系，テトラサイクリン系	2-27
	リケッチア	テトラサイクリン系	2-28
	クラミジア	テトラサイクリン系，マクロライド系，キノロン系	2-29
ウイルス	単純ヘルペスウイルス	アシクロビル，バラシクロビル	3-10
	水痘−帯状疱疹ウイルス	アシクロビル，バラシクロビル	3-10
	サイトメガロウイルス	ガンシクロビル，バルガンシクロビル，ホスカルネット	3-13
	インフルエンザウイルス	(経口薬)オセルタミビル，バロキサビル マルボキシル，(吸入薬)ザナミビル，ラニナミビル，(注射薬)ペラミビル	3-11
	SARSコロナウイルス2	レムデシビル，モルヌピラビル，ニルマトレルビル/リトナビル，副腎皮質ステロイド(デキサメサゾン)，モノクローナル抗体(カシリビマブ/イムデビマブ，ソトロビマブ)	3-19
	ヒト免疫不全ウイルス	抗レトロウイルス薬(多種類あり，多剤併用療法を行う)	3-12
	B型肝炎ウイルス	ペグインターフェロン，核酸アナログ製剤(エンテカビル，テノホビル)	コラム10
	C型肝炎ウイルス	ペグインターフェロン，RNA合成阻害薬(リバビリン，ソホスブビル，ベクラブビル)，複製複合体形成阻害薬(ダクラタスビル，レジパスビル，オムビタスビル，エルバスビル，ピブレンタスビル，ベルパタスビル)，プロテアーゼ阻害薬(グラゾプレビル，グレカプレビル)	コラム10

巻末資料6　おもな病原体に対する標準的な治療薬（つづき）

真菌	カンジダ	アゾール系，キャンディン系 ※菌種によって低感受性を示すので注意． 　*C.glabrata*，*C.krusei* はフルコナゾールに低感受性． 　*C.parapsilosis* はミカファンギンに低感受性である．	4-4
	アスペルギルス	キャンディン系，アムホテリシンB，イトラコナゾール	4-5
	クリプトコックス・ネオフォルマンス	（クリプトコックス髄膜炎の場合）アムホテリシンB＋フルシトシン，フルコナゾール，（肺クリプトコックス症）フルコナゾール	4-5
	接合菌類	アムホテリシンB	4-5
	ニューモシスチス・イロベチー	ST合剤（サルファメトキサゾール＋トリメトプリム）	4-5
	スポロトリックス・シェンキイ	ヨウ化カリウム，アゾール系	4-4
原虫	赤痢アメーバ	（有症状の場合）メトロニダゾール，チニダゾール，（無症状の場合）パロモマイシン	5-4
	ランブル鞭毛虫	メトロニダゾール，チニダゾール	5-4
	膣トリコモナス	メトロニダゾール，チニダゾール	5-5
	マラリア原虫	（非重症マラリアの場合）メフロキン塩酸塩，アルテメテル/ルメファントリン，アトバコン/プログアニル塩酸塩，（重症マラリアの場合）グルコン酸キニーネ	5-3
	トキソプラズマ	（妊婦に対して）スピラマイシン，（胎児，新生児に対して）ピリメタミン，スルファジアジン	5-5
蠕虫	ぎょう虫	ピランテルパモ酸塩	コラム13
	肺吸虫	プラジカンテル	コラム13
	日本海裂頭条虫	プラジカンテル	コラム13
衛生動物	ヒゼンダニ	（外用の場合）フェノトリンローション，イオウ薬，（内服の場合）イベルメクチン	コラム13

巻末資料7　日本小児科学会が推奨する予防接種スケジュール

ワクチン		種類	生直後	6週	2か月	3か月	4か月	5か月	6か月	7か月	8か月	9-11か月	12-15か月	16-17か月	18-23か月	2歳	3歳	4歳	5歳	6歳	7歳	8歳	9歳	学童期／思春期 10歳以上
													乳児期		幼児期									
インフルエンザ菌b型（ヒブ）		不活化			①	②	③						④											
肺炎球菌（PCV13）		不活化			①	②	③						④											
B型肝炎	ユニバーサル	不活化			①	②				③														
	母子感染予防		①	②					③															
ロタウイルス	1価	生		①	②																			
	5価			②	①	②	③																	
4種混合（DPT-IPV）		不活化			①	②	③			③				④						（7.5歳まで）				
2種混合（DT）		不活化									③			④						（7.5歳まで）			11歳 12歳 ①
ポリオ（IPV）		不活化			①	②			③		③			④										
BCG		生						①																
麻疹・風疹混合（MR）		生											①						②					
水痘		生											①		②									
おたふくかぜ		生											①						②					
日本脳炎		不活化															① ②	③						4·9～12歳 ④
インフルエンザ		不活化											毎年（10、11月などに）①②											
ヒトパピローマウイルス（HPV）		不活化																		小6 中1①②③ 中2～高1①				13歳より①

凡例

- 定期接種の推奨期間
- 定期接種の接種可能な期間
- 任意接種の推奨期間
- 任意接種の接種可能な期間
- 添付文書には記載されていないが小児科学会として推奨する期間
- 健康保険での接種時期

日本小児科学会ホームページより抜粋して引用［2020年10月1日版］
最新情報・詳細はhttp://jpeds.or.jp をご確認下さい。

日本語索引

外国語索引

著者略歴

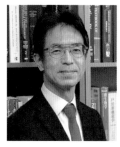

齋藤光正 産業医科大学医学部微生物学 教授

1992年九州大学医学部卒業．小児科臨床研修の後，1996年九州大学大学院博士課程入学．医学博士取得後，福岡市立こども病院・感染症センター第1感染症科医長，九州大学病院小児科助教，カナダ・トロント小児病院訪問研究員，九州大学大学院医学研究院細菌学分野准教授を経て，2015年7月から現職．現在，レプトスピラ，レンサ球菌，レジオネラの研究に従事．

【資格等】感染症専門医・指導医，小児科専門医・指導医，インフェクションコントロールドクター（ICD），産業医．

【主な著書（分担執筆）】戸田新細菌学 第34版（南山堂），系統看護学講座微生物学 第13版（医学書院），内科学 第12版（朝倉書店），日常診療に役立つ小児感染症マニュアル 2017（東京医学社），小児疾患診療のための病態生理1 第6版（東京医学社），産業医が診る働き方改革 増補改訂版（西日本新聞社），産業保健マニュアル 第8版（南山堂），領域別症候群シリーズ腎臓症候群（第3版）Ⅲ（日本臨牀社）など．

イラストでわかる微生物学超入門
病原微生物の感染のしくみ

2018年 1 月15日　1版1刷　　　　　　　　©2023
2021年 3 月15日　2版1刷
2023年 3 月 1 日　3版1刷

著　者
　　さいとうみつまさ
　　齋藤光正

発行者
　株式会社 南山堂　代表者 鈴木幹太
　〒113-0034　東京都文京区湯島 4-1-11
　TEL 代表 03-5689-7850　　www.nanzando.com

ISBN 978-4-525-16343-3